# 住院医师规范化培训基地制度设计探索与实践创新

麦一峰　戴　盈　汪建华　许素玲　主编

施秉银　主审

科 学 出 版 社

北　京

## 内 容 简 介

本书从国家住院医师规范化培训(以下简称"住培")基地一线管理者和实践者的角度,认真梳理了我国住培制度的历史沿革,借鉴了美英发达国家的住培管理经验,重点阐述并探讨了住培基地管理理论体系构建、各类规章制度设计的前缘思考和实践体会,并对今后住培管理工作提出新的设想和建议。同时,本书还提供了宁波大学医学院附属医院一线管理人员和师资团队的探索实例供读者参考。

本书可供从事住培基地管理与教育工作的人员参考使用。

**图书在版编目(CIP)数据**

住院医师规范化培训基地制度设计探索与实践创新/麦一峰,戴盈,汪建华等主编.—北京:科学出版社,2020.1

ISBN 978-7-03-063237-1

Ⅰ.①住… Ⅱ.①麦… ②戴… ③汪… Ⅲ.①医师-岗位培训-研究 Ⅳ.①R192.3

中国版本图书馆CIP数据核字(2019)第250647号

责任编辑:闵 捷 朱 灵/责任校对:谭宏宇
责任印制:黄晓鸣/封面设计:殷 靓

科学出版社 出版
北京东黄城根北街16号
邮政编码:100717
http://www.sciencep.com
南京展望文化发展有限公司排版
广东虎彩云印刷有限公司印刷
科学出版社发行 各地新华书店经销

*

2020年1月第 一 版 开本:B5(720×1000)
2022年5月第五次印刷 印张:21
字数:384 000

**定价:80.00元**

(如有印装质量问题,我社负责调换)

# 《住院医师规范化培训基地制度设计探索与实践创新》

## 编辑委员会


**主　编**

麦一峰　戴　盈　汪建华　许素玲

**主　审**

施秉银

**编　委**

（按姓氏笔画排序）

丁群力　宁波大学医学院附属医院
王　蓼　宁波大学医学院附属医院
王玉涛　宁波大学医学院附属医院
王筝扬　浙江大学医学院附属邵逸夫医院
甘永雄　宁波大学医学院附属医院
吕一枝　宁波大学医学院附属医院
朱　虹　宁波大学医学院附属医院
许素玲　宁波大学医学院附属医院
阮恒超　浙江大学医学院附属妇产科医院
麦一峰　宁波大学医学院附属医院
李红宝　宁波大学医学院附属医院
励　勇　宁波大学医学院附属医院
吴盛迪　复旦大学附属中山医院

何　勇　宁波大学医学院附属医院
汪　丽　宁波大学医学院附属医院
汪建华　宁波大学医学院附属医院
张海霞　宁波大学医学院附属医院
张新军　宁波大学医学院附属医院
陈伟士　宁波大学医学院附属医院
金海波　宁波大学医学院附属医院
周　芸　宁波大学医学院附属医院
周成伟　宁波大学医学院附属医院
周赵霞　宁波大学医学院附属医院
赵廷启　宁波大学医学院附属医院
胡桂梅　宁波大学医学院附属医院
徐　裕　宁波大学医学院附属医院
翁秋燕　宁波大学医学院附属医院
常瑾嘉　复旦大学附属肿瘤医院
韩　飞　浙江大学附属第一医院
谢　凯　宁波大学医学院附属医院
戴　盈　宁波大学医学院附属医院

# 序

2013 年 12 月，国家卫生计生委等七个部门联合下发《关于建立住院医师规范化培训制度的指导意见》，标志着我国的住院医师规范化培训工作进入全面发展的快车道，是我国医学教育领域的一场深层次的、根本性的改革。六年来，在各级党委政府、医疗卫生机构和广大住培工作者的共同努力下，住培工作取得了巨大成就。主要表现在以下几个方面。

（1）基本建立了世界规模最大的住培制度。我国幅员辽阔，医疗教育水平差异大，建立覆盖全国统一的住培制度任务非常艰巨。在以习近平总书记为核心的党中央坚强领导下，我国在短短 5 年时间里，形成了拥有 859 家培训基地、11 410 个专业基地的庞大培训体系，形成了政府主导、行业牵头、部门协同和多方参与的管理工作机制。培训招收工作有序开展，2014～2018 年累计招收住培学员 34 万人，为县及县以下医疗机构培训学员 4.5 万人；评估监管力度逐年加大，中国医师协会通过综合评估、专业评估和飞行检查"三位一体"的方式在全国住培基地进行评估检查。同时，住培结业考核通过率持续上升，培训成效得到行业和社会的广泛认可。

（2）新时代中国特色的住培实践成功有效运行。五年来，我们在借鉴欧美等发达国家和地区住培经验的基础上，结合我国实际，建立了具有中国特色的住培制度。比如，在培训考核方面，建立了由过程考核、出科考核、年度考核和结业考核共同构成的住院医师综合能力测评机制。在条件保障方面，中央和地方政府有机协同，培训基地和个人积极性充分发挥，培训对象待遇和满意度有了明显提升，这些为住培工作可持续发展奠定了坚实的基础。

（3）住培实践探索和创新不断深入。各个国家级住培基地在国家宏观制度框架内，因地制宜，创造性地开展住培工作，提出许多新颖的教育理论和教学模式。以北京协和医院为代表的中国住院医师培训精英教学医院联盟，提出了中国住院医师核心胜任力框架。本书的创作单位宁波大学医学院附属医院，率先开展了"基于岗位胜任力绩效考核"的学员管理模式，为住培学员绩效制度建立提供了有益的经验。实践出真知，广大住培工作者的伟大实践和创造力，是推动住培工作阔步前行的强大力量。

当前，我国的住培工作取得明显成效，但也存在发展不平衡、不充分的问题。即使在住培工作开展得相对较早的浙江省，不同培训基地在师资力量、培训质量等方面也存在差异，住培同质化水平有待进一步提高。今后一段时期，我们的住培制度建设还需要从宏观框架构建尽快转向质量内涵建设。政府层面一方面要加强以提升培训质量为核心的顶层制度设计；另一方面要进一步引导和激发国家级住培基地的主观能动性和创新创造力。诚如中国医师协会张雁灵会长所讲："只有充分激发国家级培训基地的创新创造活力，坚持实践创新、理论创新，不断丰富和发展住培的培训模式、培训内容和培训方式，才能持续推动住培健康发展。"这些年来，我省各地积极贯彻落实国家住培制度，坚持以住院医师岗位胜任力培养为核心，以问题和需求为导向，进行了一系列契合实际的制度设计和实践探索，取得了较好效果。

这次受宁波大学医学院附属医院前院长麦一峰、现任院长许素玲和两位年轻主编汪建华、戴盈的邀请，让我给《住院医师规范化培训基地制度设计探索与实践创新》一书作序。通读之后，我认为本书从国家级住培基地管理者和教育者的角度，梳理了我国住培的历史沿革和医院制度建设脉络，着重阐述了培训基地层面各类规章制度设计的前缘思考、制度设计完善和实践经验，分享了宁波大学医学院附属医院各项住培制度范例、模版和实践案例，具有较强的操作性。

宁波大学医学院附属医院是一家相对年轻的大学附属医院，近年来在临床教学方面取得了长足的进步。难能可贵的是，该院一线教学管理和师资团队在埋头苦干的同时，还勤于思考、敢于创新，率先把住培基地管理和临床教学一线的新鲜经验及时进行凝炼和理论升华，丰富了培基地管理和教学理论体系，迎合了培训基地精细化管理和内涵式发展的大趋势，是创新性发展的生动体现，值得大家借鉴和学习。

最后，我衷心祝贺本书全体编委携手完成这项艰巨而有意义的出版工作。希望宁波大学医学院附属医院及我省其他住培基地在习近平新时代中国特色社会主义思想指引下，不忘初心、再接再厉、勇立潮头，持续深入地推进住培工作，培养出更多优秀的医疗人才，为"健康中国"和"健康浙江"做出新的、更大的贡献！

是为序！

浙江省医师协会会长

浙江省医学会会长

2019 年 11 月 17 日

# 自序

国庆节前，收到科学出版社编辑的通知，说我们撰写的《住院医师规范化培训基地制度设计探索与实践创新》即将定稿出版。终于尘埃落定，我长长地舒了一口气，仿佛卸下了千斤重担。将近两年的编写过程，如今回想起来，感慨万千。

写这本书的想法应该是在2017年10月份萌发的。那时，我正协助院长分管科教工作。那一年，我院住培工作在院领导支持和师资团队共同努力下，取得了较大的进步，管理也慢慢步入正轨。有一天，我望着住培检查后堆积如山的文件，深感住培工作的不易，每一份文件都饱含着整个团队的辛勤付出。

静下来，仔细翻阅这些文件，我发现，我院的住培基地管理缺乏理论体系支撑，制度设计呈现碎片化和盲从性，一些住培管理者和带教老师疲于应付各种检查而无暇理论层面的思考。由于住培制度在全国刚刚铺开，国内还没有住培基地管理方面的理论体系或专著可供参考，出现这种现象应该说并不奇怪。我们当时起草的一些制度、文件和各类培训手册，尽管存在一些不足和漏洞，但却是开创性的。如能从对住培基地管理工作进行系统思考和理论构建着手，很可能出一本书。

不得不说，对于住培管理工作的新手来说，这个计划可谓“大胆而雄伟”。然而，我以为创新其实就是比平时工作做得更好一点。于是，我们尝试制订目录和写作计划。两年来，从目标确定、主题凝练，再到最后成稿，我们一共写了六十余稿，尤其是科学出版社审核、大修数回，使原先版本“面目全非”，构思脱胎换骨，内核重塑。本书也从最初的培训手册逐步提升到了理论体系构建的高度。撰写过程中，我们与编辑老师反复讨论，不断推倒重来，遇到新问题思考如何改进，提出整改方案，又在实践中检验和探索。

写作期间，面对个人境遇的转换和繁重的日常工作，我们几位主编曾一度想要放弃。但是，在最困难的时候，有幸得到许多朋友温暖的鼓励和热情的帮助，使我们最终完成了这一高难度“自选动作”。

如今,35 万余字专著即将付梓,这种幸福感非亲身经历者难以体会。正所谓幸福都是奋斗出来的！此刻,感谢这个伟大的时代让我们有成长的机会,感谢那些并肩战斗的同事让我们走进收获的季节,更感谢家人默默地支持让我们心无旁骛,砥砺前行。

也许,本书在整个住培理论“大厦”中只不过是一块普通的“砖头”,存在许多瑕疵,但我们真诚希望引来更多有识之士的“宝玉”,共同推进住培制度在我国“落地开花”,培养出更多优秀的住院医师,构筑起守护“健康中国”的万里长城！

汪建华

2019 年 10 月 7 日

# 前言

住培制度是我国医疗体制改革和医学教育改革的重大举措，是为“健康中国”培养合格医学人才的重要途径。新时期我国住培工作是从2014年在全国范围内全面展开的。在此之前，浙江、上海等地已经进行了一些有效的实践探索。2014年，人民卫生出版社出版了《浙江省住院医师规范化培训制度建设实践》一书，主要介绍了省级行政主管部门层面有关住培制度的基本框架和管理模式，为全国开展这项工作提供了有益的借鉴。

近几年来，我国毕业后医学教育在政策体系、管理模式及评估标准体系建设等诸多方面取得了长足进步。中国医师协会充分发挥行业协会的优势，在顶层制度设计、技术标准制定和具体管理工作方面，做了大量卓有成效的工作。各地主管部门根据实际情况，先后出台了一系列配套措施和实施细则，有力推动了住培工作的可持续健康发展。

目前，中国住培制度的政策体系基本完成，管理体系和培训体系逐步健全、工作机制基本建立。全国范围内已建立近900家住培基地，每年数万名培训合格的住院医师走向临床工作岗位，住培工作取得了阶段性成果。但是，由于我国幅员辽阔，各地区经济、社会及医疗水平发展仍然存在不平衡、不充分的状况。从总体上来看，与医学教育先进的欧美发达国家相比，我国的住培工作还处于初级阶段，顶层制度还需进一步完善，精细化管理水平需要提高，同质化培训质量需要进一步提升，人事和学位政策衔接需进一步理顺。为此，国务院办公厅在2017年7月发布的《关于进一步深化医教协同进一步推进医学教育改革与发展的意见》（以下简称《意见》）中指出，今后一段时期要进一步完善住院医师规范化制度。

国家住培基地是住培制度的具体执行者，是承担住培工作的主力军，是整个住培管理体系的根基。基地层面的管理模式、制度设计及实践创新是住培工作取得成功的关键。《意见》发布以来，国家级住培基地积极贯彻落实国家住培制度，准确解读相关政策和指导文件，坚持以住院医师岗位胜任力培养为核心，以问题和需求为导向，进行了一系列契合实际的制度设计和实践探索，取得了较好的效果。宁波大学医学院附属医院是一所年轻的大学附属医院，近年来在临床教学方面取得了长足的进步，尤其是在住培工作的实施过程中，做了许多有效的尝试与探索。

本书主要从基地一线管理者和实践者的角度，梳理了我国住培的历史沿革，借鉴了美英发达国家的先进经验，重点阐述了基地层面住培管理体系构建和实践经验，分享了宁波大学医学院附属医院各项住培制度设计的前缘思考、模板范例和实践案例，具有较强的可操作性。可供从事住培基地管理工作的人员与师资参考使用。

高贵的价值观、合理的薪酬待遇、严格的科学培训、规划良好的职业发展路径和环境等，是决定住院医师和专科医师规范化培训成败的关键。真正要解决好这些问题，需要一整套科学的制度作为保障，更需要在实践中传承和创新。真诚希望本书能起到抛砖引玉的作用，吸收更多宝贵意见和建议，以不断完善和丰富住培理论体系。把我们的住院医师培养成规范医疗的实践者、高尚职业道德的引领者，医疗行业才能在新时代有新作为，才能真正维护人民健康和患者利益。

本书的出版得到科学出版社编辑老师的潜心指导。正是他们不厌其烦的斧正，才使得拙作构思脱胎换骨，内核重塑。本书也从最初的培训手册逐步提升到了理论体系构建的高度。

感谢浙江省医师协会会长姚克先生为这本书作序。感谢西安交通大学第一附属医院院长施秉银先生承担了繁重的审校工作。本书编写过程中，浙江省与宁波市卫健委、宁波大学和宁波大学医学院附属医院历任领导给予我们大力支持和热情鼓励，全院奋斗在住培教学一线的同事们为我们提供了宝贵的创作素材，科教部的同事们为本书出版给予诸多帮助，浙江大学医学院耿晓北女士及四川大学华西医院、山东大学齐鲁医院和中国医师协会等诸多老师对我院住培工作给予热情指导，在此一并表示由衷的感谢。

由于笔者的工作经验，认识水平和写作能力所限，本书如存在不足之处，恳请广大读者和专家批评指正。

编者

2019 年 9 月

# 目录

# 第一章 我国住培制度概况

## 第一节 住培基本概念与历史沿革

### 一、基本概念

目前,我国具有中国特色的临床医学教育体系包括院校教育、毕业后教育、继续教育三个阶段,三个阶段相对独立又相互联系。毕业后医学教育是院校教育的延续,是医学毕业生成长为医生的过渡阶段,包括住院医师规范化培训和专科医师规范化培训两个紧密衔接的部分。住院医师规范化培训作为毕业后医学教育的重要组成部分,是临床医学毕业生成长为合格临床医师的必经之路。

1. *住院医师规范化培训* 住培是指医学专业毕业生在完成医学院校教育之后,以住院医师的身份在认定的培训基地接受以提高临床能力为主的系统性、规范化培训。目的是培养具有良好职业道德、扎实医学理论基础和临床技能,能独立、规范承担本专业常见病、多发病诊疗工作的临床医师。

2. *住培基地* 住培基地分为培训基地和专业基地。培训基地是承担住培的医疗卫生机构,原则上设置在三级甲等医院。培训基地由符合条件的专业基地组成,专业基地由符合条件的专业科室牵头,组织协调相关科室,共同完成培训任务。专业一般是二级学科专业,由亚专业科室(三级学科)作为轮转科室开展培训实施。

国家《住院医师规范化培训基地认定标准(试行)》中的专业基地一共有30个:内科、儿科、急诊科、皮肤科、精神科、神经内科、全科医学科、康复医学科、外科(包括神经外科、胸心外科、泌尿外科、整形外科4个专业方向)、骨科、儿外科、妇产科、眼科、耳鼻咽喉科、麻醉科、临床病理科、检验医学科、放射科、超声医学科、核医学科、放射肿瘤科、医学遗传科、预防医学科、口腔全科、口腔内科、口腔颌面外科、口腔修复科、口腔正畸科、口腔病理科、口腔颌面影像科。

宁波大学医学院附属医院（以下简称“宁大附院”）作为国家级培训基地，有 15 个专业基地通过了国家认定，具备招录培训对象的资质，分别是：内科、儿科、急诊科、皮肤科、神经内科、全科、康复医学科、外科、妇产科、耳鼻咽喉科、麻醉科、检验医学科、放射科、超声医学科和口腔全科。

3. 培训对象　培训对象包括：拟从事临床工作的高等院校医学类临床、口腔及其他符合医师资格考试报名要求的医学专业本科及以上学历毕业生；高等院校全日制临床医学专业学位硕士研究生；在全科医生队伍建设相对薄弱地区的城乡社区卫生服务机构拟从事临床工作的 3 年制医学专业专科毕业生；已从事临床医疗工作并获得执业资格，需要培训的人员。

在宁大附院的培训对象（本书中“培训对象”即指“住培学员”）主要包括用人单位委派的住培学员、来自社会的住培学员和临床医学专业学位硕士研究生三类。单位委派的住培学员（以下简称“单位人”）是指已与浙江省内医疗机构签订聘用或劳动合同，并由所在单位送到基地培训的人员。来自社会的住培学员（以下简称“社会人”）是指尚未与任何单位签订聘用或劳动合同，自主要求参加住培的人员。临床医学专业学位硕士研究生（以下简称“专硕生”）是指高等院校在读的全日制临床医学、口腔医学专硕生，其临床培养按照住培要求进行。

## 二、历史沿革

住院医师培训制度由 19 世纪末德国柏林大学的兰根伯克教授创立，后被美国的外科教授霍尔斯特德引入约翰·霍普金斯大学医学院。

我国的住院医师培训历史可追溯到 1921 年，在北京协和医院成立之初，实行的是“24 小时住院医师负责制和总住院医师负责制度”。这个具有鲜明“协和特色”的住院医师培训模式，深受美国约翰·霍普金斯大学医学院办学模式的先进思想和经验影响，对我国住院医师培训具有奠基性意义。在新中国成立之前，除北京协和医学院外，我国部分采用英式或美式医学教育模式的医学院校，如上海圣约翰大学医学院（上海交通大学医学院前身）、长沙湘雅医学院（中南大学湘雅医学院前身）等，以及部分国立医学院校，如国立北京医学专门学校（北京大学医学部前身）、国立北平大学医学院（西安交通大学医学部前身)也相继开展了住院医师的驻院培训。

1949 年以后,我国住院医师培训经过了一个长期曲折的发展历程。新中国成立之初,医学教育采用的是苏联医学教育模式。医学生在校期间,参加毕业实习 1 年,之后到医疗岗位参加工作,在工作中积累经验并提高临床诊治能力。20 世纪 60 年代初,卫生部曾计划推行住院医师培养制度,但之后“文化大革命”爆发,筹备工作终止。随着 1978 年恢复高考,我国高等医学教育逐渐恢复。1979 年 9 月,卫生部颁布《高等医学院附属医院住院医师培养考核试行办法》,文件指出“为有利于系统观察病人,更快地培养住院医师的独立工作能力,附属医院应积极创造条件,试行住院医师 24 小时负责制”,在此文件的指导下,从 20 世纪 80 年代开始,北京、天津、上海、浙江等地陆续开始恢复住院医师培训的试点工作,该项试点工作当时仅限在高等医学院校附属医院中进行,初衷是为了培养医学院校的师资。在住培制度全面实施之前,我国绝大部分的医学院校仍采用“苏联模式”,本科毕业前实习 1 年,之后继续深造或直接进入临床工作岗位。

1993 年,卫生部发布《临床住院医师规范化培训试行办法》(卫教发〔1993〕第 1 号)之后,我国住院医师培训真正开始在制度建构、模式探索上取得进展,并逐步完善。《临床住院医师规范化培训试行办法》(卫教发〔1993〕第 1 号)明确了我国住培的组织领导体系,对住培的培训对象、培训时间、培训目标、培训内容、考核方式和培训基地都作出了具体规定。当时,培训基地的认定要求是二级甲等以上(含二级甲等)有条件的医院,培训时间为 4~6 年。同年,卫生部召开“全国临床住院医师规范化培训研讨会”,对我国开展住培工作进行了部署,标志着我国在住培方面开始国家层面的探索,但尚未在全国铺开。至 1999 年,我国开始实施全科医师规范化培训制度,上海、浙江和北京等地较早开始了全科医师规范化培训试点工作。

2009 年,我国医药卫生事业进入重要的改革发展时期。国务院印发《中共中央国务院关于深化医药卫生体制改革的意见》(中发〔2009〕6 号),意见明确指出要“建立住院医师规范化培训制度”,这是国务院文件中首次涉及住院医师培养工作。同年底,卫生部、财政部等六部门联合印发《关于加强卫生人才队伍建设的意见》(卫人发〔2009〕131 号),作为上述“改革意见”的配套文件,进一步明确要建立符合中国国情的住培制度。在国家政策引导下,各省、自治区、直辖市进一步加快推进住培工作,积极出台或修订了住培的相关文件。2011 年,卫生部关于印发《医药卫生中长期人才发展规划(2011—2020 年)》(卫人发〔2011〕15 号)通知中提出要实施住培工程,到 2020 年培训 50 万名住院医师。同年,浙江省出台《浙江省住院医师规范化培训基地认定办法(试行)》《浙江省住院医师规范化培训基地管理办法(试行)》《浙江省住院医师规范化培训师资培训方案(试行)》《浙江省住院医师规范化培训实施办法(试行)》(浙卫发〔2011〕214号)等一系列文件，确定了首批省级住培基地，明确了住培组织管理、培训对象、培训目标、培训时限和保障措施等内容，开始在全省范围实施住培制度。

2013年12月，国家卫生计生委等七部门制定印发《关于建立住院医师规范化培训制定的指导意见》(国卫科教发〔2013〕56号，以下简称《指导意见》)。《指导意见》出台，代表了国家意志，表明我国探索近百年的住培制度从国家层面正式确立和启动。至此，住培制度在我国实现了从局部探索到全面实施的历史性飞跃，在中国近代医学教育史上具有里程碑意义，我国住培制度也从此进入了全面、规范、快速发展新阶段。

## 第二节　美英住院医师培训体系概述

### 一、美国住院医师培训体系

#### (一) 概况

美国住院医师培训(resident training)体系包括为期一年的实习期轮转培训，以及在此基础上的专科医师培训(包含亚专科)。培训期间的医生统称为住院医师。

美国住院医师培训体系从1889年第一个住院医师规培基地的诞生至今，经历了100多年的发展历程。在经历了多年的萌芽期、统一领导的过渡期后，美国住院医师培训的统一管理始于1981年美国毕业后医学教育认证委员会(Accreditation Council of Graduate Medical Educafon, ACGME)的建立。在毕业后医学教育过程中，两个最重要的行业组织行使着质量监控和资质认证的职能，其分别是美国毕业后医学教育认可委员会(ACGME)和美国医学专科委员会(American Board of Medical Specialties, ABMS)。ACGME主要负责确定各专科和亚专科的认定标准，确定各专科的培训目标，制订各专科的培训计划，监控住院医师培训质量，组织针对住院医师培训的考核与效果评价。ABMS的主要任务是协助其成员委员会对取得住院医师培训合格证书的医师进行评价，并为其颁发专科医师资格证书，以维持并提高医疗保健水平。在某些亚专科领域，ABMS的成员委员会还可以核准一些高级培训项目。

美国住院医师培训体系通过循序渐进的教学和评估系统，专业理论年度考试和住培后资质认证考试，六大核心能力和里程碑的建立，新的培训基地认证系统和统一监管体系，以达到培养全美同质化的、能独立行医的临床医师的主要目的。美国的住院医师培训体系是目前世界上最完善的住院医师培训体系。

### （二）美国住院医师培训——以放射专业为例

1. 放射专业住院医师培训流程　　在美国，医学院校没有专门的放射专业，医学生在校期间必须通过全美医师执照考试（United States Medical Liscence Examination，USMLE）的第一部分基础医学和第二部分临床科学考试，之后方可申请参加住院医师培训。在独立执业之前，美国的放射科医师培训一般分为以下几个阶段：① 实习期培训（PGY－1），为期 1 年，完成后即可参加 USMLE 的第三部分考试，通过后可取得医师执照，然后可申请加入放射专业的专科培训。② 住院医师阶段（Resident），ACGME 的放射专业委员会制定全国统一的放射科住院医师培训目标、大纲、期限和考核评价等。住院医师培训年限 3～7 年，依据专业的特点而不同，放射专业一般需要 5 年。完成住院医师培训后，如果通过 ABMS 规定的考试，即可获得放射专科医师资格证书。③ 专科培训医师（Fellow），是住院医师与主治医师之间的培训阶段，一般为 3 年，相当于国内正在试点的专科医师培训。培训合格后成为具有独立执业资格的主诊医师（Attending）*。

2. 教学特征　　美国的住院医师带教老师自身都经历过住院医师培训，并接受专业基地的师资培训，在临床教学方面非常有经验，形成鲜明特色。以 Keck 医学中心为例，放射科师资队伍由各亚专业的主诊医师组成，住院医师培训教学有以下几个特征。

（1）教学环境宽松，形式灵活多样：在美国，带教老师和住院医师都没有明显的上课压力，这也是该制度能够一直坚持下去的重要因素之一。Keck 医学中心中午的课一般都是学生边吃午餐边学习。授课方式除了传统的系统课程外，大多采用互动交流的形式，如果学生有问题，可以随时进行提问，基本没有限制，课堂气氛比较活跃。教学形式也较为多样，非常灵活，如将零距离面授和系统理论讲课相结合、一对一带教和集体培养相结合，有效保持对住院医师教学的兴趣和热情。

令人印象最深刻的是零距离面授。零距离面授是美国医院最常用的教学方法。住院医师书写影像诊断报告分三个部分：技术参数、征象描述和诊断意见。征象描述部分需要对正常、异常征象进行逐一详细描述，其详尽程度远远超过我国大多数医院的影像报告。住院医师在报告书写中遇到疑问会随时向身边的上级医师请教。主诊医师审核报告发现问题也会当场反馈给住院医师，当面进行交流和指导。学科主任在审核报告时，当遇到普遍性的问题时，通常会把周围的住院医师和访问学者都召集起来，进行集中指

* 美国的临床医生没有类似于我国医生的按职称分类，而是分为住院医师（Resident，正在接受培训，没有独立行医资格）和主诊医师（Attending，完成培训，可独立行医）两类。

导。这种零距离面授教学形式有利于年轻医师在实践中快速成长。当前，国内大多数医院放射科工作量大,有的带教老师疲于应付日常工作,零距离面授时间相对较少,需要进一步改进。

（2）培训内容全面、系统,强化掌握间接经验：在美国,放射科医师是非常令人羡慕的职业。一项针对美国医学生的调查发现,70%的人愿做放射科医师,足见其吸引力之大。在 Keck 医学中心,除了日常工作外,每天中午和下午都有住院医师培训课程,每次时间一般为 1 小时。课程涉及放射、超声、核医学等亚专业,内容涵盖全身各个系统。各亚专业的上课时间基本固定,老师主要由主诊医师担任(大多数有教授或副教授职称),各专业组一般轮流讲课,但也有单人负责一个专题的情况(即每周同一位老师授课),有时也请外单位的专家进行讲课。授课内容以临床病例为主,包括典型病例及罕见病例,且经常点面结合,重要内容不断重现,使学生建立一种视觉反射,即一看到图像便联想到一系列的诊断和鉴别诊断。

事实上,就单个医疗中心而言,美国医院的病例数量大多不如国内大医院丰富,但是美国的住院医师培训制度极大地强化了受训医师的间接经验,使其能够在临床工作中想到或诊断出少见疾病,因为在培训中他们已不断地重复某一部位某一疾病的发病率、影像表现和鉴别要点等。相比之下,国内医院间接经验培训渠道较少或者培训缺乏系统性,当遇到未处理过的疾病,诊断起来就不能得心应手。因此,国内的住培应该加强临床知识规范化、系统化教学,使住院医师知识面更广,同时强化间接经验的掌握。近年来,中国医师协会各专业委员会逐步组织专家网络远程授课或组建专业基地教学联盟,有望改变单一培训基地病例的局限性和教学能力参差不齐的现状。

（3）培训强度大：美国的住院医师培训被称为“折磨式教育”。住院医师除了承担高强度的日常工作(包括值班)外,还需参加大量的培训课程。其目的就是挖掘住院医师潜力、锻炼其意志。每天 2 次讲课都必须签到,计入平时成绩。除此之外,每天早晨或下午还有各专科的疑难病例读片和讨论。病例读片由主诊医师主持介绍病例,然后大家进行自由发言和讨论。最后,由主诊医师总结相关疾病的影像表现及鉴别诊断要点。各亚专科主诊医师还经常带领住院医师参加临床各科的多学科讨论。多学科讨论是开放的,深受医师欢迎,讨论期间大家可以发表意见,与专家充分交流。因此,除了周末(无值班)外,住院医师几乎没有多少业余时间,如此高强度的反复知识刺激,住院医师的临床能力进步很快。相比之下,我国大多数教学医院的就诊患者多,临床工作量大、节奏快,带教老师和住院医师在应对繁忙的日常工作的情况下,还需适当地加大培训强度以进一步增强培训效果。

3. 评估系统　　美国各专业基地的具体培训计划并非由 ACGME 统一规定,但 ACGME 要求住院医师结业后能够独立执业。影像专业有统一考试制度及评审制度，以保证医师整体上处于高水平。在美国，各家医院的住院医师培训模式都是统一的，经过培训的住院医师，其临床诊断思维和技能水平高度同质化。美国医学院之间学生交流、互换频繁，医学生可以向各个医院申请住院医师职位，培训结束后一般都申请到其他医院进行专科培训。因此，美国住院医师可以说都是“一个模子刻出来的”。

当然，住院医师培训的基础和内在动力还在于美国放射学委员会(American Board of Radiology)资格认证考试。该考试规定了住院医师培训大纲，有力地促进了放射专业住院医师考核制度的形成与发展，并提高了住院医师的学习动力。一般而言，放射科住院医师前3年主要须通过放射技术物理、基础放射诊断知识的理论考试(每年都进行)，第4年则需要通过读片面试，相当于我国的专业技能考核。每个考官针对1名考生，直接进行计算机阅片考试(类似平时读片工作)，每个系统由1名考官负责10道题(按神经、骨骼肌肉、儿科等分系统)，共计10个系统、100道考题，考试在1天内完成，非常紧凑。以上考试均由国家统一进行，为了防止作弊，一般采用集中某地同时考试(避免时差影响)，通过率约为70%，可以补考2次，再不通过则须重修。如果想成为专科主诊医师，专科培训后还需要通过专科资格考试。另外，学习期间，科室也会对每一名住院医师进行定期评审，同时对教学效果定期评价(包括住院医师参加全国医师资格考试的结果等)。除了上述考试外，在放射各亚专科学习也有相应的出科考核制度。以Keck中心神经放射学亚专业为例，住院医师首先要熟悉神经系统常用的影像学检查方法的原理及检查程序，掌握头颅和脊柱常见病的CT和MRI表现(包括脑外伤、脑血管病、脑肿瘤、脑炎、椎间盘病变、脊髓肿瘤等)。住院医师在各个亚专业轮转结束后都有相应的考核。考核形式不一定是出科理论考试，更多的是360度全面评估住院医师的临床工作能力。同时，住院医师管理的患者及与住院医师工作过的护士和其他工作人员都会对住院医师进行评估。多层次、多维度的考核体系保证了住院医师以岗位胜任力为核心的六大核心能力的培养。

由此可见，美国住院医师的相关考试，不论其频率和程度，与我国相比有过之而无不及。严进严出保证了美国医师整体高素质，包括小诊所的医师也必须是医学院正规培训出来的，而且工作过程中亦需要不断到教学医院进修学习。目前，虽然国内也有大型仪器上岗证考试和医师资格考试，但理论考试与技能培训之间脱钩现象比较严重。通过考前突击培训、死记硬背方式获得相关资格，效果往往是暂时的，对医师长远的素质提高意义不大。因此，建立和完善有效的考核体系，从而整体性提高医师的水平、树立医师的声誉仍是一个长期、系统而艰巨的任务。

美国的住院医师考核体系实行淘汰制。一方面，对不合格的住院医师有一整套的评估管理制度。Keck 医学中心的放射科还成立了住院医师评估委员会(Clinical Competency Committee, CCC,由带教老师组成),其主要任务是对住院医师进行评估,并对他们的晋级或者留级、开除向基地主任提出建议。根据 CCC 的建议,基地主任决定对评估不合格的住院医师采取帮助(Help)、口头或书面警告(Warning)、重复轮转(Remediation)、严重警告(Probation)和开除(Termination)的处分。所有的书面警告、再次轮转、严重警告都要存入住院医师的档案,跟随其一生。另一方面,住院医师对自己的带教老师的工作也要进行匿名的反馈和评估。住院医师对带教老师的评估要计入带教老师的年终总结,并作为带教老师评估的重要依据。住院医师对自己的专业基地和培训基地,每年也要进行评估,其中最重要的是 ACGME 的住院医师调查(Resident Survey)。ACGME 从 2015 年开始又增加了带教老师调查(Faculty Survey)。

以上全方位、多角度的评估系统和淘汰机制,形成了美国住院医师培训的 360 度评估系统,有效地保证了住院医师培训质量,同时对带教老师和培训基地的管理监督起到了至关重要的作用。

4. 兴趣性科学研究　除了临床日常工作之外,住院医师根据自己的兴趣参加科学研究。在 Keck 医学中心,每年科研总支出占医院总支出的 20%以上。Keck 中心要求住院医师必须具备较强的科研意识和科研能力。住院医师须参加一项研究项目,抽出一定时间进行科研工作,撰写和发表文章。科室会安排期刊俱乐部(Journal Club)进行学术研讨,由一名医生负责安排,大家轮流找感兴趣、有科研价值的文章进行学习和讨论,分析文章的具体内容。这有利于住院医师了解当前科学发展的前沿,从而提高科研水平。

5. 住院医师培养过程中渗透医学人文教育　医学人文包括宗教、法律、历史、人类学、伦理学、心理学、文学等多个学科,是通过应用人文科学的内容和方法来服务于医学教育和患者。20 世纪 60~70 年代,很多美国医生仅仅关注专业本身,从而造成患者群体对医学专业产生对立情绪,并要求更多参与医疗决策,而且在越来越多的社会政治活动中,普通民众对医疗健康保障的诉求也越来越多。60 年代,宾夕法尼亚州立大学和南伊利诺伊大学最早开始成立医学人文系,而美国内科医学委员会也开始强制在住院医师的临床培训中增加对医学人文方面的考核。此后,医学人文研究快速发展,开展相关研究的院校数量迅速上升,到 1999 年,75%的美国医学院校开设医学人文课程。1995 年起创刊发行 *Academic Medicine* (*Acad Med*)专门发表医学人文相关文章。此后,*JAMA*、*Lancet* 等顶级杂志亦增设相关内容版面。

临床医学和医学人文分别代表了医学科学的两极,循证医学的发展虽然看似为临床决策带来了更多理论依据,但同时却让我们比任何时候都更加依赖医学人文的帮助。通过设计严谨的临床试验中得到一系列统计结果，看似无比科学，但如果失去了对患者的关怀，在此基础上的临床抉择常常面临困境。

美国同行非常注重对住院医师的人文教育，Keck 医学中心经常为住院医师举办各种人文讲座。但人文教育不仅仅是开设一门课程，更不是一味地说教，更多地体现在医疗环境营造、医者言行等细节上，是对患者润物细无声的人文关怀和自觉帮助。甚至有时看来就像是娱乐，但带来的影响却改变着医生自己和患者。在美国 Keck 医学中心一楼大厅里就有一个家居式的患者家属等候区，每天固定的时间段都会有艺术家在这里演奏钢琴，无论是医生还是患者，即使是每日匆匆而过也能感受到音乐带来的平和与安详。放射科技师在检查前常常要花 5~10 分钟与患者和家属交流，耐心沟通，亲切关怀，以缓解患者紧张情绪；在检查过程中，及时关注患者的感受；检查结束后，技师经常搀扶患者，护送其走出检查室，并嘱咐一些注意事项。我们参加过每周一次的内科大查房，查房时，教授轻声敲门，征得同意后才进去。见面后亲切问候患者，查房结束离开时为患者盖好被子，叮嘱患者好好休息等。这些细节无不体现人文关怀，也是对住院医师们最有效的人文教育方式。

## 二、英国住院医师培训体系

英国住院医师培训体系以政府宏观引导为核心，具体组织管理工作主要由学术机构和行业协会执行。其中，毕业后医学教育委员会（Committee on Post-graduate Medical Education，CPME）负责研究讨论专业培训计划，审定培训机构，认可培训职位。各地区设置毕业后教务长，负责本地区的毕业后教育工作，通常由大学和地方卫生局任命。所有培训项目和培训岗位均需由各相关皇家专科学会（Royal College）和地区毕业后教务长批准。英国医学总理事会负责所有医师的注册。专科医师培训管理局专门负责专科医师培训的管理，授权各皇家专科学会设置并监管高级住院医师和专科医师培训岗位。以上各部门各司其职，整个管理规范有序。

英国住院医师培训计划总体上与美国接近，主要包括 3 个培训阶段：① 基础训练阶段，即所有医学毕业生都须接受为期 2 年的基础训练计划，该阶段又分为 F1 和 F2 两个阶段，每个阶段各 1 年时间。F1 阶段以内科、外科学习为主，加选其他课程。在 F2 阶段急诊医学是必修课，目的是让受训医师具备良好的诊疗能力，包括良好的临床技能、沟通技巧、医患关系、团队合作、时间管理等。② 专科医师训练阶段，该阶段住院医师可选择性进入全科、内科、外科等专业学习，其中英国最有特色的全科医师培训期为 3 年，包括 2 年的医院轮转和 1 年的社区医疗服务。该阶段培训考核一次性通过率仅为25%。通过考核者缴纳会费后可成为皇家医学会会员。③ 高级培训阶段,内科通常需要3~6年培训,该阶段培训结束后可以获得专科医师培训合格证书,同时注册为专科医师,可向医院申请顾问医师(Consultant)资格。

英国住院医师培训略显复杂,但出入灵活,90%的医学毕业生能够找到住院医师培训岗位。同时,将硕士、博士专业学位与研究型学位明确分开,专业学位侧重对临床能力的考核和临床资格的认可。

## 三、美英两国住院医师培训体系对我国的借鉴意义

美英两国毕业后住院医师培训体系各有千秋。美国毕业后医学教育体系是行业高度自治,培训结果追求同质。该体系由多个行业协会共同完成,其中ACGME是负责美国医师培训机构和培训项目认可与评估的核心管理机构,是公认的比较先进的培训管理机构。英国毕业后医学教育体系总体思路与美国相似,是政府与行业共同参与,但职能划分尚存争议。美英两国住院医师培训对建立我国刚刚实行的住培制度具有一定的借鉴和启示意义。

1. *培训管理体制应与国际接轨*　即政府宏观引导,行业协会主导,医疗机构负责执行。国家部门、行业组织及医疗机构角色清晰、权责分明、监管落实。培训经费多数是由政府投入,如美国联邦政府对每名住院医师每年约有10.5万美元的投入,包括个人薪酬和培训基地的经费。我国在培训体系和管理体制上与国际相似,即由政府制定政策和宏观设计,行业协会组织协调及督查评估,培训基地实施培训。2014年6月,国家卫生行政部门正式委托中国医师协会牵头负责全国住培的具体业务建设和日常管理工作。此后,医师协会及各专业委员会把住培作为一项重要的工作来抓,有力提升了住培管理水平和培训质量。

2. *医学人才培养体系构建需与国际接轨*　医学人才是社会的精英,对他们的培养是一项长期的系统工程,需要精英的培养目标和清晰的职业规划。院校教育产生医生的“半成品”,经过培训后,才形成“成品”,再经过专科医生规范化培训后成为“精品”;继续医学教育则使医生进行“终生保质”。美英两国医院医师培训模式虽各有其特点,但都是万变不离其宗。英美医学人才培训体系与培养流程的共性是:① 住院医师培训体系与医学院校的教育体系有机衔接,在培训制度、内容、方法和流程等方面既体现延续性,又有一定的独立性,促进医教协同发展。② 住院医师培训体系与专科医师规范化培训体系有机衔接。英美两国专科医师培训制度比较成熟,而我国专科医师培训刚刚开始试点,尚未全面推行。这两个培训体系之间的衔接需要借鉴国际先进经验,并结合中国实际,稳妥推进。③ 住院医师培训专业设置及轮转计划应积极参照国际成熟做法,科学合理地进行设置。④ 明确不同阶段培训对象和培训目标。⑤ 严格质量控制,在培训机构、培训标

准、质量控制、资格认证等关键性环节，均有明确的制度和规定。⑥ 切实保障住院医师待遇与培训资源支持。

3. 医学教育应包含人文教育　欧美发达国家在医生培养过程中，非常注重价值观教育、使命与职业精神教育，这些人文教育是具有普适性的。而在我国，过去很长一段时间对医学人文教育不够重视，教育方式比较单一，有很多值得改进的地方。知识与技能的教育应基于医学实践中的关键需求。ACGME 提出，医生应具备 6 项核心能力，包括医学知识、医疗照护、人际交流和沟通技巧、职业精神、基于实践的学习与提高、以执业系统为基础的实践。综合性的教育内涵对于带教师资提出了极高的要求，教师队伍的能力培养是达到教育目标的关键。好医生不一定是好老师。应为参与住院医师培训的医师提供专门的人文医学培训计划，以保证其教学和行医过程体现人文关怀。现在中国医师协会和各地医师协会相继建立人文医学专业委员会，对住培中的医学人文教育起到积极的推动和指导作用。如何建立人文医学教育体系，如何有效实施人文教育，还需要大家共同努力。

综上所述，一方面，我们需要认真学习和借鉴以英美为代表的西方发达国家先进的住院医师培训制度和实践经验，充分认识住培制度对提升我国医师整体水平和保障医疗公平的基础性作用。另一方面，在实际工作中，必须从国情出发，制定与我国经济社会水平相适应的住培制度，在实践中不断改进和完善，为“健康中国”培养一大批合格的住院医师。

## 第三节　国家与浙江省住培制度的政策体系

我国长期以来未能建立起全国范围的毕业后医学教育“成品”制度，即住培制度，更没有“精品”制度，即专科医师规范化培训制度，严重影响了医疗人才的素质和医师临床业务水平，这可从中美两国医学人才培养模式的比较中窥见一斑。中美两国医师从学校毕业后刚步入临床，其临床专业知识和能力大体相当，但之后差距逐渐加大。中国医生要经过 15 年甚至 20 年的时间，才能在总体上趋近成熟，而美国只需要 3~7 年。原因在于美国医学生本科毕业后就开始在具备资质的培训基地接受严格、规范的住院医师培训和专科医师培训，在毕业后的 3~7 年时间内即可达到较高的专业水平。而过去很长一段时间，我国医学生毕业后直接在不同层级的医疗卫生机构工作，基层医院的医师需要很长时间的艰难摸索才能达到较高水平。即使现在全国范围推行住培制度，但由于不同地区的经济社会发展水平不同，不同培训基地的管理水平和教学质量参差不齐，各医学院校的医学毕业生自身素质和学历层次也存在较大差别，各地住院医师同质化水平仍存在较大的不平衡。

国内外医学教育实践充分证明，住培是医学教育体系的重要组成部分，在医学人才成长过程中有着重要作用，无法为院校教育所取代。临床医师培养规律表明，住培是医学生成长为合格临床医师的必经之路，对提高临床医师工作能力和医疗服务质量具有重要意义。欧美国家与我国香港、台湾地区均已建立了政府主导、行业参与的成熟的住院医师培训制度。实践证明，住院医师培训是保证医疗质量的有效途径。

我国一直高度重视毕业后医学教育制度建设，自 2009 年发文指出要建立住培制度起，到 2013 年 12 月，国家卫生计生委等七部门印发《指导意见》，作为我国住培制度纲领性文件，对住培制度内涵、招收对象、培训模式、培训体系、培训基地、培训内容、考核认证、保障机制等做出了一系列的顶层设计，并将其作为深化医改、建立分级诊疗制度、推进"健康中国"建设的重要任务，在全国 31 个省（自治区、直辖市）全面实施。

随后，教育部和国家卫生计生委等六部门于 2014 年 6 月共同制定了《关于医教协同深化临床医学人才培养改革的意见》，提出了推进规范化培训与专硕生培养衔接的政策。2014 年 8 月，国家卫生计生委委托中国医师协会等行业组织制定印发了《住院医师规范化培训管理办法（试行）》（国卫科教发〔2014〕49 号）（以下简称《管理办法》）、《住院医师规范化培训基地认定标准（试行）》和《住院医师规范化培训内容与标准（试行）》（国卫科教发〔2014〕49 号）（以下简称《两个标准》）。《管理办法》是培训基地住培实施的政策依据，规定了培训主体是医院的各专业基地；明确了培训依照的标准：各专业培训内容与标准；要求严格带教：住培的核心内容为培育岗位胜任力；强调并重视过程管理：要严格过程考核；认为培训对象是医院医师队伍的有机组成部分。《管理办法》也是培训基地建设的依据，要求实行"一把手负责制"，将"住院医师规范化培训作为规范医院医疗行为的主线操作"开展工作；分管院领导、主管部门和专业基地主任具体管理；要求切实加强师资队伍建设；严格执行培训管理；着力改善培训条件；落实住培医师和教师待遇。《管理办法》还对培训考核作了明确规定，培训考核包括过程考核和结业考核，过程考核由培训基地负责，结业考核由省级卫生计生行政部门负责，上述考核合格者取得《住院医师规范化培训合格证书》。《两个标准》以《管理办法》作为政策指导，承上启下，从临床人才成长规律实际需要和学理出发，坚持"三基"，借鉴国际先进经验，是培训基地实施住培的具体标准。《两个标准》集中了我国医学界广大专家、卫生与教育部门管理工作者的智慧和经验，是集体劳动的成果。

近年来，国家在专硕生培养方面也进行了一些改革。2011 年，上海市开展了专硕生培养与住培相结合的项目。该项目是上海市在医学教学领域的重大改革，采用“5+3”的模式，对医学本科生，在3年内同时进行专硕生培养和住培，合格的学生可以取得硕士研究生学位证和毕业证书，以及住培结业合格证和医师资格证书，即所谓的四证合一。经过上海市的试点工作，2014年，国家卫生计生委、教育部等六部门下发的《关于医教协同深化临床医学人才培养改革的意见》（教研〔2014〕2号）明确指出，从2015年起，所有新招收的专硕生，同时也是参加住培的学员，其临床培养按照国家统一制定的住培要求进行。文件的核心思想是加快构建以“5+3”为主体、以“3+2”为补充的临床医学人才培养体系。2015年5月国务院学位委员会印发《国务院学位委员会关于印发临床医学、口腔医学和中医硕士专业学位研究生指导性培养方案的通知》，明确临床医学硕士、口腔医学硕士和中医硕士专业学位研究生的指导性培养方案。自2015年起，在全国范围内开展临床、口腔和中医专硕生培养与住培并轨的培养模式，上述学生在毕业时（培训结束时），取得“四证”，包括医师资格证书、住培结业合格证、毕业证和学位证。根据文件要求，浙江省从2015年起在医学院校中开始实行专硕生与住培并轨，初衷是希望培养具有扎实临床基本功和一定科研能力的住院医师。但在实际工作中，该模式轮转计划与本科学历规培生轮转计划基本一致，由于专硕生在实习期间为备战考研疏于临床实习，入学后集中理论课授课占用1~2个月，毕业答辩时间通常在5月底或6月初，毕业时间早于住培结业时间。因此，专硕生的培训时间比本科学历的住培学员还稍短一些，几乎没有专门安排的科研训练时间。从我们指导专硕生经验来看，专硕生用于课题研究时间非常有限，呈碎片化特征，难以进行系统的科研思维训练和课题研究。因此，“四证合一”的临床专硕研究生的培训模式和课程体系还需要进一步探索和完善。

2015年，国家卫生计生委等八部门印发《关于开展专科医师规范化培训制度试点的指导意见》（国卫科教发〔2015〕97号），按照“试点起步、逐步推开”的原则，逐步建立专科医师规范化培训制度，形成完整的毕业后医学教育制度。

“健康中国”，基础在教育，关键是人才。2016年，党中央和国务院召开了全国卫生与健康大会，习近平总书记发表了重要讲话，精辟阐述了建设“健康中国”的重大意义和基本方略；强调把健康融入所有政策，健全医务人员的培训培养制度。在此背景下，2017年7月，国务院办公厅发布《国务院办公厅关于深化医教协同进一步推进医学教育改革与发展的意见》（国办发〔2017〕63号）。医教协同深化医学教育改革，是在已有改革发展基础上，着眼于满足“健康中国”建设对医学人才的迫切需求，针对毕业后教育不完善等医学人才培养问题，形成医学教育改革与发展的意见。意见明确提出要

"建立完善毕业后医学教育制度",住培作为毕业后医学教育的重要组成部分,改革要点为:① 落实并加快完善住培制度,2020 年力争基本实现医学本科毕业生接受住培全覆盖,持续加强培训质量建设,提升临床带教师资水平,严格过程管理和结业考核。同时加强对培训基地的评估检查,严格实行动态管理,不合格者坚决淘汰。② 完善住院医师申请学位的办法。对于参加住培的人员,积极探索和完善取得临床医学类硕士学位的具体办法。

《指导意见》与上述配套文件一起,在加强医教协同的改革意见之下,形成了我国住培政策制度基本框架。

浙江省作为全国住培工作先行先试的省份之一,从 2011 年起,在全国范围内率先开展实施新模式住培工作。2011 年,浙江省卫生计生委颁布了《浙江省住院医师规范化培训基地认定办法和管理办法》《浙江省住院医师规范化培训实施办法》《浙江住院医师规范化培训师资管理办法》,构成了浙江省住培工作的制度体系,经过 8 年的实践,在全省范围内已全面开展住培工作,为全国推行住培工作提供了切实有效的管理和实践经验。

医教协同推进医学教育改革与发展是全面建成小康社会、建设"健康中国"的必然要求;是深化医改、提高医疗卫生服务水平和质量的治本之策。根据《国务院办公厅关于深化医教协同进一步推进医学教育改革与发展的意见》精神,浙江省政府于 2018 年年初发布《浙江省人民政府办公厅关于深化医教协同进一步推进医学教育改革与发展的实施意见》,在国家文件的基础上政策实施有新的突破。例如,把专科医师规范化培训的"5+3+X"纳入医学人才培养体系;实现以本科招生为主,严控高职规模,推进助理全科规范化培训和专升本学历教育衔接;推进专硕生培养与住培的双向并轨,同类课程实行互认和免修;推进专科医师规范化培训与临床医学专业学位博士研究生学历教育衔接;教育和卫生计生部门一同制定附属医院和教学医院建设标准,加强资格管理;开展模块化递进式骨干师资培训,提高教师与医师职业化水平;强化医学人文素质教育;加强高层次人才、全科医生、紧缺人才和大健康相关人才培养;强化医学教育质量管理和评价等方面均有政策层面的突破。

住培制度作为临床医学人才培养体系的重要组成部分,是深化医药卫生体制改革和建设"健康中国"的必然要求。加快建设和完善住培制度,对提高各级临床医师队伍的诊治能力和实践技能水平,具有极为重要的作用。

## 第四节　我国住培现状与存在的问题

### 一、我国住培现状

国家一直重视住培制度建设。2013 年 12 月颁布《指导意见》,2014 年初住培制度实质性启动,实现了“从无到有”的突破性进展,取得了令人瞩目的历史性成绩。

1. 我国住培制度基本形成

(1) 我国基本确立住培政策体系：制定了《管理办法》和《两个标准》,以及招收考核实施办法等相关配套文件,加强医教协同,省(自治区、直辖市)和培训基地出台相关文件,细化实施方案,为培训工作实施提供了制度保障。

(2) 管理体系基本形成：从国家到地方已建立政府主管部门领导、相关部门协同,行业协会牵头,各培训基地组织实施的工作机制,各地区将住培工作纳入医改目标考核体系。

(3) 培训基地建设逐步健全：2014 年全国遴选认定了第一批 559 家培训基地,其中 473 家西医基地,到 2017 年认定第二批 301 家培训基地,其中 201 家西医基地。国家级住培基地是贯彻落实国家住培制度、组织实施日常住培工作的主体。各培训基地逐步建立了一套组织管理机构,决策部署住培的具体工作。

(4) 财政投入力度不断加大：中央财政按照每人每年 3 万元的标准对住培工作进行支持,其中,每人每年 2 万元用于住培学员的生活补助,每人每年 1 万元用于培训基地的运行和日常维护、教学补助等。同时,国家对第一批住培基地按照每家基地 500 万元的标准投入,4 年来已累计投入 200 多亿用于国家住培基地的建设。此外,国家对师资培训也增加投入。

2018 年中国医师协会对住培工作进行调查,结果显示,70%的住培医师、93%的住培基地管理人员和 90%以上的带教老师都认为住培制度非常有必要、非常重要。这表明住培制度得到广泛认可,深入人心。

2. 培训质量不断提高

(1) 强化基地建设：国家按照住培基地认定标准,两批次择优遴选了近千家三甲医院作为住培基地,并进行了强化建设,包括师资队伍建设、临床技能中心建设等,全面提升培训能力,为开展培训创造良好条件。

(2) 建立基地动态管理机制：对培训制度的落实情况,国家卫生计生委科教司委托第三方行业组织——中国医师协会从 2015 年起对住培基地进行评估,并根据评估结果对基地实行动态管理。通过评估,遴选出 24 家示范基地,同时对一部分不合格基地予以撤销或责令限期整改等。特别是 2017 年起,中国医师协会组织对部分学员投诉强烈的基地进行飞行检查,督促基地整改。同时各省市也建立相应的评估机制,通过以评促建,以评促改,有力促进了住培制度的建设与落实。

(3) 加强师资队伍建设：随着住培工作的深入推进,师资队伍建设重要性日益凸显。各级医师协会组织各级各类师资培训班,培训各类专业师资、骨干师资和教学主任。创新性教学方法不断涌现,师资教学能力不断提升,为提升培训质量提供了有力保障。

(4) 强化结业考核:2017 年拟定了全国住培理论考核大纲和实践技能考核标准,首次使用全国统一的结业考核理论题库,共有 21 省 4 万余人参加了住培结业考核。2017 年住培结业理论考核全国平均通过率为 89.51%,2018 年为 93.87%。

3. 培训初显成效

(1) 住培医师人数不断增加:在政策扶持下,全科等紧缺专业住培医师人数不断增加。2014 年至 2018 年,全国累计招收住培医师 27 万名(不含并轨培养的专硕生)。近 80%临床医学本科毕业生接受住培。

(2) 住院医师临床岗位胜任能力得到显著提升:根据国家医学考试中心数据,2016 年全国住培医师在医师资格考试中通过率为 82.73%,较非住培医师高出 10%,至 2017 年则高出 18%。上海市对 2010~2018 年这 8 年来住培实施成效进行评估发现,住培学员培训后就业率接近 100%,其中 90%的全科医师到社区卫生机构工作。2017 年已有 4 万多名培训合格的临床医师进入各级医疗卫生机构工作。以后,每年将有近 10 万名(含专硕生)培训合格的临床医师加入各级医疗机构,这些临床医师作为人才增量,为医疗机构提供新鲜血液,为全行业建设发展激活了内生动力。2018 年调查结果显示,已经结业的住培医师在用人单位普遍得到重视和肯定,认可度达到 80%以上,大多数医疗机构把合格的住培医师作为他们临床招聘的重要目标。

(3) 促进中西部医疗水平的均衡发展:国家指导中西部欠发达地区与东部地区建立对口支援帮扶关系,4 年来上海、浙江等 12 省(直辖市)累计为新疆、西藏、贵州、云南代培住院医师 820 余名。东部发达地区在接受新疆、西藏等地区住培任务同时,也派出援藏援疆师资队伍,为提升中西部地区临床医疗质量作出了重大贡献。

## 二、我国住培存在的主要问题

由于我国全面实行住培制度时间很短,与欧美及我国香港、台湾地区的住培体制相比,制度建设尚处于“初级阶段”。主要存在如下几方面问题。

1. 住培基地管理水平不足　有些医院领导对住培工作思想不够重视,行动上缺乏有力的支持措施。住培管理人员自身缺乏专业培训,甚至由护师或非医学专业人员担任,由于缺乏住培一线工作经验,岗位胜任力不足。有的医院专职管理人员数量不够,存在临时抽调或兼职现象,也有的医院管理人员队伍不稳定,调动太频繁,管理工作连续性差。这些因素导致住培管理体系不完善,管理水平和效率低下,工作推进困难。住培考核和激励机制停留在纸面上，流于形式，执行力度不够。

2. 师资队伍整体水平有待提升　　当前不同地区、不同基地师资队伍力量差异较大，同一个基地带教老师的教学能力也参差不齐。从国家层面来看，高水平师资培训体系和管理体系有待进一步完善。基地层面，缺乏师资队伍建设长效保障机制，部分带教老师教学意识、积极性和规范性仍需进一步强化。

3. 培训过程管理有待强化　　职能部门“大包大揽”，专业基地参与度不够；过程考核不够规范，没有严格地执行出科考核制度，考核结果缺乏客观真实性；培训基地对住院医师不放手，临床训练机会不够，强度不高；各基地在培训过程中对住院医师医德医风、思想素质和人文素养的教育不够；培训过程存在管理松散，轮转过程中仍然存在“重临床、轻培训，重用工、轻教学”的现象，难以保障培训质量。

4. 部分专业招录困难　　中国医师协会 2017 统计数据显示，全国部分专业基地 3 年内未招录学员。全科等紧缺专业受到职业吸引力的影响，招收仍存在困难，根据中国医师协会 2018 年统计，2014～2017 年，全国全科专业住培计划招收 4 万人，实际招收 3.4 万人，这与建立分级诊疗制度对全科医师的需求相比仍有较大差距。

5. 培训同质化水平不高　　受到医院等级及所在地区临床教学水平差异的影响，使得住培质量仍存在差异。2018 年，部分培训基地住培结业理论考核通过率不到 70%，个别委属委管医院通过率尚未达到全国的平均水平。因此，同质化培养尚需进一步努力。

6. 住培医师待遇有差异　　部分培训基地对住培医师待遇保障投入不足，部分培训基地对不同身份的住培医师待遇差异较大，个别基地住培医师收入较低。

7. 培训与学位衔接尚未理顺　　并轨专硕生培养模式尚未完全理顺，住院医师培训目标与研究生培养目标界限不清，甚至存在矛盾之处。住院医师以同等学历申请临床医学专业硕士学位的途径尚不够通畅，与住培紧密衔接的专科医师规范化培训制度尚未建立，毕业后医学教育体系还不健全，需要进一步完善。

# 第二章　培训基地组织管理体系

## 第一节　制度设计思考

### 一、前缘思考

宁大附院自20世纪90年代起开始住院医师培训工作，对住院医师进行培养，2011年成为首批浙江省新模式住培基地；2014年国家《指导意见》出台后，成为浙江省重点建设的国家级后备基地。2017年下半年，国家卫生计生委办公厅和国家财政部办公厅联合发文，公布第二批住培基地名录，宁大附院名列其中，同时获批15个专业基地。为此，自2014年起，在国家和浙江省住培政策体系指导之下，宁大附院把落实住培制度作为贯彻国家政策的基础性工作之一加以重点推进，积极开展住培工作。

在2014年国家全面实施住院医师规范化制度之前，宁大附院每年的培训学员较少，采用的管理模式为科教部直接全面统管学员，包括负责学员的招录、轮转计划制定、培训课程设置、结业考核的组织等，在2014年以后，随着国家住培制度全面落地、专硕生并轨培养实施、社会人扩招等一系列政策改变，我院住培学员数量大量增加，科教部仅2名工作人员统管的住培工作明显出现工作量大、人员疲于应付等弊端，使管理流于形式且粗放。另一方面，随着住培制度的不断完善，国家对住培工作、对学员培养的要求也逐渐提高，原有粗放的统管模式已无法满足新时期住培工作要求。为此，宁大附院开始探索新的住培管理模式，而新的管理模式须符合如下要求。

1. 明确组织架构　　住培工作是一项系统工程，涉及医务、人事、财务、后勤、信息、科教等各个方面，要使各个职能部门共同参与这项工程，势必需要医院“一把手”进行负责和推进。同时建立以医院“一把手”为核心、职能部门纳入其中的住培领导小组。科教部作为具体管理部门，成立住培办公室，在领导小组顶层设计与专业基地具体实施之间起到组织、监管与落实的作用。

2. *实行分级管理*　　住培工作的顶层设计需要领导小组统筹规划，而学员的专业化和个体性培训需求又需要通过专业基地和培训科室具体实施来实现。因此，规范合理的住培管理需要通过分级管理来实现。

3. *多方协作，共同管理*　　我院的住培学员有单位人、社会人和专硕生，除了社会人以外，专硕生和单位人又隶属于不同单位。因此，为了实行精细化管理模式，除了培训基地以外，还需将学员委派单位和导师纳入培训管理体系中，共同参与住培的各个环节，形成管理闭环。

## 二、分级管理架构设计

### （一）组织管理架构

根据培训工作要求，医院逐步建立分级组织管理体系，逐级负责相应的住培工作。

1. *医学院毕业后医学教育委员会*　　为应对住培发展的新形势，宁波大学医学院成立了毕业后医学教育委员会，主管教学的副院长任主任委员，成员为各附属医院院长及住培职能部门负责人，共同组织实施规范化培训的管理工作。主要负责贯彻落实国家和浙江省卫健委关于住培的有关方针政策，总体协调、指导附属医院住培的相关工作。

2. *住培领导小组*　　国家和医院的管理办法明确规定，医院院长是培训基地住培工作的第一责任人，全面负责住培各项工作的开展。为此，基地成立了以院长为组长的宁大附院住培领导小组，分管副院长及其他院领导担任副组长，住培工作相关的医务、财务、人事、后勤、信息等职能部门负责人及部分临床专家为成员，多部门联合管理。领导小组对医院住培工作进行顶层设计和指导。主要职责如下：① 负责制定和实施基地建设的规划和计划，组织、指导和协调各学科的培训工作。② 确定各层级管理架构人员名单、分工。③ 制定培训、学员、师资和经费等管理办法的总体原则，建立激励和退出机制。④ 研究解决相关重要事项，讨论通过有关住培的新举措。⑤ 多部门联动，统筹全院培训、教学资源，保证专业基地培训需求。⑥ 定期召开会议，总结问题、持续改进，认真履行以上职责。

3. *住培办公室*　　领导小组下设住培办公室（以下简称“住培办”），由专人专职管理，住培办日常工作挂靠在科教部，由科教部分管住培工作的副主任担任住培办主任。住培办承担统筹协调与组织实施的职责。负责培训工作的日常管理监督和管理，包括专业基地培训的开展以及住培相关的医务、财务、师资、学员、培训和考核等内容。对招生、入院、入科、出科、考核、结业等住培全过程进行协调与管理，起到组织全局和落实服务的作用。

4. *专业基地住培工作小组与培训科室*　　宁大附院培训基地一共有15

个专业基地，每个专业基地设有专职的专业基地负责人（表2－1）、专业基地教学主任、专业基地教学秘书。工作小组成员包括基地负责人、教学主任、教学秘书（含培训科室教学秘书）。主要职责包括确定学员培训年限，联合住培办制定学员分层次、个性化培养方案，制定教学计划，按月汇总学员的考勤、考核与学习情况至住培办，组织实施形式多样的教学活动；严控出科考核标准并实施；做好学员360度评估和师资评价工作。

**表2－1　宁大附院专业基地负责人简历表**

| 姓名 | | 性别 | | 年龄 | | 学历 | |
|---|---|---|---|---|---|---|---|
| 学位 | | 职称 | | | 职务 | | |
| 导师情况 | | | | | | | |
| 从事住院医师规范化培训工作年限 | | | | | | | |
| 从事本专业临床医疗、科研和教学工作经验 | | | | | | | |
| 教学简历 | | | | | | | |
| 工作简历 | | | | | | | |
| 获得的省、部级以上教学成果奖名称、级别及获奖年度 | | | | | | | |
| 获得的省、部级以上科研成果奖名称、级别及获奖年度 | | | | | | | |
| 获得的省、部级以上本专业的临床教学、科研项目 | | | | | | | |
| 本人曾取得过的哪些与住院医师培训有关的研究成果与论文 | | | | | | | |

其中，专业基地负责人全面负责专业基地内住培工作，教学主任全面负责专业基地内培训教学活动实施，专业基地教学秘书负责落实各项教学活动及对住培学员和带教师资进行管理。

专业基地一般为二级学科，专业基地下设学员培训轮转的单位——培训科室，培训科室的住培工作纳入专业基地管理，每个培训科室设置专职教学秘书，协助专业基地教学秘书对科室内带教老师和在科室内轮转的住培学员进行管理。专业基地负责规划落实住培工作，轮转科室则是实施执行住培工作的具体单位。

5. 培训师资　由普通师资和住培导师组成。普通师资承担学员培训带教任务，参与各类教学活动与考核的执行。导师指导住培学员从入基地开始培训到结业考核的整个培训过程，由学员和专业基地进行双向选择，导师遴选要求高于普通师资，并控制实际带教学员数。对导师实行动态管理、退出机制。导师与学员定期进行面谈，及时了解学员培训、生活和思想动态等各方面情况并给以指导。

宁大附院住培基地组织管理架构详见图 2－1。

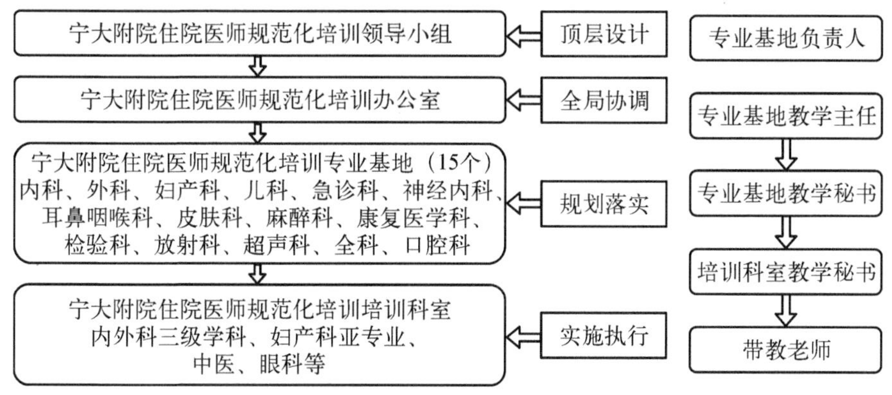


图 2－1　宁大附院住培基地组织管理架构

### （二）各级各类人员职责

1. 院长职责

（1）院长是宁大附院住培基地负责人，为第一责任人。

（2）全面领导宁大附院的住培基地的建设和日常运作等工作。

（3）负责牵头制定住培基地建设的规划，并督促职能部门实施。

（4）领导、统筹和协调各职能科室开展住培工作，并对住培工作在人、财、物及设备上给予大力支持。

（5）根据国家、浙江省和宁波市卫生计生委住培的政策法规，就医院住培工作做出决策。

2. 分管副院长职责

（1）向院长负责，分管医院住培工作。

（2）协助院长做好住培管理工作。

（3）布置上级下达的任务，并督查住培工作各环节的落实及质量。

（4）组织协调住培办等职能科室及临床科室开展住培工作。并对住培的日常培训与考核进行指导。

（5）根据上级行政部门的政策法规，负责制定医院住培各项制度，并督促医院住培计划和各项住培制度在全院的贯彻执行。

（6）听取住培办对住培工作的汇报，对相关的重要问题作出相应的决定。

（7）负责协调住培办与各职能部门之间关系，共同推进住培工作。

3. 主管职能部门职责

（1）住培办为医院住培主管职能部门，向分管院长汇报。

（2）住培办配备专职人员管理住培工作。

（3）按照国家、省市和医院安排，负责住培工作的实施。

（4）负责住培各类规章制度的起草、修订等。

（5）负责住培学员招录、培训和考核全过程监督与管理，以及住培相关的协调和服务工作。

（6）负责基地内住培师资培训和管理工作。

（7）负责住培计划的落实。

（8）负责接收各级各类文件，向上级部门与领导汇报，并进行落实。

（9）对医院临床技能中心的运行和开展培训实施全过程管理。

（10）负责统计核算学员的绩效奖金、生活补助、补贴和各类奖励等。

（11）负责统计核算各类住培教学绩效奖励。

（12）负责全科专业基地与基层社区实践基地对接，做好住培工作指导、协调与协同管理工作。

4. 住培办专职人员职责

（1）贯彻落实国家和省市卫生计生委相关政策、文件精神，接受医院住培领导小组的监督与指导。

（2）在住培办主任领导下，落实本院住培规划和实施方案。

（3）协助分管院领导和住培办主任做好住培工作的日常管理，推动住培工作的顺利实施。

（4）对本院住培各项工作进行监督、检查和评估，公布相关信息。

（5）建立基地住培师资库，定期进行师资信息更新和管理。组织各级各类住培师资培训工作。

（6）负责组织学员培训、轮转、考核等日常管理工作。

（7）负责上传下达各类相关政策、信息、通知。做好专业基地、培训科室、学员、委派单位和社区基层实践基地的联络、调度和通信工作。做好上级卫生行政部门联络和通信工作。

（8）负责国家和浙江省住培信息管理系统运行维护和统计报表等工作。

（9）负责做好住培学员的福利补贴和各类带教补贴奖励的统计核算工作。

（10）协助办理医师资格考试报名、执业医师注册（变更注册）和医师定期考核等工作。

（11）负责各类住培相关会议的会务和记录工作。

(12) 负责住培管理工作台账资料的整理保管；建立学员档案，并对档案进行整理保管。

5. 专业基地负责人职责

(1) 全面负责本专业基地各项住培工作。

(2) 在医院领导下，规划本专业基地软硬件建设、师资培训和考核，学员招录等工作。

(3) 承担本专业各项培训任务的全过程管理。有效协调并承担其他专业在本专业基地轮转培训任务。

(4) 组织遴选专业基地内教学管理人员和各级各类带教师资，上报住培办和医学教育委员会审批。定期对基地内带教师资进行评价及绩效考评。

(5) 统筹管理和监督协调专业基地内及各亚专业学科的各项培训工作。

(6) 日常工作接受医院住培管理部门及教学督导委员会督导评价，并对存在问题进行有效整改。

(7) 组织制定本专业基地培训实施方案和措施，牵头编制落实培训规划和培训计划。

(8) 接受医院及上级卫生行政部门各项住培相关指令性任务，包括基地迎检、外派专家检查等，配合落实并完成任务。

(9) 定期召开本专业基地内培训工作小组、带教老师和住院医师的工作例会，有效协调各项工作，总结并解决实际问题，并及时向医院住培管理部门汇报。会议有记录。

6. 教学主任职责

(1) 教学主任由专人担任，全面负责本专业基地教学工作。

(2) 组织制定和修订本专业基地的培训、考核等各项规章制度。

(3) 协助专业基地负责人做好人员调配，确保日常培训工作的实施。

(4) 组织落实住培本专业基地的所有教学活动。

(5) 协助专业基地负责人组织遴选专业基地内教学管理人员和各级各类带教师资，上报住培办和医学教育委员会审批。定期对基地内带教师资进行评价及绩效考评。

(6) 日常工作接受住培办和教学督导委员会督导评价，并对协助专业基地负责人对存在问题进行有效整改。

(7) 统筹安排专业基地内各项教学活动，包括教学查房、小讲课和疑难病例讨论等，并监督实施及质量控制。

(8) 规划制定专业基地内(包括各亚专业科室)出科考核的分层次考核管理，并对专业基地内住院医师出科考核进行监督审核。

(9) 配合落实医院及上级卫生行政部门部署的各项教学任务，包括委派考官、考务安排、对内对外培训授课等。

(10) 至少每半年召开一次本专业基地教学会议，有效协调各项教学工作，总结并解决实际问题，并及时向专业基地负责人和住培管理部门汇报。会议有记录。

7. 教学秘书职责

(1) 教学秘书由专人担任。负责落实住培相关的各项工作。

(2) 参与制定和修订本专业基地/科室的各项培训考核制度。

(3) 负责向新入科住院医师介绍本专业基地/科室的基本情况、有关的规章制度、注意事项及培训安排和要求。协助科主任安排住院医师的带教老师、对住院医师进行轮转期间全程管理。

(4) 在专业基地负责人或科主任带领下，参与制订本专业基地/科室住院医师培训计划，监督并指导住院医师完成培训内容与轮转计划，定期向科主任反映学员的学习情况。

(5) 做好本专业基地/科室与住培办、带教老师与学员之间的桥梁作用。及时传达、执行上级部门各类教学相关通知文件。

(6) 做好在本专业基地/科室住培相关的教学台账资料的整理和管理工作，包括住院医师资料和带教老师资料的管理。

(7) 协助专业基地教学主任组织本专业基地/科室小讲课、教学查房、疑难病例讨论和技能培训等教学活动，并根据培训对象不同进行分层次教学。

(8) 严格落实考勤和考核制度。对专业基地内/科内住院医师进行排班和考勤。协助科主任，配合专业基地教学主任做好住院医师的日常考核和出科考核工作。及时完成住院医师的网络信息审核。

(9) 每月初向住培办上报上一个自然月本专业基地/科室住院医师的考勤情况，以及科主任、教学秘书及带教老师三方岗位考核汇总情况。

(10) 认真听取带教老师和住院医师对培训工作的意见和需求，及时向专业基地负责人和教学主任汇报并贯彻落实改进的措施。

(11) 对本专业基地/科室师资进行登记造册，包括基本信息、专业技术职称及任现职年限、学术团体任职等。组织科内带教老师参加各级各类的师资培训，并登记上报住培办。

8. 带教老师职责

(1) 带教老师应在职业道德及精神文明等方面成为住院医师的表率，言传身教，不仅要指导住院医师做好临床工作，更要引导他们树立正确的人生观和价值观，提高住院医师的职业道德和业务素质。

(2) 带教老师根据专业基地/科室安排，对住院医师在本科室轮转期间进行带教和指导。承担住院医师专业理论和技能操作的教学，组织有关讲座，指导他们了解本学科的最新进展。

(3) 带教老师应根据《住院医师规范化培训内容与标准(试行)》，熟悉不同专业住院医师在本科室轮转的培训计划、内容及要求掌握的病种、技能。并根据培训内容与要求，对不同专业、不同年级的住院医师进行分层次带教。

(4) 带教老师应根据基地《住院医师规范化培训实施办法》《住院医师规范化培训内容与标准(试行)》开展培训和考核工作，不得随意调整培训计划、培训内容和流程。

(5) 对所指导的住院医师在本科室轮转时进行全程管理和指导。有意识地培养住院医师的责任意识、质量意识和服务意识。

(6) 应根据住院医师专业特点，指导和督促住院医师参加各项医疗活动，包括接诊患者、询问病史；体格检查；病历书写；病例分析；无菌技术、技能操作；临床思维能力；表达能力；医患沟通技巧等。

在带教过程中贯彻执行首诊负责制、值班制度和手术分级制度等各项医院医疗核心制度。

(7) 对住院医师的病历书写进行指导，指导包括电子病历系统和《病历书写手册》中书写的内容及时进行审核、批改和签字。

(8) 带教老师应在日常培训带教过程中，有意识地培养住院医师科研、教学和外语能力。

(9) 带教老师应关心住院医师的学习、工作和生活情况，关注其思想动态，多与住院医师进行沟通和交流。对培训过程中发现的问题，及时上报科室/专业基地或住培办。

(10) 负责对所指导的住院医师进行考勤记录和月度岗位考核测评(带教老师部分)。对住院医师的《培训登记手册》和“浙江省住院医师规范化培训信息管理系统”中录入的内容及时审核。

(11) 根据住培办、专业基地和科室安排，做好住院医师的出科考核、实践技能考核、年度考核和工作。

(12) 根据专业基地和住培办委派，对住院医师的临床技能操作进行集中培训和指导；作为考官参加住培结业考核工作。

(13) 具备高级职称的带教教师除上述职责外，应积极参加基地内住培出科考核、岗位胜任力考核和年度考核的命题、阅卷和临床技能考核工作。

(14) 带教老师要加强自身学习，积极参加本院和有关部门组织的各级各类师资培训，不断提高带教能力和带教水平。

## 第二节　宁大附院组织管理模式探索实例

近年来，国家住培工作持续深入推进，宁大附院在培训管理过程中发现住培工作不是科教部一个部门的事，涉及方方面面，是一个系统工程。我们针对存在的问题，通过改革创新，探索构建“四级联动、四位一体”的组织管理模式。本节对此模式的内涵、实践经验和思考做了简要的介绍，以期为各培训基地开展住培的相关工作提供参考。

## 一、“四级联动、四位一体”管理模式的内涵

“四级”是指医院、住培办、专业基地和培训科室四个层级；“联动”是指四级各司其职，共同构成培训管理体系，四级之间相互配合，逐级支配，共同推动住培的实施。“四位”是指基地医院、专业基地、住培导师和用人单位。“四位”之间相互制约、互相影响。其中，基地医院管理是根本保障，负责顶层设计与指导；专业基地管理是坚实基础，是各项制度落实的责任主体；住培导师管理是专业基地管理的细化与提升措施；用人单位参与是重要手段。“一体”是指将住培学员培养成为一名合格的住院医师的培训目标。

## 二、“四级联动、四位一体”管理模式的设计与实践经验

### （一）重点进行“6个管理体系”的建设，为住培的顺利实施提供了根本保障

基地医院层面上，宁大附院成立了由院长任组长的住培领导小组，分管副院长为副组长，成员包括科教部、医务科、财务科、人事科、考核办、后勤保障中心、数据信息中心等职能部门领导以及临床医学专家，主要负责从顶层设计基地各项规章制度，指导全院住培工作。

1. 健全组织管理体系　医院住培工作实行“一把手”工程，由院长主抓、分管副院长具体负责。医院建有毕业后医学教育委员会，形成医院、专业基地、培训科室三个层级的组织管理机构，为促进培训工作的顺利进行提供了强有力的组织保障体系。

2. 完善制度设计　宁大附院根据卫生行政部门的有关文件精神，结合工作实际，制定并完善了一系列的管理制度和措施，如住院医师专项基金管理办法，住培教学查房制度、师资评估制度、以岗位胜任力为核心的住院医师绩效管理制度等20多项制度和措施，为科学开展培训提供了执行依据与制度保障。

3. 建立师资管理体系　强化师资的准入、培训考核与评价等制度，并采取“走出去、请进来”的措施，开展多层面、多形式的住院医师带教师资培训。例如，每年选派带教老师外出参加师资培训班、举办国家继续教育学习班或师资培训班、定期开展形式多样的院内师资培训，保证全部师资持证上岗，为住培工作的顺利开展提供师资保障。

4. 完善绩效考核体系　严格遵守宁大附院住培师资评估制度，将带

教工作作为医师职称晋升的必备条件之一，规定每一位带教老师每年至少承担20个学时的住培教学工作，并统一纳入人事部门晋升考核内容，作为否定性指标，未能达到标准者则实行一票否决制度。由于宁大附院是大学附属医院，承担大量医学院在校教学工作，因此，临床教学与院校教育实行同质化管理，对临床教学也给予同样的课时费。在经费保障的同时，宁大附院还在精神层面给予激励，每年对成绩优秀的带教老师进行表彰，并授予“优秀教师”称号，在晋升和外出培训方面予以优先考虑。

5. 实行督导管理体系　　科教部切实履行职责，成立医院督导委员会，制定一套统一的台账标准。督查和指导培训过程的实施、评价和考核，将督查结果作为各专业基地考核指标，并与科室绩效奖金挂钩。制定常态化督导制度和评价流程，并建立住培基地微信平台。按时发布督导信息，每个月对培训过程进行检查评价，对突出问题将在“两会”（院周会和院务会）上公布，实现对培训过程和评价常态化管理，实时监控管理。

6. 加强后勤保障体系　　一是加大基地建设投入，逐步完善教学和后勤保障条件，切实保障医疗安全和培训质量。宁大附院建有满足培训要求的临床技能模拟培训中心、科教信息平台，把教学管理、科研管理和继续教育管理等整合到一个统一的信息平台。实施标准化教室工程，改善教学条件。二是落实和提高学员培训期间的待遇，改善住宿条件，方便学员的学习和生活。

### （二）专业基地管理是坚实基础，是各项制度落实的责任主体

宁大附院有15个专业基地，各专业基地建立规范的管理体系。专业基地负责人全面负责本专业基地软硬件建设、师资培养与考核、学员招录，指导教学计划制定。专业基地教学主任，负责教学计划实施、学员考核与评估；设立专职教学秘书，负责本专业学科培训任务的落实、与医院住培办联络协调，以及学员日常管理工作。

为了保证过程管理的规范化和标准化，并使规范成为习惯，各专业基地着力做好“5个规范”建设，为科学规范地开展培训工作提供坚实基础。

1. 规范培训方案　　专业基地根据上级卫生行政部门和医院的文件规定，结合专业实际情况，不断完善基地管理制度。针对不同培训学科的学员制定个性化的培养方案和考核制度，规范本专业（科室）入科教育、教学查房、小讲课、病例讨论、技能培训、出科考核等要求。

2. 规范轮转计划　　根据国家《住院医师规范化培训内容与标准（试行）》统一制定本专业轮转计划，并在各三级学科（专业）科室及相关科室进行轮转培训，严格培训要求、规范轮转管理。

3. 规范培训内容　　从“三基”“三严”入手规范培训内容，包括医德医

风、临床实践能力、专业理论知识、人际沟通交流等，重点提高临床规范诊疗能力，适当兼顾临床教学质量和科研素养的提升。

4. *规范临床教学* 医院统一规范各项临床教学工作的标准、内容和要求，保证全院医师培训标准化、规范化、同质化，便于对过程管理进行考核和评价，提高管理效率。

5. *规范培训考核* 专业基地制定详细的考核方案，考核分为培训过程考核、出科考核、年度考核、岗位胜任力考核和结业考核五个层次，严格规范考试内容、形式和要求，全面考查住院医师医德医风、临床实践及专业理论等能力。

### （三）住培导师管理是提升措施

住培导师管理旨在对学员实施“一对一”的导师指导制度，其不同于管理人员、带教老师的作用，导师向住院医师传授的不仅是业务知识，更有如何做人、从医、为师和治学，从思想、专业、心理、生活等方面给予住院医师指导和帮助，促进住院医师综合素质的全面提高。因此，导师管理是住培工作的重要提升措施。2013 年，宁大附院消化、影像等重点学科率先实行了住培导师制度的试点，取得了一定成效。在总结经验的基础上，2015 年开始，宁大附院全面推行住培导师制度。当然，实施过程中，住培导师制度仍存在一定的问题，导师责任心和指导能力还需要进一步加强。

目前，宁大附院积极探索“以兴趣为基础”的导师管理制度，主要根据学员的专业兴趣、爱好，并结合自己今后从事的专业及发展方向，双向选择，而不再是“一刀切”。这种新型导师管理制度，一方面能增强住培学员的学习自主性、参与性，激发学习兴趣和热情；另一方面，住培导师的指导也更具针对性和积极性，从而提高指导效率，进一步提升住培工作的质量。

### （四）用人单位与学校参与管理是重要措施

用人单位和学校层面上，需要重视用人单位的利益诉求，并充分发挥用人单位参与管理的作用。一是定期征求用人单位的意见和建议；二是向用人单位反馈住培学员的培训成绩及动态。其目的是让用人单位参与住培的管理，并分享成果，把用人单位纳入管理体系当中来，有利于多方形成合力，步调一致，使住培学员心怀感恩、激发工作热情，以实现情感管理。

### （五）“四位一体”管理模式初步成效

1. *培训规模不断扩大* 宁大附院自实施“四级联动、四位一体”管理模式以来，住培学员数量稳步上升，外单位学员比例明显增高。内科、外科基地等专业基地使用率达到 100%。目前，已结业的大部分学员逐步成为用人单位的业务骨干，其素质能力和工作水平得到了用人单位的认可和社会的良好反响。

2. 培训效果逐步显现　通过“四级联动、四位一体”管理模式的实施，宁大附院住培学员参加全国医师资格考试，首次通过率从 2015 年的 82%提高到 2017 年的 90%，高于全国和全省平均水平；住培学员参加综合结业考核，首次通过率从 2015 年的 75%提高到 2017 年的 100%。

3. 培训满意率逐步提升　2015～2017 年学员的满意度调查表明，住培学员对宁大附院住培工作的总体满意度分别为 87%、91%和 98.87%。

## 三、“四级联动、四位一体”管理模式的优点与存在的问题

1. “四级联动、四位一体”管理模式的优点　一是该模式坚持以住院医师为中心，紧紧围绕住院医师对培训条件、生活保障、心理需要、专业提升、情感归属等多元化需求，创造友好、和谐的培训环境和学习氛围，实现对其进行人文化、立体式、全方位的管理；二是该模式强调“四位”之间对住培目标的一致性和管理的连续性，在实践中通过充分发挥基地医院、专业基地、住培导师和用人单位各自的优势和作用，使其统一于培养合格住院医师的目标，实现住培管理全过程无缝隙连接；三是该模式取得了一定成效，通过实践，不但住培学员的能力和工作水平得到了用人单位的认可和良好的社会反响，而且医师资格考试通过率、住培结业考核通过率及培训满意率均逐年提高。

2. “四级联动、四位一体”管理模式存在的问题　一是住培工作是系统工程，涉及面较广，部分职能部门和部分管理人员对住培工作的思想认识有待进一步提高，专业胜任力需要加强。二是“四位”之间的责、权和职能边界划分不够细化，每个层面过多强调对学员的管理而缺乏各层级之间相互沟通协调机制，可能存在各层级活动开展时间和内容发生冲突以及缺乏信息互联互通等现象，使得学员忙于应对各种活动，影响住培实际效果；三是对用人单位和住培导师参与管理还未建立有效的激励评价机制，要完全调动其主动性和保持长期的工作热情还需进一步完善相关管理体制。

改进对策：第一，针对管理部门的思想认识和岗位胜任力不足，需要加强对外交流学习、人力资源整合，优化管理流程，进一步提升管理能力。第二，应对“四位”之间的责、权和职能进一步具体细化，实现分工科学、职责清晰、管理到位，运用信息化手段提高运行效率。第三，应完善“四位”之间的沟通协调和信息反馈机制，既要加强对学员的共同管理，又要及时互通有无，实现优势互补，提升培训效果。第四，应进一步探索科学有效的激励机制，实现对用人单位、导师的长期稳定管理。第五，应深化“四位一体”管理

模式的实施路径，运用现代管理方法，及时总结经验、持续改进不足，使该模式成为一种科学可行、规范有序、持续改进的长效管理机制。

总之，住培工作是一个长期而复杂的系统工程，在探索构建“四位一体”管理模式的过程中，宁大附院已经初见成效，具有一定的借鉴意义，但仍存在一些问题和不足，还需要进一步深入探索、实践和完善。

# 第三章 培训基地住培的实施

## 第一节 制度设计思考

### 一、培训基地住培实施过程存在的问题

宁大附院于2011年开始实施新模式住培，前3年处于摸索阶段，培训医院实际工作中存在较多问题，包括培训基地政策落实不够、基地缺乏顶层设计与经费保障、医院层面监管力度较弱、培训软硬件设施有待改善等。随着2014年国家层面的住培制度形成，住培有了国家标准，医院也逐步参照国家标准开展培训工作。然而，在实施过程中，基地制度与管理体系建设、教学基础条件、师资水平及培训质量等方面存在不少问题，与国家标准还存在一定距离。在实践中，我们对住培工作中出现的新问题进行积极反思和整改。具体问题如下。

1. 各专业基地之间实际招录名额不平衡　住培基地整体招录规模和各专业基地招录名额是由浙江省卫健委根据医院床位数和师资数进行核定与统筹分配的，宁大附院根据分配的指标进行招录。但在招录工作中，各专业基地之间实际招录名额差别较大。原因在于：一方面，医院各专科基地的师资力量、临床能力、教学水平及学科影响力存在较大差异，一些知名度高、师资力量强的专业基地超额完成招录指标，生源质量也比较好；另一方面，各专科需要培训的住院医师数量不同，如各家医院皮肤科每年新增住院医师数量就比较少，而内外科需求量大，每年新增住院医师数量相对较多，全科医学科等紧缺专业培训招录仍然困难，生源质量参差不齐。

2. 住培医师管理缺乏精细化内涵　在宁大附院实施新模式住培之初，由于培训基地、委派单位和培训对象对政策的认知不够，出现培训基地管理部门监管力度较弱、培训缺乏系统性、学员培训较为松散、轮转的随意性较大等问题。

（1）培训基地职能部门管理能力不足：一方面，管理人员不足。面对日益增加的培训学员和培训任务，各个基地职能部门应对不及时，配置的管理人员数量不够，导致对培训学员的管理较为粗放，只抓招录和结业考核环节，而对于最重要的培训过程，缺乏有效的监督和考核。另一方面，管理人员自身素质不高。有的基地住培管理人员由护士和其他专业的人员担任。这些人员本身对住培工作缺乏感性认识，更谈不上对住培工作进行精细化管理。

（2）住培医师劳动纪律松散：由于对住培工作认识和基地层面监管力度不够，导致学员组织性、纪律性较差，个别住培学员迟到早退现象普遍，甚至出现有事不请假的情况。其中，社会人缺乏委派单位的人事关系约束，管理难度大，这也是许多培训基地不愿意招录社会人的原因。

（3）住培医师轮转不规范：少数住培学员的轮转存在随意性。有的科主任以临床工作忙、暂时缺人为由，把住培学员临时抽走，打乱了培训计划。而少数基层委派单位出于各种原因，将住培学员临时召回医院工作，甚至存在占用住培学员休息时间，让其回本院值班的情况，导致住培学员正常的培训时间不能保证。

3. 专业基地层面尚未建立完整、规范的培训实施体系

（1）住培的国家标准与实施存在脱节：有的专业基地没有严格按照国家标准制定相应的培养方案或已有的制度落实不到位。培养方案包括住院医师培训标准、培训时间、培训内容、考核内容、考核方法等，在具体实施过程中，专业基地管理缺乏统一的顶层设计。

（2）专业基地教学活动还需进一步规范：少数专业基地对住培学员“重使用、轻培训”，平时让住培学员以“管床医生”的身份进行临床实践，而缺乏有计划的带教和教学活动的实施，带教缺乏针对性，教学查房和病例讨论往往和医疗查房、医疗疑难病例讨论混为一谈。培训中侧重临床技能、专业知识的培训，对沟通能力、团队协作、科研能力、人文素质和教学能力的培养重视不够。

（3）培训内容缺乏层次和针对性：临床上，同一个专业基地轮转的住培学员往往是多个层次的，既有不同专业的学员，也有相同专业不同年级的学员。有的基地以统一安排的“一刀切”模式进行培训，未进行分层，未根据学员的专业、年级、身份、学习能力、基础水平等制订个性化分层次培养方案。还有的基地培训学员数量少，加之层次不一致，客观上开展多层次教学比较困难。

4. 师资水平亟待提高　第一，思想上不够重视。一些带教老师对于医疗和科研方面非常重视，而对于住培学员的带教和指导意识薄弱，甚

至将学员当作劳动力使用，存在“只用不教”的现象。第二，带教能力不足。培训基地的师资在教学技巧、临床经验、外语水平、科研能力等方面参差不齐。甚至有的高年资医师自身的医疗行为也不规范，如部分医生过度依赖仪器设备的辅助检查而忽视体格检查，也必然潜移默化地影响到学员培训质量。第三，师资缺乏系统培训。师资的培训需要一系列规范化制度加以保障。当前各种层次的师资培训逐渐增多，但缺乏一套系统的理论体系和培训方案支撑。因此，急需建立住培师资规范化培训体系。第四，激励机制不到位。目前许多医院的绩效考核和职称晋升制度中对临床业务和科研成绩具有刚性的要求，权重较大。而在教学方面的要求比较模糊，缺乏操作性强的考核标准。因此，在“趋利”心理影响下，临床带教老师的教学积极性很难调动。上述这些问题给住培工作带来极大的挑战。

5. *考核体系不完善*　在住培实施之初，培训基地未建立系统的学员考核体系，信息化程度不高，对学员考核管理松散，尤其是日常考核难以有效开展。部分培训科室出科考核欠规范，考核内容不科学全面，管理不够严格，以致考试流于形式，并未真正体现培训学员的实际能力和水平。对于出科小结和评语也是敷衍了事，泛泛而谈。由于培训考核实施不力，培训“出口”把关不严，严重影响了培训的质量。

6. *专硕生并轨培养模式不完善*　我国自 1998 年开始试行临床专硕生教育，初衷是为社会培养临床医学高层次实践人才，近 20 年来，在没有住培制度的情况下，专硕模式在满足临床人才需求、改善医师队伍素质、提高医疗水平方面起到了积极作用。2014 年，国家启动住培制度建设，为了与前期的培训模式相衔接，采用了住培与专硕生培养并轨的模式作为过渡。2014 年国家卫生计生委等 6 部委联合发文，明确自 2015 年起，新招收的临床医学专硕生，其学历教育采取住培方式进行。这种专硕生并轨培养的模式为我国特有，并不与国际接轨，可能是我国医学教育改革中的权宜之计。随着住培制度的推进，并轨培养暴露的问题也逐渐显现。

（1）新招专硕生临床能力薄弱：在就业市场高学历指挥棒的影响下，大多数的临床医学专业本科学生选择考研。在专硕生培养与住培并轨政策推出以后，“四证合一”的专硕生成为考生追捧的对象。据统计，2015 年，70% 的临床医学专业本科毕业生选择了考研，其中绝大多数考生的第一志愿选择了专业学位。由于考研时间在本科生第五年的临床实习期，许多考研的学生放弃了前半段实习时间，严重削弱了临床医学专业本科毕业生临床能力。每年新招住培学员进入住培基地后，在首次基础临床知识和基本技能测试中很多专硕生不能达标。

（2）专硕生住培质量受到影响：住培学员临床轮转时间为 36 个月，而专硕生临床轮转时间为 33 个月，还需减掉 3 个月用于学位课程学习与准备论文答辩。随着临床培训时间缩短，培训计划明显受影响。在繁忙的住培期间，研究生还需要学习基本的科研技能，完成课题任务，导致住培质量受到影响。

(3) 对培训基地的同质化管理提出挑战：由于住培和临床医学研究生教育分属卫健委和教育部管理，两个部门出台的政策与制度衔接不够紧密，存在不一致性，如经费的划拨，研究生补助经费与中央划拨的住培补助经费不同，划拨到的部门亦不相同。专硕生与其他学员的培养目标、任务和计划也不完全相同。因此，要实现同质化管理具有一定的挑战。

(4) 导师指导研究生的理念与方式需要改变：未并轨之前，专硕生除了集中学位课程授课之外，多数时间在导师指导下进行临床训练和课题研究。并轨之后，研究生绝大多数时间按照二级学科要求在临床各科室轮转，在导师所在专科培训时间仅 2～4 个月。甚至有个别研究生导师与学生存在分离现象，即导师所属医院并不是培训基地，必须把研究生送到国家认定的住培基地去培训，导致导师与学生之间沟通交流不便利，一定程度上影响研究生的培养质量，也影响到此类导师今后的招生。在新的形势下，导师如何培养专硕生，显然需要积极探索和思考，调整以往的指导方式。

因此，如何按照临床研究型人才和临床实践型人才的不同培养目标及成才规律，在融合中实行分轨培养，是需要重点探索的方向之一。

通过认真梳理上述问题，自 2015 年起，在浙江省卫健委和宁波市卫健委监督指导之下，在以医院院长为核心的院领导支持下，宁大附院住培工作快速发展，并不断进行探索。4 年来，宁大附院逐步完成了基地层面的住培制度设计，并在实践过程中逐渐完善，住培工作取得了长足进步。

## 二、以岗位胜任能力为核心的培训实施制度设计

### (一) 建立以岗位胜任力为核心的培训目标

胜任力是美国哈佛大学心理学家麦克利兰博士于 20 世纪 50 年代提出的，是指绩效优秀者所具备的知识、技能、能力和特质。岗位胜任力是指在一个特定的组织中，促使员工能够胜任本岗位工作，并且在该岗位上阐述优秀工作绩效的知识、技术、能力和偏好等基本要素。2002 年，Epstein 和 Hunder 在《美国医学会杂志》撰文定义医师岗位胜任力概念："在日常医疗服务中熟练精准地运用交流沟通技能、学术知识、技术手段、临床思维、情感表达、价值取向和个人体会，以求所服务的个人和群体收益。"2010 年全球医学卫生人才教育专家委员会公布了《新世纪医学卫生人才培养：在相互依存

的世界里，为加强卫生系统而改革医学教育》的报告，报告认为：以“胜任力为基础”的医学教育模式是继“以系统为基础的医学课程设置”和“以问题为中心的教学方法”之后的第三波全球医学教育改革主流思路。把培养医学生的胜任力作为塑造医生未来职业素质的目标。在临床教学领域，就是以学员胜任临床岗位工作的各种能力为出发点，决定教育的目标、内容、形式、方法及评估方式。

1. *岗位胜任能力导向产生的背景*　ACGME 作为美国毕业后医学教育项目认证机构，负责对全美一万余个住院医师和专科医师培训项目的教育方案与评估体系开展认证与监督，并起到纲领性的作用。在成立时，毕业后医学教育环境面临两大压力：住院医师教育质量的变化和专科教育的逐渐形成。为了应对这样的压力，ACGME 采用的方法强调了计划结构，调整正规教学的数量与质量，推动服务与教育之间的平衡，促进住院医师的评估与反馈，并为其提供财务和福利的支持。ACGME 通过分析大量教育与医疗质量的研究数据后，依据公众对医疗服务的期望，于 1999 年，为医学专业设计了基于临床胜任力为最终培训目的的医学教育构架，并提出了六大临床核心胜任力标准。核心胜任力成果计划初期工作的重点在于定义住院医师在工作场所所需具备的胜任力，然后再形成核心胜任力架构，并将此架构引入各专科医师的训练中。沿用至今，此六大核心能力逐渐被用于评估和判断临床实践教学中的岗位胜任能力。

2. *胜任力导向医学教育的定义*　胜任力导向医学教育或基于胜任力的医学教育在相关文献中的定义为：运用结构化的核心胜任能力架构，以结果为导向来设计、实施与评量的医学教育模式。胜任力导向教育注重基于结果、能力展现、弹性时间、学习者为中心（图 3－1，表 3－1）。

传统的教育模式：

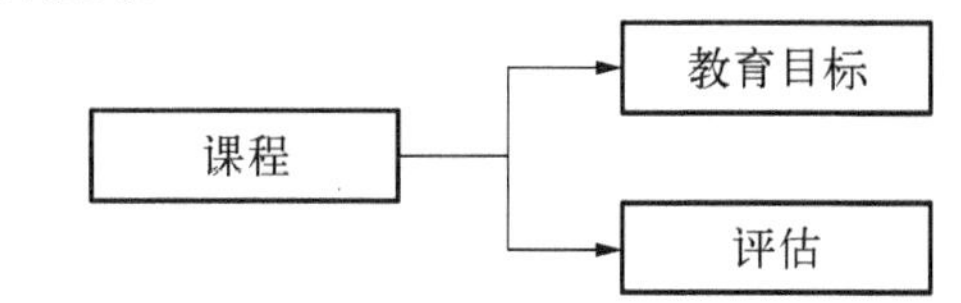


以胜任力为导向的教育模式：

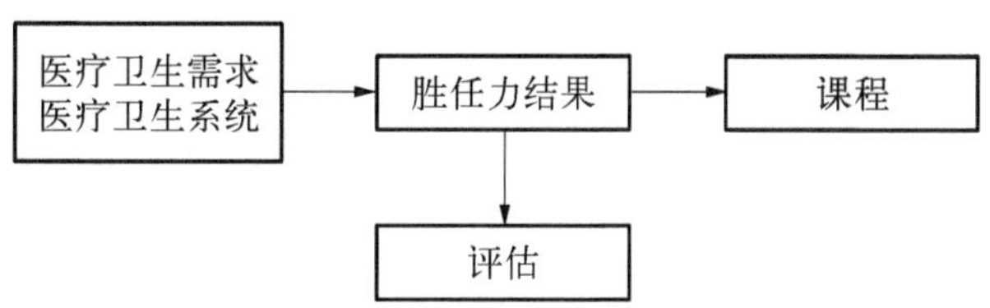


图 3－1　传统模式与胜任力导向的教育模式比较

表3-1 传统导向与以胜任力为导向的课程对比

| 项 目 | 传统导向 | 以胜任力为导向 |
| --- | --- | --- |
| 课程推动力 | 内 容 | 结 果 |
| 过程推动力 | 教 师 | 学 生 |
| 学习过程 | 等级制度 | 非等级制度 |
| 内容责任 | 教 师 | 教师及学生 |
| 教育目标 | 知识获得 | 知识应用 |
| 课程完成 | 固定时间 | 弹性时间 |

3. ACGME对“岗位胜任力”的六大核心能力的定义

(1) 医学知识(medical knowledge):医学知识对于临床医师而言是基础,同时还需关注知识的获取与应用,以及如何将这种知识传达给患者。最终,医学知识只有在与其他领域以及其能力相结合时才能实现优化的医疗照护。

(2) 患者照护(patient care):患者照护作为核心能力,是以患者为中心的医疗照护,其要求远超传统强调的病史采集、体格检查和管理患者的疾病等。最佳的患者照护,除了临床思维这种基础能力,还包括处理医师与患者及家庭关系的能力等。

(3) 人际关系及沟通技巧(interpersonal and communication skills):此核心能力往往通过执行具体任务的表现来观察和评估,例如,从获取患者的病史或病程记录中来体现。其本质是以关系为基础,以过程为导向,并且用沟通对他人的影响来定义。

(4) 专业素养(professionalism):专业素养是临床医师对自身、患者和医疗机构、社区所投入与承诺的核心。专业素养除了职业行为之外,还强调专业化、人文主义和文化能力。这是临床医师在整个职业生涯中需要花费较多的时间和精力发展并维护的行为准则。

(5) 以实践为基础的学习与提高(practice-based learning and improvement):对于此核心能力起到推动作用的包括内在动机、追求成长与卓越的渴望及自我判断。

(6) 以系统为基础的实践(system-based practice):系统是指医疗专业人员从事医疗行为的基础,涵盖了照护患者时的人员、地点、资源和环境配置。重点在于理解复杂的医疗体系以帮助患者带来益处,引导其参与持续的改进。

ACGME定义的岗位胜任力,在全球得到最广泛的认可。目前,我国的住培体系中也吸收借鉴了该项指标。

4. 加拿大住院医师培训的胜任力框架　加拿大作为联邦制国家，其医学教育由大学提供，政府出资，第三方机构进行监管。加拿大皇家内科和外科医师学会（Rayal College of Rhysicians and Surgeons of Canada，RCPSC）作为第三方监管机构，负责能力和胜任力导向框架（Canada Medical Education Direction System，CanMEDS）设计、住院医师专业培训基地认证、培训资格审查、执业资格考试等。CanMEDS 医师能力框架的核心是全面定义医学教育和医疗实践所需的各项能力，已成为加拿大提高医学教育水平、改善医疗服务质量的纲领性标准，也为世界其他国家和地区医师能力标准的设定提供参考。

RCPSC 将 CanMEDS 设计为多层面的能力框架，并将这些能力分为七大类，最终演化为 CanMEDS 所表述的医师的七种角色，即医疗专家（Medical Expert）、交流者（Communicator）、合作者（Collaborator）、领导者（Leader）、健康倡导者（Health Advocate）、学者（Scholar）和专业人士（Professional）。其中，医疗专家是核心角色，其他六种角色起到辅助作用。基于 CanMEDS 的胜任力框架为住院医师培训项目制定了统一的培训内容和考核目标，并强调全面的能力培养。七种角色的内涵解释如下。

（1）医疗专家：要整合所有的 CanMEDS 能力，将医学知识、临床技能、专业态度应用于以患者为中心的照护中，是 CanMEDS 框架的中心。医疗专家须具备的关键能力包括：临床判断、诊断和治疗的能力；患者评估能力；掌握临床操作技能；具备核心医学知识；对患者进行会诊及人文关怀；同时还应长期保持胜任力。

（2）交流者：须擅长处理医患关系和其在诊疗活动的变化。应具备的关键能力为：与患者及其家庭建立具有亲和力、信任感和符合伦理的诊疗关系；能准确引述并总结患者及家属、同事和其他专业人士的相关信息及看法；对患者和家属、同事和其他专业人士准确传达相关信息及其解释；使患者等都能理解问题、计划，共同制定医疗方案。

（3）合作者：需要掌握有效地与他人协作的技巧与能力，以提供更好的医疗服务。须具备的关键能力为：能有效、恰当地参与跨专业医疗团队；有效地与其他专业人士合作，以避免、商谈和解决专业间的冲突。

（4）领导者：要学习组织管理医疗活动，进行资源分配。须具备关键能力包括：参加能增加该专业工作有效性的活动，包括使用设备、院前系统、危机管理、医疗活动的结构和体系；能说明该专业负责医师在医疗、教学和管理中的责任；能有效进行专业实践和职业生涯；能制定优先计划，有效利用时间和资源以达成目标；在可能的时候，能胜任管理和领导角色。

(5) 健康倡导者：要求尽责运用其专业技能和影响力，促进患者个体、社区的健康与幸福。须具备的能力包括对患者的健康需求和问题做出呼应，并将其视为照顾患者的一部分；对自己所负责社区的健康需求做出反应；识别所负责人群的健康决定因素；促进个体、社区和人群的健康。

(6) 学者：要终身致力于思考性学习，以及医学知识创新、传播和转化。关键能力包括通过持续学习保持和提高专业能力；批判性地评价信息及其来源，并将其合理地用于临床实践；合理地帮助患者、亲属、学生、住院医师和其他医务人员、公众学习者；对新的医学知识和实践进行发展、传播和解读。

(7) 专业人士：要遵循职业相关法规，从事符合伦理要求的医疗实践，为社会健康服务。其行为须符合伦理学行为和职业规则。

RCPSC 于 1996 年起将 CanMEDS 作为加拿大毕业后医学教育的基础，经历了定位、开发、运用、更新和升级等过程，形成目前 2005 年版的最新框架，现已形成较为成熟的、以岗位胜任力为导向的住院医师培训体系。

5. 我国住培的目标　　我国颁布的《住院医师规范化培训内容与标准(试行)》分为总则和细则，总则界定了培训对象、培训年限、培训目标、培训方式和培训内容等。该标准中，明确了培训目标，包括职业道德、专业能力、人际沟通能力与团队合作能力，教学与科研能力。上述目标要求基本涵盖了 ACGME 的六大核心能力。

2015 年起，北京协和医院联合国内 8 家顶尖教学医院组成“中国住院医师培训精英教学医院联盟”。在国家卫健委专门立项支持下，联盟单位通力合作，综述世界各国核心胜任力，对比联盟单位成员医院住院医师核心胜任力要求，反复研讨、论证，共同制定了国内首个住院医师核心胜任力框架共识。核心胜任力框架包括：职业素养(包括职业道德、敬业精神、人文素养和系统改进能力)、知识技能(包括理论知识、临床技能和临床思维能力)、患者照护(临床决策、患者管理和患者教育)、沟通合作(医患沟通、团队合作、领导能力和管理能力)、教学能力(临床带教、医学科普和跨专业教育)、终生学习(自我提高、循证医学、审辨性思维和学术研究)六大方面。此核心胜任力框架填补了国内医学教育中住院医师胜任力要求尚不明确的空白，极大推动全国住院医师培养的同质化进程。

6. 宁大附院的住培学员培养目标　　结合国内外住院医师培养要求，宁大附院确立了基于“岗位胜任力”的六大核心能力，分别是：① 职业道德，包括专业素养、医德医风、敬业精神和人文素养；② 专业知识，包括理论知识、临床技能和临床思维能力；③ 患者照护，包括临床决策、患者管理、患者教育和人文关怀；④ 沟通合作，包括医患沟通、团队合作和管理能力；⑤ 教学能力,包括临床带教和医学科普;⑥ 学习能力,包括以实践为基础的学习与提高,知识的融会贯通与应用,外语能力及进行科学研究的能力。六大核心能力从基础到高阶,从现在到未来,逐层递进,明确了住培学员培养的目标与方向。

把岗位胜任力纳入住培中,缩小培训基地与学员委派单位所需要医学人才要求的差距,以期培养出的学员能够达到人职匹配,实现专业与工作岗位的零距离对接。

根据培养目标,并密切结合前述的住培实施中存在的问题,宁大附院制定《宁波大学医学院附属医院住培实施办法》(以下简称《实施办法》)。《实施办法》阐明了住培总则、宁大附院实施住培的组织管理、基地管理和学员管理,更详细规定了培训实施内容,包括培训目标、培训内容、培训方式、培训期间考勤与请假,以及培训考核、培训中的人事管理与保障措施,目前宁大附院开展住培以及整个培训体系建设的依据,为宁大附院实施住培工作提供了制度保障。

### (二)培训实施制度设计

1. *学员招录方案设计* 2015 年,国家卫生计生委发布《住院医师规范化培训招收实施办法》(国卫办科教发〔2015〕49 号),指出:培训招收工作以需求为导向,推动区域协同,兼顾专业均衡,遵循公开公平、双向选择、择优录取的原则。文件对招收工作管理进行明确规定。为落实国家政策,使住培招录工作规范进行,宁大附院在《实施办法》中对招录方案进行了规定。具体招录方案如下。

(1) 招录原则:上海市住培“行业内社会人”模式已经取得了良好成效,但目前尚未在全国范围内推行,宁大附院在“上海模式”的基础上遵循“专硕生免试,派出单位推荐,社会人自荐”的模式进行招录。学员招录按照“双向选择,统筹分配”的原则进行。严格按照省卫计委核定的培训基地招生方案实施,除紧缺专业外一般不超规模招收。招收以应届毕业生为重点,向县及县以下基层医疗机构倾斜;同时加大紧缺专业招收培养力度,对于对口支援单位、贫困地区的培训对象,同等条件下优先招收。招录过程中积极向儿科、急诊科、妇产科、全科等紧缺专业倾斜,对于这些专业的报名者,在一定程度上适当放宽录取条件,优先录取。对于社会人的招收,则须通过统一的招录考试和面试。

(2) 千方百计扩大招录规模:浙江省卫健委科教处 2018 年浙江省住培白皮书中的全省国家基地专业规模使用情况数据提示,全省国家基地各专业基地规模使用率为 66%,使用率较高的是急诊科、眼科、口腔科和内科,使用率较低的是放射肿瘤科、医学检验科、核医学科和骨科,存在基地及专业规模使用不平衡现象。宁大附院培训基地存在同样的问题。因此,在医院科教部开展常规招录工作的基础上,还需院领导挂帅,人事、医务、信息等相关职能部门协作推进。医院甚至采取一定的激励措施,调动各方积极性,鼓励各专业基地主动出击,通过委派单位走访、医联体对接、社会人补充、取消往届生招录限制等方式以吸收更多优质住培医师。

(3) 严把招录考核关,适当扩大社会人招录比例:对于培训基地而言,社会人是把双刃剑,一方面,社会人是各种原因未能就业的毕业生,部分学习成绩差、临床经验缺乏,招录这些毕业生后,培训质量难以保证。另一方面,有的社会人存在较强烈的危机感,渴望通过培训,找到理想工作,学习内在动力强烈。因此,对于社会人招录,重点要加强考核工作,严把准入关,确保生源质量。

2. 学员管理体系设计

(1) 加强学员管理队伍建设,提升服务意识。做好学员管理,必须有一支高素质的住培学员管理队伍。首先,管理队伍由专门的职能部门负责。在宁大附院则由科教部下属的住培办负责。其次,选拔热心住培工作、具有较强服务意识的年轻干事作为专职学员管理老师。为提升管理人员的素质与管理理念,宁大附院定期组织业务培训,并派出人员参加相关的学习和交流,促进他们尽快熟悉住培工作,了解学员工作特点,及时改进工作方式和方法,更好地开展工作。

(2) 改进学员管理方法,鼓励并规范学员自我管理。参加住培的学员多数是刚从学校毕业的年轻人。他们精力旺盛,富有个性,维权意识强,兴趣爱好广泛,这给学员管理工作带来了巨大挑战。因此,学员管理工作要因势利导,从学员的需求出发,尊重学员个性,维护学员正当权益。学员管理工作改变传统"家长式"模式,给予学员充分的自主权,挑选各方面素质较高的学员参与到管理工作中,变被动管理为主动管理。通过进行自我管理、自我教育与自我服务,实现自我管理目的,并显著增强了他们的归属感。

(3) 完善考勤制度,加强劳动纪律管理。住培学员其本质上也是在医院工作的住院医师,通过完成大量的医疗一线工作而实现培训目标。有的专业基地劳动纪律抓得不严,缺乏信息化考勤手段,导致住培医师工作懒散,学风松散。宁大附院借助电子考勤、手机考勤等现代化信息技术手段,维护劳动纪律,有效保证学员规范轮转,进而推动培训基地形成良好的培训环境与学习风气。通过现代化考勤手段加强劳动纪律管理,保障了日常培训工作有序开展和基地管理制度有效落实。为此,宁大附院出台了《宁波大学医学院附属医院住院医师规范化培训学员考勤管理办法》,对学员考勤制度做了明确规定,并将学员绩效奖金与出勤情况相挂钩,进一步起到激励与监督效果。制定了《宁波大学医学院附属医院住院医师规范化培训轮转管理条例》，促使学员自觉遵守轮转计划。

（4）重视思想文化建设，提升学员的凝聚力。文化是一种软实力，在当今医疗环境下，对年轻医师的成长与发展有着重要的作用。文化具有价值观导向作用、人心凝聚作用，内在激励作用、约束作用和协调作用。所谓导向作用，即潜移默化地引导住培学员的价值观；人心凝聚作用可以促使住培学员有更强的归属感、责任感、使命感和自豪感；内在激励作用可调动住培学员内驱动力，营造积极向上的工作学习氛围；约束作用是以柔性管理辅助刚性管理；协调作用有利于创建和谐的工作关系，有利于各部门、各学员之间的沟通交流。人文教育从学员入院教育就开始融入，培训期间通过层次丰富的文化娱乐活动，多视角文化课程、团队活动、竞赛评优等进行文化建设。

（5）纵向组织管理，下移管理权限。学员管理不仅是住培办的工作，也是专业基地和培训科室的职责。因此，宁大附院将专业基地和培训科室纳入学员管理体系中，建立“培训基地—住培办—专业基地—住培学员”的纵向管理体系，其中住培办学员管理干事、专业基地教学秘书、培训科室教学秘书各司其职，密切配合，保证学员在宁大附院培训期间各阶段轮转到各个科室，实现无缝隙组织管理，增加学员归属感。

3. *多层次学员考核体系设计*　详见第五章。

4. *师资队伍建设与管理制度设计*　详见第四章。

5. *基地规范化培训实施体系设计*　北美和欧洲等地方的发达国家实施上百年的住院医师培训制度证明，要培养同质化，适应“健康中国”建设需求的医疗人才，需要建立完整的规范化培训体系，对培训标准、培训时间、培训方式、培训内容等进行明确规定。国家已出台《住院医师规范化培训内容与标准（试行）》，而此前，浙江省已出台《浙江省住院医师规范化培训细则》，经过 5 年的实施，于 2017 年进行了修订。

宁大附院目前根据国家和省的标准，结合医院实际，制定了一套实用、操作性强的培养方案，具体包括如下内容。

（1）明确培训目标：宁大附院结合国际标准和国家要求，明确住培学员的培养目标为以岗位胜任力为核心的六大能力培养，包括职业道德、专业知识、患者照护、沟通合作、教学能力和学习能力（详见本章第一节）。

（2）明确培训时间：本科毕业生和科学学位硕士毕业生参加住培时间为 3 年；专硕生培训时间为 33 个月；医学专业学位硕士毕业生培训时间经专业基地认定后可缩减为 2 年；科学学位博士毕业生经认定后培训时间为 2 年或 3 年，医学专业学位博士毕业生培训年限经专业基地认定后缩短至 1 年；大专学历医学专科毕业生参加助理全科培训，培训时间为 2 年。根据上述要求,对招录进的学员制定不同的轮转方案,实施分层培养。

(3) 建立科学规范的培训模式：培训方式以临床实践能力培训为重点,主要采取相关临床科室轮转的方式,对住院医师进行带教和指导。公共课程和专业理论学习以自学为主,集中授课为辅。现行的带教与轮转模式以平面轮转为主,学员在不同科室轮转的时间相差不多,且各专业差别不大,这样的轮转方式对于三年逐步提高临床能力的效果并不明显。在坚持现行培训内容与标准、利于质量提升的前提下,宁大附院参考北京协和医院、北京大学第一医院、温州医科大学附属第二医院和浙江大学附属第一医院等国内住培示范基地开展的培训模式,积极开展以“分层递进、螺旋上升”为方向的培训模式探索,依据教育学原则和医学人才培养规律,将轮转计划、教学内容、教学方法和医疗权限等,按由易到难、由浅入深的顺序进行轮转安排,逐步深化提高学员的临床能力。

(4) 同质化、规范化实施培训内容：由于在宁大附院培训的学员有来自不同等级医院和社区的单位学员,也有在校研究生和社会人;学员的学历有三年制、五年制和七年制等不同学制;学员毕业的院校有985、211高校,也有普通院校和大专院校,不同的学员所具有的临床基础是不同的。如何将这些不同基础的学员培养成具有同质化水准、满足临床岗位要求的合格的住院医师“成品”,需要同质化和规范化实施培训内容,对今后基层医疗医院水平的普遍提高也具有深远意义。宁大附院培训内容包括医德医风、政策法规、临床实践能力、专业理论知识、循证医学、医学伦理、人际沟通交流等,重点提高临床规范诊疗能力,适当兼顾临床教学和科研素养。各专业基地结合本专业具体情况,制订科学、严谨的培训方案,严格规范实施培训,强化全过程监管及培训效果激励,确保培训质量。对各类教学活动如教学查房、病例讨论、小讲课、技能操作建立教学规范,保证医学人才的同质化培养。各专业基地组织带教教师集体备课,通过统一授课内容与教案,建立统一的教学病例库与教学模型,对技能操作建立标准操作流程,保证教学同质化。

6. *专硕生并轨培养体系设计*　作为一种新的培养模式,对培训基地而言,专硕生与其他住培学员不同之处在于,参加住培的专硕生既是在培训基地内的住院医师,又是高等医学院校的学生,由医院和学校共同管理,如何更好地培养具有临床实践与科研思维能力的临床医师,需要解决学生培养与临床培训有机衔接的核心问题,包括研究生入学与住培学员入基地相结合、研究生培养与住培学员培训相结合、学位授予标准与住培结业合格相结合。宁大附院对此进行了大胆的探索与尝试。

(1) 创新专硕生管理体系：在省内率先开展并轨专硕生同质化管理的模式。将专硕生完全纳入医院的住院医师培养体系,以岗位胜任力为核心,分层次同质化培养。为保证同质化管理，将住培学员纳入基地内住培学员绩效考核，根据考核、出勤、学习情况，核算和发放绩效奖金、伙食补贴和夜餐补贴，给予同质化待遇，极大提高专硕生参加培训实践的积极性与主动性。

（2）完善专硕生课程体系：由于专硕生的培养学制不变，临床培养的要求大大提高，势必影响到学位课程的学习和科研的时间。为此，宁大附院除在宁大医学院对专硕生安排集中授课之外，还开设了以“学术讲坛”为平台的专硕生在院培训课程，形成了以“名师讲坛”“人文讲坛”“读书报告会”和“研究生论坛”为特色的培训课程，作为学位课程的补充。同时探索网络授课的方式，以弥补传统课堂教学的不足。

（3）构建研究生导师培养和管理体系：首先，促使导师了解住培政策，转变理念和指导方式。通过经验交流、专题会议等向导师传达国家政策，使导师了解现行的学生培养方式，改变以往的传统思想。其次，通过积极开展师资培训，按照一线师资、骨干师资和导师分层次进行师资培训，使本院导师的素质跟上时代发展及政策变化。

（4）加强教学质控评估体系：教学质控评估体系建设是保证教学质量的重要环节，也是提升专硕生培养质量的保证。宁大附院的教学督导委员会中，专门设立了专硕生督导组，由博士生和硕士生导师组成。在督导中发现问题，并对问题进行反馈，然后通过专业基地整改，以持续改进教学质量，从而保证研究生培养质量。

## 第二节　学员招录探索实例

宁大附院住培学员招录工作于每年 5~6 月启动。每年 6 月，浙江省卫生健康委根据培训基地上一年度师资情况、床位数、目前在培学员数量、学员待遇等情况综合评估确定基地当年的计划招录人数。医院根据当年省卫生计生委核定的宁大附院招录规模，确定招收计划，制定招收简章，并向社会公布招生信息。具体招录流程如下。

### 一、摸底调查和情况分析

在招录工作启动时，对往年宁大附院招录的学员情况进行分析，包括各个专业基地录取人数，本单位和外单位学员比例，单位人、社会人和专硕生人数，各专业基地剩余可招录规模，学员委派单位来源、分布等数据和信息。同时了解大市范围内各县市区医院新职工录取情况。

在了解情况之后，根据国家和浙江省的住培招录要求，于 6 月底 7 月初发布当年招生简章，招生简章中对招录对象、要求、培训专业、学员待遇、报名要求、招录程序等进行说明。对于社会人招录设计报名表，按要求进行预招录工作。

**附 3－1：宁大附院住培 2018 年招生简章**

## 宁波大学医学院附属医院住院医师规范化培训 2018 年招生简章

宁波大学医学院附属医院，是一所集医疗、教学、科研及预防保健为一体的三级甲等综合医院；是宁波大学医学院唯一一家直属附属医院；是国家级住院医师规范化培训基地，有 15 个专业基地，是本市培训专业设置最多的基地之一。

根据国家和浙江省卫生计生委有关住院医师规范化培训招录政策，宁波大学医学院附属医院面向社会招收 2018 级住院医师规范化培训学员。

一、招收对象

1. 符合临床、口腔类别资格考试报考条件规定专业范围的应、往届本科及以上学历医学毕业生（“5+3”模式）；

2. 临床医学大专学历毕业生（参加助理全科医师规范化培训，“3+2”模式）；

3. 通过 2018 年全国硕士研究生招生考试，已被浙江省医学高等院校招录的临床、口腔医学硕士专业学位的全日制研究生；

4. 其他已从事临床医疗工作并取得《医师资格证书》需要参加培训的人员。

二、招收专业

2018 年招收专业：内科、外科、妇产科、儿科、急诊科、神经内科、皮肤科、耳鼻咽喉科、康复医学科、麻醉科、放射科、超声医学科、医学检验科、口腔科、全科医学科、助理全科。

（注：请严格按照上述专业名称在报名表上报名）

三、招录流程

1. 报名时间：即日起至 2018 年 7 月 20 日。

2. 报名网址：http://www.ndfsyy.com。进入宁波大学医学院附属医院官方网站，点击“新闻中心”—“通知公告”栏“宁波大学医学院附属医院住院医师规范化培训 2018 年招生简章”，下载报名表格，填写后电子版请发到指定邮箱：ndfyzp@163.com，邮件主题请按照：“住院医师规范化培训报名+姓名+毕业院校+报名专业”格式填写。

3. 资格条件初审：通过资格条件初审人员科教部将于 7 月 23 日电话通知考试方式、时间与地点，请报名人员保持手机畅通。

4. 考试时需携带资料：纸质报名表，毕业生就业推荐表，各学历学位证书原件及复印件，英语等级证书原件及复印件，科研业绩相关材料。

5. 考试：采取笔试+面试的方式进行。考试内容：临床医学知识综合和个人综合素质。具体以电话通知为准。

6. 预录取：根据考试成绩和招录专业确定预招录人员。短信通知预录取结果，并将结果公示。

7. 登录"浙江省住院医师规范化培训信息管理系统（http://www.zjgme.org.cn/）"，在"西医学员注册"栏注册，经注册获取用户名和密码，注册后在"学员招录"栏登录系统，进行志愿填报。填报后医院对学员进行浙江省住院医师规范化培训系统内正式录取。

四、培训年限

1. 本科生和科学学位硕士毕业生培训时间 3 年。

2. 大专毕业的助理全科学员培训时间 2 年。专业学位硕士毕业生和科学学位博士毕业生培训时间至少 2 年。

3. 专业学位博士毕业生培训时间至少 1 年。

五、人事管理及待遇

（一）人事管理

1. 社会化学员：学员个人与宁波大学医学院附属医院签订培训协议，每月按时发放绩效奖金、补贴和中央规培补贴；人事关系及档案委托中联公司代管，按照本院合同制人员标准发放人事工资，并缴纳基本社会保险。

2. 单位委托培养人员：学员个人、派出单位与宁波大学医学院附属医院签订培训协议，由委托培养单位管理人事档案、发放基本工资及购买基本社会保险。

3. 临床医学专业学位硕士研究生：学员个人、医学院与宁波大学医学院附属医院签订培训协议，由学校管理学生档案，发放研究生奖学金及提供住宿。

（二）待遇标准

1. 宁波大学医学院附属医院向在培学员提供绩效奖金、各类补贴及一定的福利待遇，具体如下：

| 年级 | 人　　员 | 绩效奖金和补贴（执医注册前） | 绩效奖金和补贴（执医注册后） | 基本工资与保险 |
|---|---|---|---|---|
| 第一年 | 单位委派学员 | 3 317 | 3 517 | / |
| | 社会化学员 | 3 317 | 3 517 | 与本院合同制人员相同 |
| | 并轨培养研究生 | 1 150 | 1 350 | / |
| 第二年 | 单位委派学员 | 3 477 | 3 717 | / |
| | 社会化学员 | 3 477 | 3 717 | 与本院合同制人员相同 |
| | 并轨培养研究生 | 1 310 | 1 550 | / |
| 第三年 | 单位委派学员 | 3 717 | 4 017 | / |
| | 社会化学员 | 3 717 | 4 017 | 与本院合同制人员相同 |
| | 并轨培养研究生 | 1 550 | 1 850 | / |

注：上述待遇发放标准为宁波大学医学院附属医院发放的实际到手收入(未包括基本工资)，已包括国家规培补助、绩效奖金、伙食补贴和住宿补贴。住宿补贴原则上对用人单位地址在老三区外的学员提供。研究生无国家规培补助，住宿由学校提供，学校给予的生活补助不计在内。

2. 基地另外向在培学员提供每年度健康体检一次，提供夜班补贴，在年度和结业评优中优秀人员将获得 1 000 ~ 5 000 元不等的奖金。

3. 培训期间发表论文或课题立项且第一署名单位为宁波大学医学院附属医院的将获得与本院职工同等的科教奖励。

4. 完成规范化培训并考核合格者，颁发由国家卫计委统一印制的《住院医师规范化培训合格证书》。

六、联系方式(略)

宁波大学医学院附属医院

2018 年 7 月

## 二、整合力量

学员的招录工作由科教部牵头，医院多个职能部门协同开展。整合各方力量，包括人事科、基层指导科、医务科、办公室等部门，共同推动住培招录工作顺利开展。招录工作启动时，宁大附院在科教部牵头下开展职能部门协调会，根据之前摸底分析汇总的信息，整体部署本年度招录计划、专业基地招录人数、招录工作重点、招录工作开展方式和重点走访单位。宁大附院是市级三甲医院，住培学员主要来源于宁波市大市范围内县市区三级或二级医院、社区卫生服务中心，医院的基层指导科主要对负责片区内的下级医院或社区医院进行对接指导，通过基层指导科的沟通衔接，对其所负责片区内基层医院进行住培政策的宣教，协助基层医院或社区将新录取职工中临床医学应届毕业生送至宁大附院进行住院医师培训。宁大附院按照合同制人员的方式招收社会人，社会人和本单位学员招录涉及人事关系调整与第三方委托协议，因而需要人事科协助完成。同时，为了解决专业基地之间招录不平衡的问题，更好地完成学员招录，医院对招录工作进行资金配套，按照招录的人数进行补贴，根据专业基地招录人数以及招录人数在额定规模中的占比，对专业基地进行补贴，招录人数越多、规模使用率越高的专业基地奖励越多，以刺激专业基地层面招录工作的开展。医院通过上述方式，按照招录计划将任务分派至各个专业基地，促进专业基地招生工作的开展，在专业基地参与下，共同完成招录工作。

## 三、重点走访和多方宣传

一方面，结合招录工作启动时摸底获取的综合数据信息，确定重点走访片区，包括既往选送较多学员到宁大附院培训的单位、地理位置较为接近的区域、在快速发展中的需要送出较多学员进行培训的医院和宁大附院的医联体单位。另一方面，通过加强与医联体单位、协同单位的走访联络，拉动生源，促进招生。通过医院与协同单位之间的交流与合作，做好学员的共同培养工作。同时，通过各个渠道开展招生宣传，官网发布招生简章、开设微信公众号推送招生信息、向各个单位投递招生信件等，将招生信息对接医学院校发布，发动专业基地进行宣传和自媒体推送，联系学校定向发布，赴下级医院进行招生宣讲。此外，还进行多层次的校内宣讲，对在我院实习的学生进行招生宣传，对报考宁大医学院专硕生但未通过面试的人员进行重点宣传，欢迎他们报考我院住培。去年，科教部自编自演自导了培训基地宣传短片，由在培学员和本院医护人员本色出演，受到广泛好评，也一定程度上扩大了基地的影响。

## 四、社会人招录

随着国家住培工作的进一步推动，绝大多数用人单位将取得住培合格证书作为晋升主治的必备条件，许多用人单位在招聘的时候提出了取得住培合格证书的要求，由此涌现一批参加培训意愿强烈的社会人，做好这部分人员的招录工作，能够较好地缓解部分专业基地使用率不足的问题。

培训基地当年招生简章公布之后，会陆续收到意向报考宁大附院住培的社会人的报名表(表3－2)。住培办工作人员根据学员报名表填写的信息进行资格审核与初筛,然后安排招录考试。

**表3－2　宁大附院2018年住培报名表**

<table>
<tr><td>姓　　名</td><td></td><td>性　　别</td><td></td><td>政治面貌</td><td></td><td rowspan="4">贴两寸彩照</td></tr>
<tr><td>出生年月</td><td></td><td>年　　龄</td><td></td><td>婚姻状况</td><td></td></tr>
<tr><td>民　　族</td><td></td><td>籍　　贯</td><td></td><td>健康状况</td><td></td></tr>
<tr><td>有何特长</td><td></td><td>体　　重</td><td></td><td>身　　高</td><td></td></tr>
<tr><td>本科毕业院校</td><td></td><td>本科毕业专业</td><td></td><td colspan="2">毕业时间</td><td></td></tr>
<tr><td>最高学历毕业学校</td><td></td><td>最高学历毕业专业</td><td></td><td colspan="2">最高学历毕业时间</td><td></td></tr>
<tr><td>英语水平</td><td></td><td>学位(科学/专业)</td><td></td><td colspan="2">有无医师执照</td><td></td></tr>
<tr><td>身份证号</td><td colspan="3"></td><td colspan="2">是否应届生</td><td></td></tr>
<tr><td colspan="7">培训专业志愿　　　　第一:　　　　　　　　第二:</td></tr>
<tr><td colspan="7">家庭住址:　　　　　　　　　　　　家庭电话　　　　　　邮编</td></tr>
<tr><td colspan="2">本人联系方式</td><td>手机</td><td colspan="2"></td><td>E-mail</td><td></td></tr>
<tr><td colspan="2">联系人联系方式</td><td>姓名、关系</td><td colspan="2"></td><td>电话</td><td></td></tr>
<tr><td colspan="7">个　人　履　历</td></tr>
<tr><td rowspan="5">学习经历</td><td>起止年月</td><td colspan="2">学　　校</td><td>学历学位</td><td colspan="2">专　　业</td></tr>
<tr><td></td><td colspan="2"></td><td></td><td colspan="2"></td></tr>
<tr><td></td><td colspan="2"></td><td></td><td colspan="2"></td></tr>
<tr><td></td><td colspan="2"></td><td></td><td colspan="2"></td></tr>
<tr><td></td><td colspan="2"></td><td></td><td colspan="2"></td></tr>
<tr><td rowspan="4">实习及工作经历</td><td>起止年月</td><td colspan="2">实习/工作单位</td><td>实习/工作</td><td colspan="2">岗　　位</td></tr>
<tr><td></td><td colspan="2"></td><td></td><td colspan="2"></td></tr>
<tr><td></td><td colspan="2"></td><td></td><td colspan="2"></td></tr>
<tr><td></td><td colspan="2"></td><td></td><td colspan="2"></td></tr>
<tr><td colspan="2">其他需要说明的问题(如科研论文等)</td><td colspan="5"></td></tr>
</table>

1. *考试通知*　对符合条件的人员电话和短信通知招录考试的时间与地点，告知其考试时需要携带的材料。同时组建招录 QQ 群，公布招生信息并实时解答参加考试人员的问题。

2. *考试安排*

（1）笔试：根据报名人员的专业，分专业进行笔试，笔试专业包括临床医学、医学影像学、口腔医学和麻醉学，以本科知识为主，进行机考，笔试成绩按照 50%计入总分。

（2）面试：面试分专业基地面试和院部面试两个环节，两部分面试成绩各按照 25%计入总分。专业基地面试由专业基地负责人和教学主任负责组织进行，面试后，专业基地将面试人员的总体印象与住培办沟通。专业基地面试完后，由分管领导、住培办和人事科组成的院部面试专家团对报名人员进行面试，获得考生总体印象。

（3）分数统计：根据专业基地和院部面试对考生的总体评价（表 3－3，表 3－4），结合学员笔试成绩，对考生的三项分数进行合计，按分数高低择优确定预招录人员与招录专业。

**表 3－3　宁大附院 2018 年住培社会人招生面试评价表（专业基地部分）**

| 姓　名 | | 年　龄 | |
|---|---|---|---|
| 报名专业 | | 学　历 | |
| 所学专业 | | 是否应届 | |
| 评价指标 | | 分　值 | 得　分 |
| 个人修养（5 分） | 道德品质 | 2 | |
| | 是否守时 | 1 | |
| | 礼貌礼节 | 1 | |
| | 仪容仪表 | 1 | |
| 规培意愿（2 分） | 对住院医师规范化培训是否了解 | 1 | |
| | 来宁波大学医学院附属医院培训意愿是否强烈 | 1 | |
| 综合素质（5 分） | 责任心 | 1 | |
| | 应变能力 | 1 | |
| | 思维能力、条理性 | 1 | |

续表

| 综合素质(5 分) | 沟通表达能力 | 1 | |
|---|---|---|---|
| | 自信心 | 1 | |
| 专业知识与技能(13 分) | 专业背景 | 3 | |
| | 相关实习与工作经验 | 3 | |
| | 专业知识提问 | 7 | |
| | 总分 | 25 | |
| 是否同意录取该生 | | 是/否 | |

评估专家：　　　　　　　　　　　　评估日期：

**表 3－4　宁大附院 2018 年住培社会人招生面试评价表(医院部分)**

| 姓　　名 | | 年　　龄 | |
|---|---|---|---|
| 报名专业 1 | | 报名专业 2 | |
| 是否接受调剂 | 是 / 否 | 学　　历 | |
| 所学专业 | | 是否应届 | |
| 评价指标 | | 分　　值 | 得　　分 |
| 个人修养(8 分) | 道德品质 | 2 | |
| | 是否守时 | 2 | |
| | 礼貌礼节 | 2 | |
| | 仪容仪表 | 2 | |
| 培训意愿(2 分) | 对住院医师规范化培训是否了解 | 1 | |
| | 来宁波大学医学院附属医院培训的意愿是否诚恳 | 1 | |
| 综合素质(10 分) | 责任心 | 2 | |
| | 应变能力 | 2 | |
| | 思维能力、条理性 | 2 | |
| | 沟通表达能力 | 2 | |
| | 自信心 | 2 | |

续表

| 社交能力与人际关系（5分） | 教育背景 | 1 | |
|---|---|---|---|
| | 社交范围、交友关注点 | 2 | |
| | 兴趣爱好 | 2 | |
| | 总分 | 25 | |
| 评估专家签字 | | 评估日期 | |

3. 预招录通知　对确定的预录取人员进行电话与短信通知，并告知其后续报名与录取流程。预录取人员名单在医院官网上进行公示。

## 五、浙江省住培信息系统注册、报名和录取

对于有意向在宁大附院参加住培的人员，包括宁大附院预录取的社会人，根据浙江省当年的招录通知，申请培训的人员首先在浙江省住培信息管理系统中进行学员注册、填写信息，然后报名填写培训志愿（包括培训基地与培训专业），培训基地根据省卫生计生委规定的录取时间与批次对学员录取（图3－2，图3－3），录取时积极招录急诊、儿科和全科等紧缺专业学员。录取之后进入调剂阶段，由上级卫生行政机构对个别未被录取的人员按“市级调剂、省级统筹”的方式进行。调剂完成后确定最终录取名单，在浙江省住培信息管理系统网站全省公示。

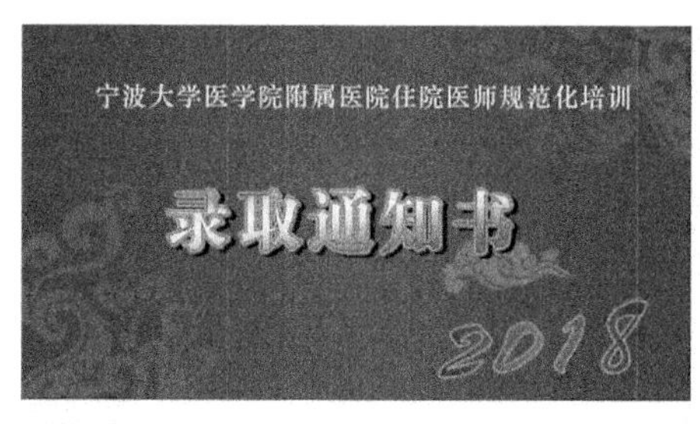


乘车路线

火车站：地铁2号线外滩大桥站D出口

栎社机场：地铁2号线外滩大桥站D出口

宁波大学医学院附属医院

医院地址：宁波市江北区人民路247号

咨询电话：0574-87035194 王老师　蔡老师

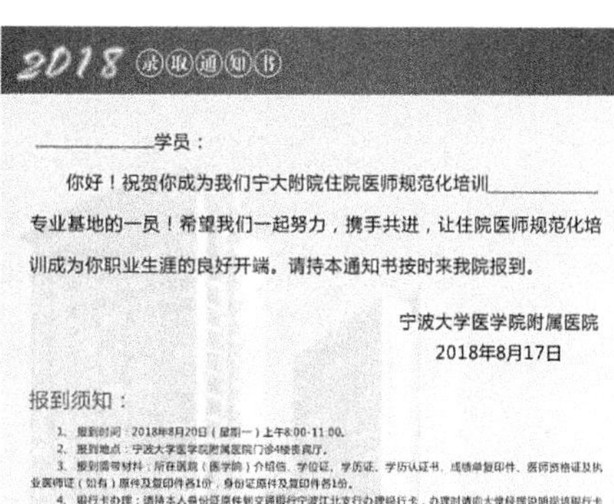

2018 录取通知书

________学员：

你好！祝贺你成为我们宁大附院住院医师规范化培训________专业基地的一员！希望我们一起努力，携手共进，让住院医师规范化培训成为你职业生涯的良好开端。请持本通知书按时来我院报到。

宁波大学医学院附属医院

2018年8月17日

报到须知：

1. 报到时间：2018年8月20日（星期一）上午8:00-11:00。
2. 报到地点：宁波大学医学院附属医院门诊4楼贵宾厅。
3. 报到需带材料：所在医院（医学院）介绍信、学位证、学历证、学历认证书、成绩单复印件、医师资格证及执业医师证（如有）原件及复印件各1份，身份证原件及复印件各1份。
4. 银行卡办理：请持本人身份证原件到交通银行宁波江北支行办理银行卡，办理时请向大堂经理说明规培银行卡办理。地点：宁波市江北区人民路138号。（请务必于9月1日前办好银行卡，以免影响补贴发放）。
5. 报到时须填写白大褂申领表，并持表格到医院被服室（门诊地下一层总务仓库）领取白大褂，须交押金100元。
6. 入院教育：8月22-23日。具体时间：2018年8月22日上午7:50。地点：宁波大学医学院附属医院门诊4楼学术报告厅（请统一穿着医院白大褂和佩戴胸牌参加，男生内穿衬衣与领带，女生化淡妆）。
7. 轮转培训：培训从9月1日起正式开始（宁大医学院研究生从10月份开始培训）。学员可于8月31日后登陆浙江省住院医师规范化培训信息管理系统查询个人轮转计划。
8. 住宿：因医院条件所限，无法提供住宿，请学员自行解决。
9. 新招录培训的学员请按规定时间到培训基地及轮转科室报到，无故逾期2周不报到者视为自动放弃培训，并对后续参加住院医师规范化培训产生影响。
10. 咨询电话：0574-87035194 王老师，蔡老师。

图3－2　住培学员录取通知书

# 宁波大学医学院附属医院
# 住院医师规范化培训协议书

甲方（培训基地）：宁波大学医学院附属医院

乙方（培训对象）：

丙方（学员培养院校）：宁波大学医学院

第 1 页共 8 页

协议三方信息：

| | | | | |
|---|---|---|---|---|
| 甲方（培训基地） | 培训基地名称 | 宁波大学医学院附属医院 | | |
| | 地　　址 | 宁波市人民路247号 | | |
| | 法定代表人 | | | |
| | 联系人及电话 | | | |
| | 邮箱地址 | | | |
| 乙方（培训对象） | 姓　　名 | | 性　　别 | |
| | 身份证号 | | | |
| | 培训专业 | | | |
| | 家庭住址 | | | |
| | 联系电话 | | | |
| | 邮箱地址 | | | |
| 丙方（委派单位） | 委派单位名称 | 宁波大学医学院 | | |
| | 地　　址 | 浙江省宁波市江北区风华路818号 | | |
| | 法定代表人 | | | |
| | 联系人及电话 | | | |
| | 邮箱地址 | | | |

第2页共8页

宁波大学医学院附属医院（甲方）系国家级住院医师规范化培训基地，依据国家卫计委和我省卫计委有关住院医师规范化培训工作要求，为加强与规范临床医师的培养，切实提高住院医师队伍的整体业务素质和服务能力，经宁波大学医学院（丙方）委托，甲方录取丙方临床医学专业学位硕士研究生 ______（乙方）为内科住院医师规范化培训学员，培训期自 ______ 年____月____日至 ______ 年____月____日，共计____月。为加强管理，保证培训质量，明确三方在培训期间的权利和义务，在公开、公平、公正、自愿的基础上达成如下协议：

**一、甲方权利与义务**

1、甲方负责乙方的住院医师规范化培训及执业医师考试工作，并负责乙方住院医师规范化培训期间（33 个月）的培训和教育经费。

2、甲方应如实向乙方介绍本院住院医师规范化培训的计划与内容、学员待遇及其他相关规定和要求。

3、甲方应协助丙方加强对乙方进行政治思想教育、法律法规培训，按照国家及浙江省卫计委有关住院医师规范化培训的文件及细则要求，对乙方进行同质化、规范化的培训和考核，使乙方达到住院医师规范化培训的合格要求。

4、甲方按照《卫生部关于住院医师规范化培训期间医师执业注册有关问题的批复》(卫医政函（2011）413 号)、《关

第 3 页 共 8 页

于建立住院医师规范化培训制度的指导意见》（国卫科教发〔2013〕56号）文件要求，统一安排乙方参加国家执业医师资格考试的报名考试工作，取得执业医师资格的乙方按要求在甲方进行注册。

5、甲方按国家有关规定将乙方纳入本院住院医师进行统一管理。符合条件的乙方可由甲方统一安排参加住院医师规范化培训相关考试。甲方推荐住院医师规范化培训过程考核合格且取得医师资格证书的乙方，参加省卫计委组织的住院医师规范化培训结业考核，并为考核合格者申请颁发住院医师规范化培训合格证书。

6、培训期间，乙方的住宿由丙方统一安排，甲方不再另外提供住宿或住宿补贴。甲方须督促乙方学员认真履行岗位职责、完成培训任务。

7、甲方定期将乙方学员在培训期间的情况（包括培训、纪律、考核及奖惩情况）通报丙方。对培训期间考核不合格、违法违纪违规、不服从管理的乙方，甲方有权依据有关管理规定进行延期结业、补考、重新轮转、处罚处分、终止培训及移交司法机关等处理，并保留向乙方索回培训相关费用的权利。处理结果须通知乙方丙方，并报省市卫计委备案。

8、甲方有权根据国家、省有关法律法规和规定的变化，对培训内容、实施办法及协议内容做出相应调整，并将调整内容通知乙方和丙方。

第4页共8页

9、为保证同质化管理，培训期间，甲方根据《宁波大学医学院附属医院住院医师规范化培训学员岗位胜任力绩效奖励规定（修订）》（附院甬三院〔2017〕59号），向乙方提供绩效奖金、伙食补贴、夜班补贴、健康体检以及各类奖励等福利待遇。在培训期间，甲方院纪院规及奖罚办法，同等适用于乙方。

**二、乙方和丙方权利与义务**

1、丙方委托甲方对乙方进行住院医师医师规范化培训，已了解培训内容和要求。乙方自愿以临床医学专业学位硕士研究生身份到甲方参加住院医师规范化培训，并保证如实向甲方提供个人信息与相关资料。

2、丙方积极协同甲方加强对乙方的管理，并对甲方反馈的信息进行及时处理。丙方积极采取措施要求并监督乙方严格遵守国家的各项相关法律法规和甲方的各项规章制度，服从甲方统一管理、培训及工作安排，认真履行职责，完成培训和工作任务。对违法违纪违规及造成的医疗责任后果等，依照有关法律法规和规章制度，乙方须承担相应责任。

3、丙方负责乙方学籍档案管理及住院医师规范化培训的监督管理，以保障乙方的培训学习和合法权益。丙方负责乙方的硕士研究生培养、学术道德及政治思想教育工作。

4、丙方有权对乙方在甲方住院医师规范化培训期间定期开展检查和督导工作；有权定期向甲方了解乙方的培训学

第 5 页 共 8 页

习有关的动态信息。

5、丙方应提供必要的条件，保证乙方在甲方的正常培训，不得擅自开展或者私自要求乙方执行有悖于甲方各项规章制度及住院医师规范化培训工作安排的各项行为。

6、培训期间，因乙方原因引起医疗纠纷、差错或造成医疗事故，给甲方造成一定负面影响或经济损失，乙方须依照有关法律法规、规章制度承担相应责任。

7、培训期间，乙方不得自行变更培训基地和培训学科，无故逾期2周不报到或无故中断培训累计超过3个月者视为自动放弃培训，并记入个人档案；若情节严重，乙方不得在3年内报名参加住院医师规范化培训。

8、乙方和丙方无故不得中途擅自提出更换或退出或终止在甲方的住院医师规范化培训，确因不可抗力的正当事由需终止培训者，须提前30天向甲方和卫生行政主管部门提交书面申请（需丙方同意签章），经甲方同意并与卫生行政主管部门妥善处理相关事宜后，方可正式解除协议。

9、培训期间甲方向乙方提供一定福利待遇，培训期未满，因乙方或丙方原因中止在甲方培训者，乙方须退甲方还在培训期间为乙方提供的所有生活补助、补贴和绩效奖励等各项福利待遇。

10、甲丙双方为共同提高住院医师规范化培训的管理和教学质量，乙方不得未经正常渠道而私自散布甲方有关住院

第6页共8页

医师规范化培训的信息，对违反规定者，甲方有权按有关管理规定处理；对造成不良后果者，甲方有权依法追究责任。

**三、三方的特殊约定**

1、乙方系丙方委托在甲方进行住院医师规范化培训，甲方与乙方间不存在任何人事和劳动关系。

2、乙方学员在培训期间纳入甲方住院医师进行统一管理，因此，乙方在此期间虽无劳动关系，乙方可享受甲方住院医师劳动保护有关待遇。

3、乙方在甲方培训期间发生的责任赔付，依据《执业医师法》等有关法律法规及甲方有关管理规定处理，乙方须承担相应责任，该责任不因乙方为接受培训的住院医师身份而免除。

4、乙方在培训结束时未能通过省卫生和计划生育委员会组织的结业考核，或经甲方统一报名而无故不参加考核者，须向甲方支付一定额度的违约金。违约金额度为乙方在培训期间从甲方获得的所有绩效奖金、补贴或津贴等福利总额的50%。乙方若不履行违约金支付义务，甲方有权拒绝为其办理后续结业考核报名等手续，丙方有义务监督乙方向甲方支付违约金。

5、除去法律法规和政策规定的原因以外，因乙方原因需要延长培训期限的，须由本人提出申请，经丙方和甲方同意，报省市卫计委备案，延长培训期间，需向甲方缴纳培训

第 7 页 共 8 页

教育费用方可继续培训，且不再享受甲方的任何福利待遇。

6、为期33个月的住院医师规范化培训结束后，如丙方未取得执业医师资格和/或住院医师规范化培训结业合格证，将依照浙江省卫计委当年有关政策执行。

六、其他事宜

1、协议三方必须认真遵守本协议约定，除约定事由外，单方不得随意变更或解除协议。

2、在执行过程中，若遇到问题或未尽事宜，三方应友好协商解决。

3、任何一方违反本协议约定的其他义务，导致本协议不能履行或难以继续履行，则他方有权终止本协议权利和义务，并保留追责权利。

4、培训终止时，三方关系解除，终止本协议。

5、甲乙丙三方各自签字后视作已知晓本协议书各条款。

6、本协议自协议签订之日起生效，一式四份，甲乙丙方各执一份，所在地市级卫生行政主管部门一份。

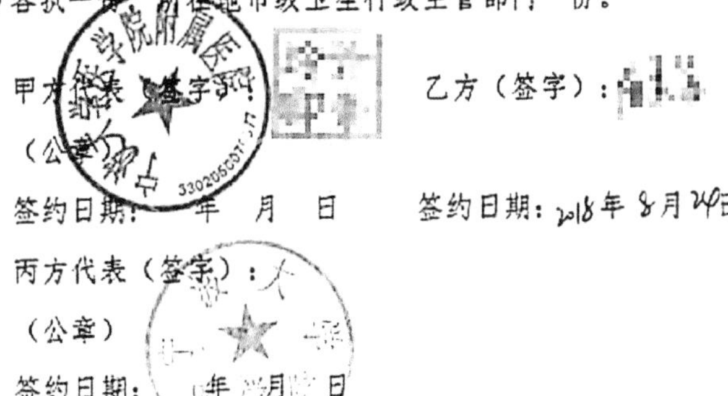

甲方代表（签字）：　　　　乙方（签字）：

（公章）

签约日期：　年　月　日　　　签约日期：2018年8月24日

丙方代表（签字）：

（公章）

签约日期：　年　月　日

第8页共8页

图3-3　住培协议书(以专硕生为例)

通过上述方式，宁大附院招录工作扎实推进，2017 年按照上述方式进行招录，当年招录的学员数较上一年度增加 40.1%，各个专业基地都有学员招录，其中内科、急诊科、皮肤科和超声科基地规模使用率达到 100%，招录的学员中外单位学员占比 77%，紧缺专业招录的学员数占招录总人数 20%。2018 年录取的情况与 2017 年持平。

## 第三节　学员管理与服务探索实例

### 一、组织管理与服务

医院建立多维度、多层级无缝管理与服务体系，主要包括：① 行政管理和服务体系，建立“培训基地—住培办—专业基地—住培学员”的纵向行政管理和服务体系，住培学员由住培办全权负责，进行管理，各专业基地对本专业学员的培训进行管理。② 教学管理和服务体系，建立“专业基地主任—教学主任—教学秘书—培训科室带教老师—学员”的教学管理和服务体系，保障日常教学活动有序开展。③ 自治管理和服务体系，建立“住培办—住培学员委员会—年级组长—学员”为住培学员的自治管理和服务体系。此外，在人事关系上，单位人的人事关系在委派单位，学员接受委派单位和培训基地双重管理；专硕生受医学院和培训基地双重管理；社会人由培训基地进行管理。

上述管理体系中，最有特色的是住培学员委员会（以下简称“住委会”）。它是学员自我管理的核心组织。作为宁大附院首个以住院医师为主体的青年医师组织，旨在为全体住培学员提供一个自我管理、相互交流、共同进步的平台，搭建起住培学员与医院之间的桥梁。

住委会以主席团为核心，主席团由主席及秘书处、宣传部、学术部、文体部和生活部五大部部长组成。五大部各有分工，突出特色，齐心协力，旨在为学员提供自我管理、相互交流、共同进步的平台，搭建学员与医院之间的桥梁，使学员在基地能够学有所长，实现个人价值，打造住培学员在培训期间的精彩生活。各部门具体工作如下。

1. *秘书处的工作内容*　　联络协调各部门，活动筹划与总结，架起学员与医院、医学院的沟通桥梁。主要包括：① 为新入基地的学员制作“入职流程”，向新学员介绍进入培训基地后各个注意事项与办事流程，并告知培训过程中可能遇到的相关问题，为新学员排忧解难。② 定期召开住培学员交流会，听取他们对住培工作的意见与建议，及时向住培办反馈，每年组织一次与院领导的面对面谈话，共同探讨住培工作的实践与探索，共同推动住培工作的开展。

2. 宣传部的工作内容　主要包括：① 作为住培学员的“喉舌”，是对外展示住院医师风采的窗口和平台，是协调住委会各部门开展宣传工作的重要部门。② 做好各类活动宣传，对外形象展示，如摄影摄像、通讯报道、官微平台，全面展示附院住院医师风采。③ 定期开展住培学员艺术展，展示绘画、摄影和书法等方面的才能。

3. 学术部的工作内容　提高住培学员临床能力，组织学术活动，致力于帮助提高学员的临床能力与科研学术水平，轮转中学有所成。主要包括：① 举办住院医师小讲坛，作为院级培训课程的一部分内容在学术讲坛中推出。② 定期邀请院内专家，就大家感兴趣的热点问题讲课，如 SCI 论文写作、科研课题申请和统计方法使用等。③ 定期对住培学员的培训内容进行小结，包括学员阶段成绩，轮转记录，临床技能学习情况等，促使学员取长补短，共同进步。④ 每年组织住院医师竞赛，如临床技能大赛，病例分享大赛等。⑤ 组织志愿者活动，进行住院医师科普活动，传播科普知识，用医学知识和医德仁心反馈与服务社会。

4. 文体部的工作内容　组织文体活动，展示个人才艺。主要包括：① 开展岗位培训的素质拓展部分内容，培养住培学员的团队精神与凝聚力。② 配合医院文化节、迎新晚会、新年联欢会等大型活动，组织策划精彩的表演节目，展示住培学员的才华与风采。③ 每年组织住培学员体育比赛，协助工会组织医院职工运动会和趣味运动会等活动。

5. 生活部的工作内容　提供后勤保障及各种福利，为住培生活增光添彩。主要包括：① 组织联谊活动，组织单身、渴望脱单的学员与院内甚至院外的单身青年进行联谊，让心灵得到释放，为生活点燃一丝热情，创造交友空间的同时增加医院内部的默契与凝聚力。② 对住培学员定期开展安全教育与管理，协助宿舍管理老师对住宿学员进行住宿管理。保障学员在培训之余，能安全、快乐地生活。

住委会的活动资金主要来自宁大附院住培专项资金支持，也有部分来自学员自筹。经费使用由住培办及分管副院长审批，实行严格的经费使用流程。

住委会既是住培学员的自治组织，又是协助住培办进行学员管理的重要组织机构，在提升学员的主人翁意识、锻炼提高学员综合素质、丰富住培学员的培训生活、促进学员培训学习等方面具有积极意义。宁大附院住委会创立时间不久，但在学员培养方面已经取得了诸多成绩。例如，2017 年宁大附院 2015 级住培学员成功申请一项国家自然科学基金，是宁波市唯一一位主持国家自然科学基金的住培学员。2017 年 2015 级影像专业学员获得浙江省医药卫生科技奖二等奖。由住培学员汇报展示的消化内科团队，在 2017 年获得全国首届优质服务大赛一等奖，也是浙江省唯一一个一等奖。2015 级超声专业学员在宁波市超声技能大赛中多人次获奖。2016 级放射科学员在 2018 年发表 5.76 分高分 SCI 论文。在宁大附院的文艺演出、活动主持、运动会上也频频见到住培学员的身影,更有相当数量的 SCI 论文和科研课题出自住培学员之手,是医院中极具活力和创造力的团体。

通过建立上述多维度学员组织管理体系,对学员实行网格化无缝隙管理和服务,使学员在住培体系的每一个维度中都能有明确定位,有人决策,有人指导,有人管理;也使学员在遇到不同的问题时,能找到解决问题的归口人员;使学员更具有归属感和集体荣誉感,也利于增加管理人员和带教老师的责任心。

## 二、档案管理

宁大附院建立了学员档案管理制度,学员档案由专人负责,进行集中保管和存放,并及时记录,按时整理归档。首先是对进入基地培训的学员进行建档,按照统一的编号排序;其次是记录培训期间的各项内容,如培训起止时间、轮转记录、考核成绩,学员请假或旷工(课)记录等,以形成学员个人档案系统,方便查询和整理;然后是保管和存档,个人档案专人管理,做到实时更新、整理和存档,在学员培训结束后及时归档。个人档案以纸质形式建册保存,同时在计算机中备份电子文档(若有)。建册时同时建立档案目录,方便查阅。随着宁大附院科教信息平台的不断建设开发与完善,以后的纸质档案也将逐步实现无纸化、线上建档的办公流程。学员档案的具体内容包括以下几项。

(1) 基本信息:个人信息表(表 3 - 5);单位介绍信;身份证复印件;学历学位证书复印件;医师资格证书复印件、执业证书原件及复印件。

(2) 轮转相关:轮转入科报到单回执联;轮转科室调整申请单;轮转出科记录表。

(3) 考勤相关:请假条、请假记录等。

(4) 考核(理论、技能)相关:各类考核成绩单。

(5) 奖惩情况记录。

(6) 科研、论文材料。

(7) 其他材料。

学员培训档案作为学员管理的一部分,是培训基地培训工作的方针、政策、方法和效果的真实记录,是住培学员实践能力、医德医风、劳动纪律、考勤请假情况的综合反映,可以客观、真实、完整地反映学员的培训效果。是培训期间业绩经历的有效证明,贯穿于学员培养和管理的各个方面。通过建立学员档案,第一,为培训考核提供重要依据,档案主要是记录学员在培

**表 3-5　宁大附院住培学员个人信息表**

| | | | | | | | | | |
|---|---|---|---|---|---|---|---|---|---|
| 学员编号 | | 姓名 | | 性别 | | 年龄 | | 学员类型 | |
| 学员年级 | | 所属学科 | | 培训开始时间 | | 培训结束时间 | | | |
| 学历学位 | | 学位种类 | | 医师资格证书 | 有/无 | 注册地点 | | | |
| 所属单位 | | 科室 | | 技术职称 | | 照片 | | | |
| 毕业院校 | | 毕业时间 | | | | | | | |
| 国籍/地区 | | 民族 | | 政治面貌 | | 婚姻状况 | | | |
| 身份证号 | | 住址 | | | | | | | |
| E-mail | | 联系电话 | | 其他联系方式 | | | | | |
| 紧急情况联系人 | | 与本人关系 | | 联系方式 | | | | | |
| 英语等级 | | 计算机等级 | | | | | | | |
| 爱好特长 | | | | | | | | | |
| 奖惩 | | | | | | | | | |
| 备注 | | | | | | | | | |

训过程的学习、培训和考核等信息，通过记录这些信息最终汇总分析成为培训报告。第二，培训学员档案是培训基地教学效果、教学质量的真实记录，通过档案管理，能够帮助培训基地及时总结发现培训中存在的各类问题，通过反馈比较及改正，不断优化培训工作，提升培训质量。第三，学员的培训档案涵盖了学员的日常表现、获奖情况、考核结果和请假情况等，能够更加客观的评价学员培养成效，便于加强学员的管理，促进培训工作的开展。第四，对学员档案的管理与建立，也提升了专业基地和培训基地的管理水平，进一步推动住培学员管理工作开展。

## 三、执业管理

详见第七章第二节。

## 四、考勤管理

学员出勤情况是培训期间劳动纪律的重要体现，基地与培训科室严格落实学员考勤制度，要求住培学员在培训期间按时上下班，不迟到不早退，有事请假，期满销假。学员考勤在住培办监督下由各科室负责记录和统计。

### （一）考勤

宁大附院的学员考勤经历了纸质考勤和信息系统考勤两个阶段。纸质考勤时期，学员在入科后纳入培训科室的考勤系统，由科室考勤员对学员进行排班和考勤，并将考勤结果直接记录在学员考勤记录表（表 3－6），对于无故缺勤者，及时通报教学秘书和住培办。教学秘书每月对学员的考勤情况进行汇总，次月 5 日前报至住培办，作为学员当月绩效奖金核算的依据。

**表 3－6　宁大附院住院医师规范化培训×年×月岗位考勤记录**

| 姓名 | 级别 | 专业 | 计划出勤天数 | 实际出勤天数 | 1 | 2 | 3 | 4 | 5 | 6 | 7 | 8 | 9 | 10 | 11 | 12 | 13 | 14 | 15 | 16 | 住院医师签字 |
|---|---|---|---|---|---|---|---|---|---|---|---|---|---|---|---|---|---|---|---|---|---|
| | | | | | | | | | | | | | | | | | | | | | |
| 姓名 | 级别 | 专业 | 计划出勤天数 | 实际出勤天数 | 17 | 18 | 19 | 20 | 21 | 22 | 23 | 24 | 25 | 26 | 27 | 28 | 29 | 30 | 31 | 住院医师签字 | |
| | | | | | | | | | | | | | | | | | | | | | |
| 备注 | | | | | | | | | | | | | | | | | | | | | |

注：1. 考勤时间内在岗：打“√”；考勤时间内未在岗：打“×”，休息的标注“休”。未在岗的请在备注栏内说明理由。

2. 此表记录的情况应与《住院医师规范化培训岗位考勤汇总表》所记录的数据一致。

3. 此表由科室留存归档。

随着科教信息化平台建设的不断完善，宁大附院对住培学员的考勤采取手机定位打卡的方式，逐步取代了传统的纸质记录。宁大附院科教平台的住培信息管理系统在学员的手机端设置小程序，学员每日上班时通过小程序中的打卡功能，进行定位和打卡。信息系统的后台对学员的考勤情况(包括休息、日班、夜班、夜休等)可进行实时统计，科室教学秘书和住培办专职工作人员可以直接掌握考勤统计数据(图 3－4)，对学员监管更便捷高效。每月考勤统计也无须再由科室上报给住培办，大大提高了工作效率、简化行政流程。考勤数据是住培学员月度绩效奖金核算和学员评优评先的重要依据。

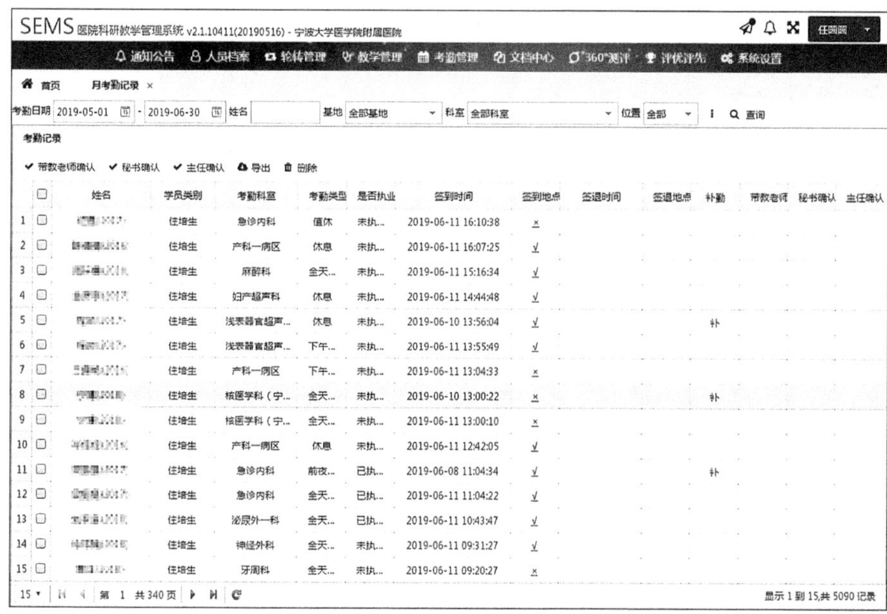


| | 姓名 | 学员类别 | 考勤科室 | 考勤类型 | 是否执业 | 签到时间 | 签到地点 | 签退时间 | 签退地点 | 补勤 | 带教老师 | 秘书确认 | 主任确认 |
|---|---|---|---|---|---|---|---|---|---|---|---|---|---|
| 1 | | 住培生 | 急诊内科 | 值休 | 未执... | 2019-06-11 16:10:38 | × | | | | | | |
| 2 | | 住培生 | 产科一病区 | 休息 | 未执... | 2019-06-11 16:07:25 | √ | | | | | | |
| 3 | | 住培生 | 麻醉科 | 全天... | 未执... | 2019-06-11 15:16:34 | √ | | | | | | |
| 4 | | 住培生 | 妇产超声科 | 休息 | 未执... | 2019-06-11 14:44:48 | √ | | | | | | |
| 5 | | 住培生 | 浅表器官超声... | 休息 | 未执... | 2019-06-10 13:56:04 | √ | | | 补 | | | |
| 6 | | 住培生 | 浅表器官超声... | 下午... | 未执... | 2019-06-11 13:55:49 | √ | | | | | | |
| 7 | | 住培生 | 产科一病区 | 下午... | 未执... | 2019-06-11 13:04:33 | × | | | | | | |
| 8 | | 住培生 | 核医学科(宁... | 全天... | 未执... | 2019-06-10 13:00:22 | × | | | 补 | | | |
| 9 | | 住培生 | 核医学科(宁... | 全天... | 未执... | 2019-06-11 13:00:10 | × | | | | | | |
| 10 | | 住培生 | 产科一病区 | 休息 | 未执... | 2019-06-11 12:42:05 | √ | | | | | | |
| 11 | | 住培生 | 急诊内科 | 前夜... | 已执... | 2019-06-08 11:04:34 | √ | | | 补 | | | |
| 12 | | 住培生 | 急诊内科 | 全天... | 已执... | 2019-06-11 11:04:22 | √ | | | | | | |
| 13 | | 住培生 | 泌尿外一科 | 全天... | 已执... | 2019-06-11 10:43:47 | √ | | | | | | |
| 14 | | 住培生 | 神经外科 | 全天... | 未执... | 2019-06-11 09:31:27 | √ | | | | | | |
| 15 | | 住培生 | 牙周科 | 全天... | 未执... | 2019-06-11 09:20:27 | × | | | | | | |

图 3－4　宁大附院科教信息管理平台学员考勤管理页面

### (二) 请假

1. 请假要求与流程

(1) 住培学员在培训期间可享受国家法定节假日、婚育假、丧假、探亲假。

(2) 凡培训期间因病、因事请假，必须严格遵守医院规定，按请假申请程序办理手续。

(3) 因请假而影响培训时间应根据培训内容与标准补训，规定时间内未完成所有培训内容，培训时间顺延，结业考核推迟，顺延时间一般不超过 3 年。

(4) 请假时间及审批手续：

1) 1 天内须带教老师和教学秘书批准。

2）2~3 天内须带教老师、教学秘书、轮转科室负责人批准后，再报本院住培办审批。

3）4~7 天的请假，除上述手续外，还需报委派单位、学员导师、医学院和分管院长批准。

4）一周以上除上述手续外，还需报市卫健委备案。由此导致不能按时完成轮转计划者，作延长或终止培训处理。

5）任何由住培办组织的会议、学习等活动，实行签到制，因故不能参加者，须填写请假条后向住培办请假。缺席者按缺勤计。

（5）请假期满必须办理销假手续，如有特殊原因需延长假期者，必须凭有关证件续假。

（6）请假者必须填写请假单，如请假未批准，或未经请假而擅自离开医院者一律以旷工论处。

（7）住院医师在培训期间病假必须提供三甲医院的诊断证明，急诊例外，其他证明一律无效。

（8）休产假者，销假前须提供出院小结。休婚假者，须提供结婚证复印件。

（9）7 天及以内请假者，请假条一式三份，一份科室留底，一份上交住培办，一份交委派单位/医学院；请假 7 天以上者，请假条一式四份，一份科室留底，一份上交住培办，一份交委派单位/医学院，一份交宁波市卫健委。

2. 请假申请

各类请假须按要求填写请假申请表，并按照申请表内要求逐级审批签字，最后交至住培办登记备案（表 3－7～表 3－9）。

**表 3－7　宁大附院住培期间请假申请**

（单位人和社会人）

| 申请人姓名 | | 所在培训科室 | |
|---|---|---|---|
| 身份证号码 | | 联系电话 | |
| 培训专业 | | 培训年级 | |
| 培训身份 | □单位人<br>□社会人 | 培训年限 | □1 年<br>□2 年<br>□3 年 |
| 学员委派单位 | | 培训期间已累计请假时间（截至申请日） | |
| 请假时间 | 年　月　日～　　年　月　日 | | 共计　　天 |
| 请假期间联系人 | 姓名： | 联系方式： | 关系： |

续表

| 请假事由<br>（须写明去向，病、产、婚假需附相关证明材料） | 申请人签字：　　　　年　月　日 | | |
|---|---|---|---|
| 培训科室审批 | 带教老师签字：　　　　年　月　日 | | |
| | 教学秘书签字：<br>科室负责人签字：　　　　年　月　日 | | |
| 委派单位意见 | 同意我单位住院医师＿＿＿＿＿＿请假申请。<br>委派单位（加盖公章）：<br>年　月　日 | | |
| 住院医师规范化培训办审批 | 负责人签字：　　　　年　月　日 | | |
| 院长审批 | 签字：　　　　年　月　日 | | |
| 市卫计委备案 | | | |
| 销假日期 | | 销假人签字 | |

备注：社会人无须填写"学员委派单位"及"委派单位意见"。

**表 3－8　宁大附院住培期间请假申请**

（专硕生）

| 申请人姓名 | | 所在培训科室 | |
|---|---|---|---|
| 身份证号码 | | 联系电话 | |
| 培训专业 | | 培训年级 | |
| 培训身份 | 专硕生 | 培训年限 | □1 年<br>□2 年<br>□3 年 |
| 导师姓名 | | 培训期间已累计请假时间（截至申请日） | |
| 请假时间 | 年　月　日～　　年　月　日 | | 共计　　天 |
| 请假期间联系人 | 姓名： | 联系方式： | 关系： |
| 请假事由<br>（须写明去向，病、产、婚假需附相关证明材料） | 申请人签字：　　　　年　月　日 | | |

续表

| | |
|---|---|
| 培训科室审批 | 带教老师签字：　　　　年　月　日<br>教学秘书签字：<br>科室负责人签字：　　　　年　月　日 |
| 导师审批 | 导师签字：　　联系方式：　　　年　月　日 |
| 医学院意见 | 同意宁波大学医学院附属医院学生________请假申请。<br>院校名称(加盖公章)：<br>年　月　日 |
| 住院医师规范化培训办审批 | 负责人签字：　　　　年　月　日 |
| 院长审批 | 签字：　　　　年　月　日 |
| 市卫计委备案 | |

| | | | |
|---|---|---|---|
| 销假日期 | | 销假人签字 | |

**表 3-9　宁大附院住培期间请假申请**
（院级活动请假）

| 申请人姓名 | | 所在培训科室 | |
|---|---|---|---|
| 培训专业 | | 联系电话 | |
| 培训年级 | | 培训年限 | □1 年<br>□2 年<br>□3 年 |
| 请假的活动名称 | | | |
| 活动时间 | | 活动地点 | |
| 请假事由（须写明去向） | 申请人签字：　　　年　月　日 | | |
| 培训科室审批 | 带教老师签字：　　　年　月　日 | | |
| 住院医师规范化培训办审批 | 负责人签字：　　　年　月　日 | | |
| 院长审批 | 签字：　　　年　月　日 | | |

通过考勤管理制度的落实与执行，首先，有效提升学员参加日常培训的积极性，促使学员养成良好的培训工作习惯和自律意识；其次，加强学员的

**表 3－10　宁大附院部分培训专业 3 年轮转方案**

<table>
<tr><td rowspan="4">内科</td><td colspan="2">心内科<br>（含心电图室）</td><td>呼吸内科</td><td>消化内科</td><td>肾内科</td><td>内分泌科</td><td>血液科</td><td>风湿免疫科</td><td>感染科</td><td>神经内科</td><td>内科门诊</td><td>急诊科</td><td>ICU</td></tr>
<tr><td>3</td><td>1</td><td>3</td><td>3</td><td>2</td><td>2</td><td>2</td><td>2</td><td>2</td><td>2</td><td>2</td><td>3</td><td>2</td></tr>
<tr><td>肿瘤内科</td><td>老年病房</td><td>皮肤科</td><td>临床检验</td><td colspan="9" rowspan="2">急诊和 ICU 对临床综合能力要求高的科室放在培训第二年、第三年进行轮转，内科门诊 2 个月，可拆成 2 次，分别放在培训第二年和培训第三年进行，培训第二年跟老师上门诊，培训第三年（通过岗位胜任力考核者），给予独立门诊机会</td></tr>
<tr><td>1</td><td>1</td><td>1</td><td>1</td></tr>
<tr><td rowspan="5">外科</td><td colspan="6">普通外科 16 个月（包括门诊 3 月，急诊 2 月）</td><td colspan="5">骨科 4 个月（包括门诊 1 月）</td><td>影像科</td><td>麻醉</td></tr>
<tr><td>胃肠</td><td>肝胆</td><td>甲乳</td><td>肛肠</td><td>普外门诊</td><td>急诊外</td><td>创伤骨科</td><td>关节外科</td><td>脊柱外科</td><td>手外科</td><td>骨科门诊</td><td>2</td><td>2</td></tr>
<tr><td colspan="4">11</td><td>3</td><td>2</td><td colspan="4">3</td><td>1</td><td></td><td></td></tr>
<tr><td>SICU</td><td>泌尿外科</td><td>胸外科</td><td>神经外科</td><td colspan="9" rowspan="2">影像、麻醉等通科放在第一年轮转，大普外（病房及门诊）拆成 3 个阶段：培训第一年 4 月（病房 3 个月+门诊 1 个月）；培训第二年 5 月（病房 4 个月+门诊 1 个月）；培训第三年 5 月（病房 4 个月+门诊 1 个月）；每一阶段算一次出科入科，由大外科决定具体轮转科室，按一次出入科操作，三级科室内流动不按出入科计算，具体轮转科室安排要兼顾到学员的病例病种要求。三阶段轮转按照分层次递进的要求进行培养，举例：培训第一年门诊以看为主，培训第二年门诊协助老师，培训第三年门诊（通过岗位胜任力考核者），独立门诊</td></tr>
<tr><td>1</td><td>3</td><td>3</td><td>2</td></tr>
</table>

续表

<table>
<tr><td rowspan="5">妇产科</td><td colspan="8">第一年</td><td colspan="5">第二年</td></tr>
<tr><td>心内/呼吸</td><td>普外</td><td>超声科</td><td>麻醉</td><td>妇科病房</td><td>产科病房</td><td>妇产科门诊</td><td>急诊科</td><td>妇科病房</td><td>产科病房</td><td>妇产科门诊</td><td>人流室</td><td>分娩室</td></tr>
<tr><td>0.5</td><td>1</td><td>0.5</td><td>1</td><td>3</td><td>3</td><td>1</td><td>1</td><td>4</td><td>3</td><td>2</td><td>1</td><td>1</td></tr>
<tr><td colspan="3">第三年</td><td colspan="10" rowspan="3">急诊科对临床综合能力要求较高，放在培训第一年末，学员的 3 个月机动时间安排可妇科病房 2 个月+妇产科门诊 1 个月</td></tr>
<tr><td>妇科病房</td><td>产科病房</td><td>妇产科门诊</td></tr>
<tr><td></td><td>4</td><td>4</td><td>3</td></tr>
<tr><td rowspan="4">儿科</td><td>儿童保健</td><td>新生儿</td><td>心血管</td><td>肾脏</td><td>神经</td><td>血液肿瘤</td><td>消化</td><td>呼吸</td><td>感染</td><td>NICU</td><td>内分泌风湿免疫</td><td>儿科门诊</td><td>儿科急诊</td></tr>
<tr><td>2</td><td>3</td><td>3</td><td>3</td><td>3</td><td>1</td><td>3</td><td>3</td><td>3</td><td>3</td><td>2</td><td>2</td><td>1</td></tr>
<tr><td>心电图</td><td>超声或放射</td><td colspan="11" rowspan="2">儿科门诊和急诊放在培训第三年轮转，辅助科室（心电图、放射、超声）放在第一年或第二年轮转，NICU 对综合能力要求较高，放在培训第二年或第三年轮转</td></tr>
<tr><td>1</td><td>1</td></tr>
</table>

组织纪律性，保证良好稳定的培训秩序，从而提高培训质量；最后，考勤结果及时反馈学员在生活、工作和心理方面的动向，有利于加强基地对学员的日常管理。此外，考勤信息也能反映专业基地和培训科室培训工作的开展情况及管理情况，强化科室与带教老师的工作责任感，提高带教积极性，有利于培训基地教学系统的不断优化。

## 五、轮转管理

为了更好地执行《住院医师规范化培训内容与标准（试行）》，保证学员在培训期间按要求完成轮转计划，达到培训目标，宁大附院要求住培学员在培训期间严格按照轮转计划进行轮转。

基地根据《住院医师规范化培训内容与标准（试行）》和《浙江省住院医师规范化培训细则》（2017 版）要求，结合医院临床科室具体情况，与专业基地共同制定各个专业的轮转方案（表 3－10），培训期为 2 年或 1 年的学员则在此基础上，适当调整轮转方案，因目前参加住培的学员以培训期为 3 年的学员为主，在此不再另外列出其他培训年限学员的轮转方案。

专业基地根据本专业轮转方案为新学员制定轮转计划（表 3－11）。在参加完岗前培训后，学员根据自己的轮转计划在不同的科室进行轮转。

**表 3－11　某 2018 级学员 2018 年 9 月至 2019 年 9 月轮转计划表**

| 姓　名 | 培训专业 | 年　级 | 培训年限 |
|---|---|---|---|
| 张×× | 妇产科 | 2018 | 三　年 |
| **日　期** | **轮转科室** | **日　期** | **轮转科室** |
| 2018.09.01～2018.09.30 | 妇一科 | 2019.10.01～2019.12.31 | 产　科 |
| 2018.10.01～2018.11.30 | 妇二科 | 2020.01.01～2020.01.31 | 人工流产室 |
| 2018.12.01～2018.12.15 | 心血管内科 | 2020.02.01～2020.03.31 | 妇产科门诊 |
| 2018.12.16～2018.12.31 | 超声科 | 2020.04.01～2020.05.31 | 妇二科 |
| 2019.01.01～2019.01.15 | 甲乳外科 | 2020.06.01～2020.09.30 | 产　科 |
| 2019.01.16～2019.01.31 | 胃肠外科 | 2020.10.01～2020.10.31 | 分娩中心 |
| 2019.02.01～2019.02.28 | 麻醉科 | 2020.11.01～2020.12.31 | 妇二科 |
| 2019.03.01～2019.03.31 | 妇产科门诊 | 2021.01.01～2021.02.28 | 妇一科 |
| 2019.04.01～2019.06.30 | 产　科 | 2021.03.01～2021.05.31 | 妇产科门诊 |
| 2019.07.01～2019.07.31 | 急诊内科 | 2021.06.01～2021.06.30 | 妇　科 |
| 2019.08.01～2019.09.30 | 妇一科 | 2021.07.01～2021.08.31 | 妇产科门诊 |

住院医师必须按照轮转计划的安排按顺序依次到各科室轮转，不得擅自调整轮转计划，因故确实需要调整轮转顺序者，必须在每月25日之前提出申请，填写轮转调整申请表（表3-12），征得调整前后科室科主任同意，同时报住培办和分管院领导审批签字后方可变更。之后，住院医师持签字完毕的申请表到住培办登记备案，由住培办工作人员将轮转科室进行调整。轮转调整仅调整不同科室的轮转顺序，对于轮转方案则不可变换。

**表3-12　宁大附院住培轮转调整申请表**

| 姓名 | | 性别 | |
|---|---|---|---|
| 学历 | | 培训专业 | |
| 目前所在科室 | | 是否有执业医师资格 | |
| 所属单位 | | | |
| 培训年限 | 年　月　日~　年　月　日 | | |
| 申请调整理由 | | | |
| 申请调整时间 | 年　月　日~　年　月　日 | | |
| 调整时间段内原计划轮转科室 | | 调整时间段内申请所去科室 | |
| 原计划轮转科室意见、负责人签名 | | 调整后所去科室意见、负责人签名 | |
| 住院医师规范化培训办意见 | | 住院医师规范化培训办负责人签名 | |
| 分管院长审批意见 | | 申请人签字 | |

## 六、相关保障

培训基地建立健全学员保障体系，确保学员顺利完成培训。

### （一）人事保障

在宁大附院，住培学员人事管理由科教部和人事科共同管理。住院医师以“学员”身份参加培训，宁大附院根据国家和浙江省规定，给予住培学员完善的人事保障。

新学员到基地报到后，培训基地与其签订培训协议，对培训双方的权利和义务作了相应规定，以保障学员权益。培训基地与单位人和专硕生签订三方协议，与社会人签订双方协议。其中，单位人在培训期间的人事关系在原单位不变。社会人通过人事科与第三方签订劳动协议，确定其工资待遇并严格执行，社会人人事关系实行第三方管理，并依法享有养老、医疗、失业、生育、工伤等社会保障。

住培学员通过结业考核后取得《住院医师规范化培训合格证书》作为临床医学专业中级技术岗位聘用的必要条件之一，培训期间计算工龄。培训基地不以任何理由聘用培训中和服务期内的单位人。

本科及以上学历的学员完成住培并取得合格证书后到基层医疗卫生机构工作，可直接参加全国卫生中级专业技术资格考试，考试通过者直接聘任中级职称。

培训学员到基层实践锻炼的培训时间，可计入本人晋升中高级职称前到基层卫生单位累计服务年限。

### （二）待遇保障

医院设立住培专项经费，经费来源为上级部门划拨，基地进行配套补充。专项经费的建立为培训学员的福利待遇提供了资金保障。

1. *发放标准* 具体发放标准见表3-13。在宁大附院培训的学员分为单位人（包括本单位学员和外单位学员）、社会人和专硕生三类人员。基地向上述三类人员提供的待遇包括：① 绩效奖金；② 住培国家补贴；③ 伙食补贴；④ 住宿补贴；⑤ 夜班补贴；⑥ 科教奖励；⑦ 其他福利。社会人除去上述7项待遇以外，培训基地还按照本院同类合同制人员标准向其发放基本工资并缴纳基本社会保险；专硕生除去住培国家补贴外，其他的待遇与单位人一致。单位人的基本工资和各项社会保险由派出单位发放和缴纳。

（1）绩效奖金：绩效奖金基数根据培训年级不同及考核情况确定不同的基数，培训第一年基数1 000元/月，培训第一年结束通过医师资格考试者，在培训第二年奖金基数上调至第二年水平，即1 200元/月，否则将维持原水平；培训第二年结束通过医院岗位胜任力考核者，在培训第三年奖金基数上调至1 500元/月，否则奖金基数维持原有水平不变。执业医师证注册在培训基地者，奖金系数为1；未注册在培训基地或无医师资格证书者，奖金系数为0.8。

（2）住培国家补贴：以每人每年2万元的标准按月发放，即1 667元/月，根据学员的培训年限共发放36个月。学员如果在本基地培训中止，则发放至中止当月为止。产假等各类请假不影响补贴发放。

（3）伙食补贴和住宿补贴：伙食补贴按照本院职工标准每人每月发放350元；住宿方面由学员选择医院宿舍或领取住宿补贴，发放住宿补贴者医院不再另外安排宿舍，其中专硕生则由学校安排住宿，住宿补贴标准为每人每月500元。伙食补贴和住宿补贴根据学员出勤情况发放，当月出勤少于15天者不发放伙食补贴和住宿补贴。

（4）夜班补贴：住培学员值夜班基地发放一定的夜班补贴，单独值夜班者，按照本院职工标准发放夜班费，及80元/全夜。跟值者则按照本院职工30%的比例发放夜班费。为保障学员的充分休息，原则上培训科室给住培学员安排夜班数每月不多于5个全夜班。

（5）科教奖励：学员在培训期间申报课题、发表论文等，第一署名单位为培训基地者，按照本院职工相同的奖励标准予以奖励。

（6）其他福利：除上述待遇以外，基地还提供每年一次的与本院职工相同标准的健康体检、疫苗注射、寒暑劳保等相关福利。同时，基地每年评选一次优秀住院医师和优秀结业学员，被评为优秀住院医师和优秀结业学员者，另有1 000~5 000元不等的奖励。

（7）学员基本工资和社会保险：单位委派学员的基本工资和社会保险由学员委派单位进行发放。社会化学员的基本工资和基本社会保险由培训基地按照本院同类合同制人员进行发放。

**表3-13　住培期间住院医师收入构成表**

| 住院医师规范化培训期间住院医师收入构成表 | | | | | | |
|---|---|---|---|---|---|---|
| 年　　级 | 绩效奖金（元） | | 生活补助（元） | 伙食补贴（元） | 住宿补贴（元） | 夜班补贴（元） |
| | 执医注册前 | 执医注册后 | | | | |
| 一年级<br>平均3 677元/月 | 800 | 1 000 | 1 667 | 350 | 500 | 30~80/全夜 |
| 二年级<br>平均3 857元/月 | 960 | 1 200 | 1 667 | 350 | 500 | 30~80/全夜 |
| 三年级<br>平均4 127元/月 | 1 200 | 1 500 | 1 667 | 350 | 500 | 30~80/全夜 |

2. 绩效奖金与补贴核算

（1）绩效奖金：首先，明确不同学员的不同绩效奖金系数和基数。然后，科室教学秘书通过学员考勤记录（表3-6）填写考勤汇总表（表3-14）；通过月度三方岗位考核表（表5-2~表5-4）填写考核汇总表（表3-15），并于每月5日前将上一个自然月的科内在培学员考勤汇总表和月度岗位考核汇总表，通过OA系统递交至住培办，由住培办工作人根据科室上报的考勤情况和考核情况核算该月学员的得奖比例，对学员的当月绩效奖金进行核算统计，当月出现任何考试不合格者，扣发当月奖金。

学员月绩效奖金计算公式：实发奖金=奖金基数×奖金系数×（月度岗位考核成绩确定的得奖比例）×（缺勤天数×10%）。

**表 3－14　培训基地 2017 年 12 月住培学员**
**岗位考勤汇总表（以超声科为例）**

科室：超声科　　　　　　　　　　　　　　　填表日期：2017 年 12 月 31 日

| 工号 | 级别 | 专业 | 出勤天数 | 本月份内缺勤天数 | | | | | | 备注 |
|---|---|---|---|---|---|---|---|---|---|---|
| | | | | 病假 | 事假 | 脱产 | 旷工 | 其他 | 总计 | |
| Z×××× | ××级 | 超声医学 | 24 天 | | | | | | | |
| Z×××× | ××级 | 超声医学 | 16 天 | | | | | 1～8 天：产假 | | |

教学秘书签字：

**表 3－15　培训基地 2017 年 12 月住培学员**
**岗位考核汇总表（以超声科为例）**

科室：超声科　　　　　　　　　　　　　　　填写日期：2017 年 12 月 31 日

| 姓　名 | 所在科室 | 学员级别 | 专　　业 | 考核总分 |
|---|---|---|---|---|
| Z×××× | 超声科 | ××级 | 超声医学科 | 97 |
| Z×××× | 超声科 | ××级 | 超声医学科 | 93 |

教学秘书签字：

注：此表为汇总表，"考核总分"为科主任、护士长和带教老师三方打分之和。

（2）补贴核算：住培办根据科室递交的科内在培学员考勤汇总表进行统计，出勤少于 15 天者扣发当月伙食补贴和住宿补贴。通过岗位胜任力考核并独立值班的学员夜班补贴为 80 元/全夜，跟值者按照独立值班者补贴的 30%计算（表 3－16）。

### （三）思想文化保障

住培学员思想保障工作是围绕"促进学员从医学生到医生身份的转变"的前提进行的，身份的转变最核心的就是思想上的转变，而这一转变过程是动态的、持续的，需要管理者在培训过程中实时把握受训者思想动态，做好思想工作，使他们最终顺利完成培训，实现专业素质和医德医风均过硬的培训目标。

住院医师群体年纪轻，思想活跃，在日常培训过程中会面临很多社会现象、社会矛盾和自身的困惑，如何认识这些问题，将直接影响他们职业生涯，因此，做好学员的政治思想工作，重视培训中的文化建设，帮助他们形成正确的人生观、价值观和职业观具有重要意义。

1. 组织集体活动，融入医院文化　　一方面，医院为住培学员组织丰富多彩的文化娱乐活动，营造和谐的培训氛围，如迎新晚会、户外拓展、运动会

**表 3－16　培训基地 2017 年 12 月份学员绩效奖金明细表**

| 工号 | 年级 | 轮转科室 | 奖金基数(元) | 奖金系数 | 基础奖金额(元) | 科室考核(元) | 得奖比例 | 考核扣奖金额(元) | 科室考勤缺勤天数(天) | 考勤扣奖金额(元) | 活动缺席扣奖金额(元) | 其他扣奖金额(元) | 总扣奖金额(元) | 夜班补贴金额(元) | 实发金额(元) | 备注 |
|---|---|---|---|---|---|---|---|---|---|---|---|---|---|---|---|---|
| Z×××× | ××级 | 血液科 | 1 000 | 0.8 | 800 | 96 | 1 | 0 | 0 | 0 | 0 | 800 | 800 | 120 | 120 | 年度考核未过 |
| Z×××× | ××级 | ICU | 1 500 | 1 | 1 500 | 97 | 1 | 0 | 0 | 0 | 0 | 0 | 0 | 400 | 1 900 | |
| Z×××× | ××级 | 超声科 | 1 500 | 1 | 1 500 | 95 | 1 | 0 | 8 | 1 200 | 0 | 0 | 1 200 | 300 | 300 | 产假1~8天 |

和附院小春晚等，通过开展健康有益的团队活动展示他们多才多艺的一面，并增进学员间的了解与感情。另一方面，医院组织学员积极参加医院集体活动，使学员了解医院文化，增加学员的归属感，使住培学员作为医院大集体的一员，增加集体荣誉感和自豪感。部分活动由学员自行组织、策划，锻炼了学员综合能力与团队合作能力。

2. *多视角文化课程与人文探索*　医院通过院级住培课程“学术讲坛”平台，为住培学员提供丰富的精神食粮，医院安排各类人文课程，邀请国内名师大咖讲课，提升年轻医师的人文素养，鼓励学员探索医学人文内涵，并将之贯穿在临床工作之中。医院每年开展大型文化节活动，启发年轻医师对医院的文化认同，坚定学员对培训基地的选择，引导他们产生作为本院住院医师的自豪感、荣誉感，也激发他们的内驱力。

3. *带教老师与科室的正面引导*　学员在培训期间，接触最多的就是带教老师，带教老师的言传身教对培养住院医师的职业素质和专业素质起到举足轻重的作用，为此，医院加强对住培带教师资队伍的培养与建设工作，以培养更多优秀的学员。

4. *积极做好学员沟通与交流工作*　基地每年组织两次学员座谈会，

就学员的培训学习、生活、待遇等各方面进行沟通和交流，座谈会由住培办组织，邀请分管院领导、专业基地负责人、教学秘书、住培办老师等共同参加，以达到倾听学员心声，解决学员问题的目的。同时，医院通过党政信息渠道、管理流程渠道、电子邮件、微信群和 QQ 群等多种途径供学员反映问题、困难，起到交流思想的目的。医院方面则通过甄别信息、解决实际困难与问题，让学员感受到医院管理方务实进取的工作态度与文化氛围，从而打造和谐的培训氛围。

5. *构建顺畅的学员沟通机制*　　沟通作为管理的最高境界，是一种软生产力，可极大程度促进人际关系和谐，有助于顺利完成工作任务，从而达到绩效目标。与学员之间的沟通，可通过座谈会、例会和谈话等正式途径进行，也可以通过邮件、电话、微信及其他社交活动等非正式途径进行。学员作为住培的主体，管理部门与其建立良性沟通机制，可以实时把握学员的思想动态，及时解决住培中的问题，增加双方密切联系，加深两者的感情联络，从而推动住培工作稳步、健康、可持续发展。

6. *评优评先*　　年轻人在为事业奋斗起初，应看淡荣誉，拘泥于荣誉会使人的格局变小。然而，荣誉又会让青年人感受到奉献和付出的价值。作为培训基地，作为学员管理方，不能忽略住培学员的努力与付出，评优评先是对先进者的鼓励，激发学员的荣誉感，更可以刺激后进者，以培养更多的优秀医学人才。

宁大附院每年评选一次优秀住院医师和优秀结业学员。根据学员年度考核成绩、结业考核成绩、学术活动参加情况、科研业绩、临床工作表现等进行各方面综合评定，最后按照评分高低，选出优秀住院医师。并给予一定的奖励。

**附 3－2：宁大附院培训基地 2018 年度优秀住院医师评选实施方案**

**培训基地 2018 年度优秀住院医师评选实施方案**

一、评选条件

（1）坚持四项基本原则，热爱祖国，拥护党的领导，遵守国家的政策法规。

（2）遵守基地内各项规章制度，团结友爱，积极向上。

（3）能正确处理学习、工作等各种关系。

（4）能及时有效完成各项工作，认真参加培训、考试的各个环节。

（5）在当年度各类考试考核中，没有补考和考试中违纪违规现象。

（6）评选的年度内没有发生过旷工及医疗事故，以及科室投诉。

（7）评选年度内，每月由科教部组织的各类活动缺席率在 50%以上的月份累计不超过 3 个月。评选年度内专业基地教学活动出席率不得低于 80%。

二、评选办法

（1）优秀住院医师各专业基地名额分配如下表：

| 专　业　基　地 | 名额(个) |
| --- | --- |
| 内科，外科(共 49 名学员) | 5 |
| 超声科，儿科，耳鼻咽喉科，放射科，妇产科，急诊科，康复科，口腔科，麻醉科，皮肤科，全科(含助理)，神经内科，检验科(共 49 名学员) | 5 |

（2）评选成绩按年度考核成绩占 70%，专业基地打分占 15%，科教部打分占 15%计算。总分从高到低排名，根据各专业基地分配名额，按照参评人数 15%比例，共选出 15 名优秀住院医师，其中一等奖 1 名，奖励 3 000 元，二等奖 2 名，每人奖励 2 000 元，三等奖 3 名，每人奖励1 000 元，优秀奖 9 名，每人奖励 600 元。

（3）请各专业基地于 2019 年 1 月 31 日前完成对住培学员的考评工作。

（4）评选出的优秀住院医师，由基地予以通报表彰，颁发荣誉证书，并记入住院医师个人档案。外单位住院医师同时通报所属单位。

**宁波大学医学院附属医院住院医师规范化**
**培训优秀住院医师评选打分表**
（专业基地）

学员姓名：　　　　　　　年级：　　　　　　　专业基地：

| 序号 | 评　分　项　目 | 分值 | 得分 |
| --- | --- | --- | --- |
| 1 | 患者照护能力：包括患者接诊、查体技能；临床判断、决策能力；给予适宜的医学建议 | 12 | |
| 2 | 医学知识掌握情况：包括本专业知识；临床医学知识的广度与深度；主动学习的态度和能力 | 12 | |
| 3 | 基于实践的学习和成长：包括将医学知识应用于临床的能力；承认不足并积极改进的态度 | 12 | |
| 4 | 人际交流与沟通能力：包括与患者、家属、同事、老师之间的沟通与交流；医患关系处理 | 12 | |
| 5 | 专业精神：具有同情心与同理心，敬业奉献，正直诚实；仪表整洁，着装得体；积极响应上级医师的意见和建议 | 15 | |

续表

| 序号 | 评 分 项 目 | 分值 | 得分 |
|---|---|---|---|
| 6 | 教学能力：具有主动带教实习医师、见习学生，以及医学科普、跨专业教育等能力 | 12 | |
| 7 | 专业基地内规章制度、劳动纪律遵守情况，配合基地开展临床工作 | 12 | |
| 8 | 专业基地内教学活动响应度，活动出席情况 | 12 | |
| 9 | 住院医师总体评价 | 4 | |
| | 总分 | | |
| 专业基地教学主任签字： 日期： | | | |
| 专业基地负责人签字： 日期： | | | |

**宁波大学医学院附属医院住院医师规范化培训优秀住院医师评选打分表**

（科教部）

学员姓名： 年级： 专业基地：

| 序号 | 评 分 项 目 | 分值 | 得分 |
|---|---|---|---|
| 1 | 学术讲坛参加情况 | 20 | |
| 2 | 日常考核成绩 | 20 | |
| 3 | 基地内规章制度、劳动纪律遵守情况 | 20 | |
| 4 | 科教部日常工作配合度 | 20 | |
| 5 | 科研论文情况 | 20 | |
| | 总分 | 100 | |
| 住院医师规范化培训办主任签字： 日期： | | | |
| 科教部主任签字： 日期： | | | |

### （四）后勤保障

住培学员在培训中，在医疗工作岗位上，作为培训基地的一员，医院为他们提供与本院职工相同工作服与胸牌（表3－17），避免学员在培训期间因“白大褂不同”被患者“区别对待”而产生的心理落差，增加学员在培训期间的归属感，也为培训学员的同质化管理提供后勤保障。此外，培训基地还为学员提供住宿和伙食补贴，保障学员在培训期间的饮食和住宿，对于未提供住宿的学员，医院提供一定额度的住宿补贴作为保障。

**表 3-17 宁大附院住培学员白大褂申请表**

| 姓　　名 | | 性　　别 | | 年　　级 | |
|---|---|---|---|---|---|
| 单　　位 | | | | 联系电话 | |
| 申请原因 | | | | | |
| 领取时间 | 年　月　日 | | 领取数量 | 短款　件/长款　件 | |
| 财务科审核 | 收取押金 100 元（培训结束白大褂归还给被服室后退还）<br>签名： | | | | |
| 所在部门审批 | 签名： | | | | |
| 申 请 人 | 签名：　　　　申请日期： | | | | |
| 被服室审批 | 签名： | | | | |
| 被服室回收 | 年　月　日已收回白大褂短款　件；长款　件。<br>签收人： | | | | |
| 备　　注 | 财务科凭“被服室回收一栏”签收人签字后退还押金。 | | | | |

## 第四节　培训实施探索实例

### 一、轮转与培养方案的制定

国家卫生计生委颁发的《住院医师规范化培训内容与标准（试行）》要求学员 3 年的轮转时间为 33 个月规定科室加 3 个月机动轮转科室，上述内容与标准同时规定了本专业学员在 33 个月轮转期间内要求轮转的科室。根据轮转科室的顺序不同，29 个专业的住培内容与标准可以分为三类，一类如检验、皮肤等专业，第一年基本上是临床通科轮转，之后在本专业的亚专业内进行能力与要求逐步递进的轮转；第二类如内科、儿科等专业，平均分配《住院医师规范化培训内容与标准（试行）》规定的轮转科室时间；第三类如妇产科，则明确了培训要求三年逐步递进的轮转方式，第一年轮转相关临床科室及第一年的妇科、产科、门诊，第二年轮转妇科、产科和门诊，第三年再次轮转妇科、产科和门诊。由此可见，如果按照部分专业扁平式的轮转模式，随机分配轮转科室的模式，是达不到如同北美地区住院医师培训 3 年三阶段逐步提高各种能力的目标。

为此，宁大附院根据医学教育的特点，结合教育学原则，将轮转计划、教学内容、教学方法、培训量和医疗工作内容等，按由易到难、由简到繁的顺序制定轮转计划及培养要求，逐步深化提高，使学员系统地掌握临床通科知识、专业基础知识和临床实践能力，并具备一定的科研、外语和教学能力。宁大附院结合并学习了温州医科大学“分层递进、螺旋上升”的住院医师培养模式，在国家《住院医师规范化培训内容与标准（试行）》的前提下，制定了3年三阶段的轮转培训计划，以达到不同的规范化培训目标（表3－18，表3－19）。

**表3－18　外科专业老模式轮转安排**

| 外科 | 胃肠外科 | 肝胆外科 | 甲乳外科 | 肛肠外科 | 普外门诊 | 外科急诊 | 心胸外科 | 泌尿外科 | 骨科 | 神经外科 | 麻醉科 | SICU | 放射科 |
|---|---|---|---|---|---|---|---|---|---|---|---|---|---|
| | 4 | 3 | 2 | 2 | 3 | 2 | 3 | 3 | 4 | 2 | 2 | 1 | 2 |
| | 大普外科轮转共计14个月 | | | | | 上述科室轮转顺序随机安排 | | | | | | | |

注：数字代表轮转月数。

**表3－19　外科专业新模式轮转安排**

| 外科 | 大普外病房 | 普外门诊 | 外科急诊 | 心胸外科 | 泌尿外科 | 骨科 | 神经外科 | 麻醉科 | SICU | 放射科 |
|---|---|---|---|---|---|---|---|---|---|---|
| 第一年 | 3 | 1 | / | 1 | 1 | 1 | / | 2 | / | 2 |
| 第二年 | 4 | 1 | 2 | / | 2 | 1 | / | / | 1 | / |
| 第三年 | 4 | 1 | | 2 | / | 2 | 2 | / | / | / |

注：数字代表轮转月数。

第一阶段（培训第一年），知识技能的巩固与提升。在上级医师指导下，能正确处理疾病，学习临床通科知识，掌握基本急救技能，学习本专业基本的专业知识和临床操作技能，培训期间逐步训练临床诊疗思维能力，参与实习生的带教，了解基本的科研方法。第一年结束，培训基地要求住培学员通过全国医师资格考试和市卫健委组织的第一次年度考核，总结分析临床个案1篇。

第二阶段（培训第二年），独立诊治能力的建立。在上级医师的监督下，能独立正确地处理疾病，掌握本专业基本的专业知识和临床操作技能，学习指导低年资住院医师，形成对师弟师妹的“传帮带”小团队，具备“学员和老师”的双重身份，使学员的专业素养和综合素质能力螺旋式上升。此外，宁大附院在安排学员第二年轮转科室时，将重症监护室、急诊抢救室等对专业技术要求更高的科室纳入第二年轮转安排，达到由易到难分层递进的培训要求。同时，培养学员形成临床科研能力，具备一定的外语水平。第二年轮转结束，培训基地要求住培学员通过基地组织的岗位胜任力考核和市卫生健康委组织的第二次年度考核，查阅并翻译英文文献1篇。

第三阶段（培训第三年），团队领导能力的建立和临床能力的提升。要求学员能熟练正确地处理疾病、熟练掌握本专业临床操作技能，具备独立值夜班（一线班）和门急诊的能力，负责指导低年资规范化培训学员。参与临床研究，坚持外语学习。第三年结束，培训基地要求住培学员通过住培结业考核，撰写临床综述1篇。

通过新老培训方案对比，宁大附院将以往的3年平行轮转改为年度分阶段轮转；轮转科室的安排由随机分配改为分层渐进的模式，先基础专业科室再危重症科室，部分科室采用分阶段轮转的模式，即在同一轮转科室轮转，但培训要求逐步递进；培训分阶段递进，使学员的专业素养和综合素质螺旋式提升；培训内容从单一的临床技能上升到岗位胜任力培养；培训形式从单一的跟随带教老师工作到逐步成为独立的临床一线医师；教学手段从以床边教学为主，到小讲课、大讲坛、读书报告会、多层次阅片、教学查房、病例讨论等形式多样的教学方式。结业考核通过率从75%上升到100%。而作为住院医师培训的最核心的目的——岗位胜任能力的培养，从之前培训结束回原单位还需一段时间适应，转变为培训结束回原单位即可独立顶班，具备独立工作能力和较高的综合素质，带动基层学科的发展，这是一个具有重要意义的飞跃。

## 二、课程设计

### （一）课程设置原则：分层递进，共性与个性并存，针对性教学

美国ACGME根据住院医师所需具备的六大核心能力，提出开发和实施各专科基于胜任力住院医师教育评价框架——Milestones系统，此里程碑式评价模式，对每个培训阶段都有标准性能力评价，且体现出难度的渐进性。

在宁大附院参加住培，同一科室内轮转的学员有不同专业，也有不同年级、学历，且来自不同单位，学员的专业基础、临床能力有差异。面对多层次学员，如果采用统一的培训课程，不利于不同层次学员临床胜任力的提高。然而，临床通科知识、临床基本功，即便是学员专业不同，也须人人掌握，这就是学员的共性，共性的培养需要按照同质化要求进行。

为了进行针对性教学，保证同质化输出的培养要求，结合学员个体特质，最终达到岗位胜任要求，我们借鉴了Milestones模式，在前文所述三阶段培养方案的指导下，结合岗位胜任能力培养目标，宁大附院对学员3年轮转期间的培训课程进行了分层设计，体现了阶段性递进式学习过程，学习难度与要求逐渐增加，学员的角色也由被动转化为主动，最终使住培学员的临床能力能够循序渐进地上升和完善。

### （二）设计贴近临床的专业理论课程

系统的临床医学基础教育，学生在校教育阶段已完成。但由于我国医学院校层次不一，学制多样，导致在宁大附院参加住培的学员起点不同，基础也不太一致，为进一步巩固医学专业知识，使学员在培训结束后结业时有相对均衡的专科基础知识，因此，宁大附院设置了医学专业课程。课程设计贴近临床，实用性强，能够强化巩固相关知识点，具有较好的学习效果。

1. 公共理论课程　包括医德医风，政策法规和相关人文知识。重点学习卫生法律法规、规章制度和标准，医学伦理学、医学统计学，以及医学英语学习、循证医学、基本临床科研和教学能力培训等。此部分课程为所有培训专业的学员必须参与学习的内容。此类课程为院级课程，由住培办组织实施，通过医院“学术讲坛”平台进行授课。

2. 临床专业理论课　根据培训大纲专业细则进行制定，以专科知识学习为主。具体到轮转科室，按照轮转要求必须掌握的知识、病种和技能进行设计。以呼吸内科为例，开设了“呼吸系统解剖与生理”“呼吸系统常见病诊断与处理”“呼吸科常用操作技能”“呼吸系统常规实验室检查”“呼吸系统常见疾病的影像判读”等专业课程，专业性强，贴合临床，更加具有实用性。此类课程为专业基地课程，由专业基地组织实施，一般以小讲课形式进行，对学员进行集中授课。

3. 临床通识课程　以通科常用的基本知识为主，包括合理用血原则、心肺复苏技术、突发性疾病院前急救、姑息医疗、围手术期处理、重点和区域传染病防治，突发公共卫生事件的应急处理、院内感染防治、抗生素合理使用等知识。以及预防医学、社区卫生相关基础知识。此类课程为专业基地课程，由专业基地组织实施，一般以小讲课形式进行，对学员进行集中授课。

4. 医学人文课程　随着现代社会人口迅速增长与老龄化，疾病谱与死亡谱的改变，医学模式从生物医学模式转向生物-心理-社会医学模式，而现代医学模式下，需要涉及人文、行为和社会科学的相应课程，包括医患沟通、人文医学、综合素质提升等，这些都在课程中进行了安排。此类人文课程也为院级课程，要求全体学员参加学习。

人文课程中，又以医患沟通为贯穿学员 3 年培训期的主要课程，北京协和医院有统计，自该院建院以来的医疗纠纷中，有 90%是因为沟通不畅所引起。提升年轻医师的沟通能力，可以有效减少医患纠纷。因此，在当代医疗实践中，医患沟通是非常重要的一部分内容。对于住院医师来讲，要求他们与患者沟通时，善于倾听，且能有效开展口头与书面交流。所交流的信息既有与疾病诊治直接有关的内容，也包括医患双方的思想、情感、愿望和要求等方面的表达。学会理解、信任、尊重患者及其家属,维护患者的隐私权、知情权,积极预防和化解医患矛盾。积极有效的医患沟通,可以有效阻止大部分潜在的医患纠纷。除此之外,年轻医师也要学会如何与社区、公共媒体、同事、同行之间的交流,培养团队协作能力。设置了"医患沟通实用技能"等相关课程,包括医患沟通核心技能、问诊内容与技巧、标准化患者问诊训练、病情告知与解释问题、与特殊患者沟通的策略、医学实践中常见的沟通问题与应对策略等。综合运用课堂讲解、案例分析讨论、角色扮演等教学模式,使住院医师初步掌握以患者为中心的沟通技能。

### (三)设计强调临床能力的实践技能培育课程

医学是一门实践科学,除了要求具有扎实的理论基础,还必须具备较强的临床实践能力,临床思维是分析、综合、比较和概括的结合。在临床能力培养中,临床思维和临床动手能力的培养是住培的重点内容。本书以内科基地为例,阐述临床实践能力课程的分层次设计。

1. 内科基地临床实践能力分层次课程设置

(1)基本技能课程分层设置。病史采集与体格检查是内科医师的基本功,是每一位医师进入临床工作所必须先要掌握的基本技能,也是贯穿职业生涯的实践活动,而结业考核中这两项技能也是必考项。通过宁大附院对刚入基地的新学员摸底考试来看,新学员的这两项基本功掌握差异很大。因此,内科基地针对不同年级学员设置不同的病史采集与体格检查课程(以下统称为患者接诊课程),课程分为初级、中级和高级三个层次,通过临床实践、专题讲座、床旁示教、教学查房、情景模拟等方式掌握患者接诊的方法和规范流程,最终使学员达到相应的课程目标,从而提升岗位胜任力。

1)患者接诊初级课程:授课对象为一年级住培学员,通过标准化患者、床旁示教和教学查房等教学方法,使学员掌握询问病史、体格检查的基本方法和规范流程。通过课程学习,学员能够在带教老师指导下得到完整的病史资料和阳性体检发现,书写合格的病史。

2)患者接诊中级课程:授课对象为二年级住培学员,通过临床实践、床旁示教、教学查房和模拟案例分析,使学员熟练掌握患者接诊的基本方法和规范流程。通过课程学习,学员能独立得到完整的病史资料和阳性体检发现。

3)患者接诊高级课程:授课对象为三年级住培学员,通过临床实践、教学查房和多学科疑难病例讨论,使学员熟练掌握患者接诊方法并能针对具体病例灵活应用。通过课程学习,学员根据具体患者有针对性地询问病史和查体,能得到对诊断有帮助的病史资料和阳性体检发现,并能做出正确分析。

（2）临床思维能力训练课程分层设置。临床思维能力是住培学员在上级医师指导下，学习本专业和相关专业常见病和多发病的病因、发病机制、临床表现、诊断与鉴别诊断、处理方法，急危重症的识别与紧急处理技能，基本药物和常用药物的合理使用等。通过管理患者、参与手术和临床操作、书写病历等实践，运用医学专业知识，进行系统的病史采集、规范的体格检查，选择必要合理的辅助检查，分析临床资料，进行医疗决策，制定并实施合理的诊疗计划。临床思维能力是内科医师临床实践能力的综合体现。专业基地针对不同年级的学员，设置初级、中级和高级课程，以分层、循序渐进的方式提升学员岗位胜任力。

1）临床思维训练初级课程：授课对象为一年级住培学员，通过标准化患者、床旁示教和教学查房等教学方法，使学员掌握内科常见病的诊疗常规。通过课程学习，学员能在带教老师指导下具备有效处理内科常见疾病的能力。

2）临床思维训练中级课程：授课对象为二年级住培学员，通过临床实践（不包括危重、复杂病例）、教学查房和模拟案例分析，使学员熟悉内科常见病的诊疗常规。通过课程学习，学员具备独立有效处理内科常见疾病的能力。

3）临床思维训练高级课程：授课对象为三年级住培学员，通过临床实践（包括危重、复杂病例）、教学查房和多学科疑难病例讨论，使学员在面对危重、复杂病例时能灵活应用已掌握的内科诊疗常规进行诊治。通过课程学习，学员具备分辨疾病危重等级的专业知识，具备独立处理危重、复杂疾病的能力。

（3）内科技能操作分层次课程设置。根据住培内容与标准中所规定的内科专业学员应掌握的内科技能操作项目，对不同年级的学员开设初级、中级和高级课程。技能操作项目包括：心肺复苏术及电除颤、气管插管术、吸痰和插胃管术、腹腔穿刺术、骨髓穿刺术、导尿术、胸腔穿刺术、心电图机操作及判读、腰椎穿刺术、穿脱隔离衣。对不同年级学员分层次设置课程。

1）技能操作初级课程：授课对象为一年级住培学员，通过理论讲解、观看操作视频、床旁示教和模拟人操作，使学员掌握内科技能操作的适应证、禁忌证、常用穿刺部位及正确的操作手法。通过课程学习，学员能在带教老师指导和监督下完成对实际患者的操作。

2）技能操作中级课程：授课对象为二年级住培学员，通过模拟人操作、床旁示教和简单病例临床实践，使学员使学员掌握内科技能操作的适应证、禁忌证、常用穿刺部位及正确的操作手法，熟练完成各项内科技能操作。通过课程学习，学员能在带教老师指导下独立完成对实际患者的操作。

3）技能操作高级课程：授课对象为三年级住培学员，通过临床实践（包括复杂病例）和多学科疑难病例讨论，使学员在面对危重、复杂病例时能灵活应用已掌握的各项内科技能操作。通过课程学习，学员能够针对具体病例设计具体操作项目，并能独立、熟练地完成各项操作，能预见可能出现的问题并提出相应解决方案，设计各项操作相关的检查项目并能对检查结果做出正确分析和处理。

目前我国对住培学员的培养以平面模式为主，宁大附院结合国内外先进住培经验，尝试探索这种分层次的课程设计，对学员岗位胜任力的提升具有明确效应的同时，对专业基地管理、师资带教能力都提出了较高要求，目前，学员普遍对分层课程设计评价较好，从课后反馈调查来看，课程满意度保持在95%~99%，期待宁大附院内科基地的探索得到更多有益成果。

### （四）建立以职业动机为核心的德育和价值观培育课程

在改革开放浪潮与不断深入的市场经济体系下，正向价值观与医德教育的缺失，医务人员的行为背离基本道德规范的现象也时有发生，也是医患矛盾不断升级的原因之一。因此，宁大附院设计了以医生医德培养和提升为核心，以兴趣动机和成就动机为内容的医德培育课程，修正住院医师的职业动机，培养建立住院医师的正确的职业道德观。

1. *树立职业偶像，做好职业规划* 宁大附院开设“名家讲座”课程，邀请国内外知名学者专家进行讲课，通过这些名人名家的影响力和自身成就，对学员产生潜移默化的影响；开设“医学人文”课程，由主抓政治思想教育的书记或支部书记进行授课，对国内外名人，尤其是医疗界名人的先进事迹、崇高的医学成就进行宣讲，刺激住院医师的成就动机，以上述人物为奋斗榜样，树立职业偶像，建立明确的职业规划，通过自己的努力不断接近奋斗目标。

2. *奉献精神和忠诚意识培养* 临床医师的职业要求医生必须热爱所从事的工作，并具有一定的奉献精神。通过带教老师的言传身教、志愿者服务活动，加强住培学员对献身事业、忠诚服务意识的培养。忠实履行自己的工作职责，建立患者同理心，从而提高住院医师综合素质。志愿者服务课程包括就诊流程体验、导诊服务、健康宣教及其他服务，通过住培学员志愿服务的开展，有效加强学员与病患之间的沟通与交流，体验患者就诊的迫切及对于诊疗服务的需求，进而从心理上忠实患者的需要，提高服务意识，建立职业使命感。

此类课程为院级课程，由住培办组织实施，通过医院“学术讲坛”平台进行授课。

### （五）三级课程实施

上述课程分为院级、专业基地级和科室三级，分别由住培办、专业基地和科室组织实施。三级课程内容由基础到专业，由浅入深，循序渐进。每次课后均有住培学员的听课反馈，基地根据学员反馈意见不断改进，提升课程质量。以此，为学员构造一个完整的住培课程体系。

1. 院级课程　院级课程包括入院教育，岗前培训（详见后文）和学术讲坛。上文中提到的住培公共课和通用技能的理论部分授课，一般安排在学术讲坛进行集中授课。学术讲坛是宁大附院一个院级学术活动，一般情况下每两周举行一次，包括“名人讲堂”“住培公共课”“住院医师风采”三个版块。除去住培公共课外，“名人讲堂”和“住院医师风采”展示同样作为院级课程要求住培学员参加学习。住培办每月提前排好课（同一门课程基本上由固定老师进行授课），通过宁大附院的科教平台和微信公众号发布课程安排表（表 3－20，表 3－21），通知学员参加。

**表 3－20　2018 年宁大附院院级课程安排表**

| 月　份 | 教　学　课　程 |
|---|---|
| 1月 | 住院医师规范化培训公共课：SCI 投稿技巧与科研论文撰写<br>住院医师规范化培训公共课：医患沟通与人际沟通 |
| 2月 | 住院医师规范化培训公共课：《执业医师法》《侵权责任法》 |
| 3月 | 住院医师规范化培训公共课：院内感染预防与控制<br>住院医师风采：年度优秀学员住院医师规范化培训心得 |
| 4月 | 住院医师规范化培训公共课：医学伦理学<br>学员座谈会，结业考核考前动员大会 |
| 5月 | 住院医师规范化培训公共课：医学统计学<br>名人讲堂：书记讲人文 |
| 6月 | 结业考核考前辅导<br>医师资格考试考前辅导 |
| 7月 | 住院医师规范化培训公共课：医学英语学习<br>住院医师规范化培训公共课：重点传染病防治 |
| 8月 | 住院医师风采：优秀结业学员风采展示<br>新学员入院教育（住院医师规范化培训规章制度介绍） |
| 9月 | 新学员岗前培训<br>住院医师规范化培训公共课：住院医师病历书写规范 |

续表

| 月份 | 教学课程 |
| --- | --- |
| 10月 | 住院医师规范化培训公共课：临床医生科研思维培养<br>学员座谈会 |
| 11月 | 名人讲堂：职业道德<br>住院医师规范化培训公共课：循证医学 |
| 12月 | 住院医师规范化培训公共课：预防医学与公共卫生 |

**表3-21　2017年8月至2017年12月学术讲坛课程表**

| 序号 | 日期 | 时间 | 课程类别 | 课程内容 | 讲者 | 参加人员 | 给予学分 |
| --- | --- | --- | --- | --- | --- | --- | --- |
| 1 | 8月28日 | 15:00 | 住院医师规范化培训公共课 | 宁大附院住院医师规范化培训基地规章制度 | 略 | 2017级必修,2015~2016级选修 | 0.5 |
| 2 | 9月20日 | 17:00 | 住院医师规范化培训公共课 | 美国与英国医疗现状浅见与思考 | 略 | 2015~2017级必修 | 0.5 |
| 3 | 10月12日 | 16:30 | 住院医师规范化培训公共课 | 手术室无菌操作规范 | 略 | 2015~2017级必修 | 0.5 |
| 4 | 10月16日 | 13:30 | 名人讲堂 | 医学科研伦理规范 | 略 | 2015~2017级必修 | 0.5 |
| 5 | 10月19日 | 16:30 | 住院医师规范化培训公共课 | 电子病历系统使用 | 略 | 2015~2017级必修 | 0.5 |
| 6 | 11月2日 | 16:30 | 住院医师规范化培训公共课 | 学员座谈会 | 住院医师规范化培训办 | 2015~2017级必修 | 0.5 |
| 7 | 11月23日 | 16:30 | 教学交流 | 教学秘书工作会议 | 住院医师规范化培训办 | 全体教学秘书 | 0.5 |
| 8 | 11月30日 | 16:30 | 住院医师规范化培训公共课 | 医学伦理学 | 略 | 2017级必修,2015~2016级选修 | 0.5 |

续表

| 序号 | 日期 | 时间 | 课程类别 | 课程内容 | 讲者 | 参加人员 | 给予学分 |
|---|---|---|---|---|---|---|---|
| 9 | 12月14日 | 16:30 | 住院医师规范化培训公共课 | 住院医师病历书写规范 | 略 | 2015~2017级必修 | 0.5 |
| 10 | 12月28日 | 16:30 | 学员风采 | 科研基金申请 | 略 | 2015~2017级必修 | 0.5 |

2. *专业基地课程*　专业基地层面的课程包括每周一次的小讲课、每月两次的教学查房及每月两次的病例讨论。课程内容紧扣本专业住培学员培养方案、专业理论与实践内容进行。上文中提到的临床通识课程和临床专业理论课程，均由专业基地组织实施，一般安排在小讲课进行，对本专业的学员进行集中授课。

专业基地的教学查房和病例讨论，则属于理论与实践相结合的课程，通过具体病例对专业知识进行系统回顾、分析和总结，课程中，采取以学员为中心模式，向学员提问，引发学员的思考与讨论，积极调动学员提出问题和解决问题的主动性，由此锻炼了学员的诊断思路，学习效果良好。

**附3－3：宁大附院专业基地住培学员培养方案（以内科学专业基地为例）**

### 内科学专业基地住院医师规范化培训学员培养方案

（1）培训第一年

① 基本知识的巩固与提升：通识教育，完善临床知识架构。

② 基本技能：掌握病历书写、病史采集、体格检查、心肺复苏、电除颤等基本技能。

③ 基本科研和专业英语能力培养。

④ 要求第一年通过全国医师资格考试。

⑤ 参加中期考核：撰写临床读书笔记一篇。

（2）培训第二年

① 临床诊治能力养成：专科深入，整体思维形成。

② 掌握专科技能：中心静脉穿刺、三腔两囊管、四大穿刺、气管插管等专科技能。

③ 进一步培养科研和专业英语能力，参加省市内各类学术活动。

④ 要求通过年度考核和岗位胜任力考核。

⑤ 参加中期考核：翻译全英文（外文）原文文献1篇。

(3) 培训第三年

① 独立诊治能力和科研教学能力达成：综合能力提升。

② 综合实践技能：临床综合处理能力、沟通能力、团队协作能力。

③ 参与科室教学活动：带教实习医师，或作为教学秘书助理参与教学管理。鼓励主讲住院医师规范化培训相关课程。

④ 争取在省市内学术活动中发言。

⑤ 要求通过年度考核和结业考核。

⑥ 轮转计划完成后递交医学综述1篇。

**附3－4：宁大附院专业基地教学活动课程安排(以内科学专业基地为例)**

**宁波大学医学院附属医院内科学专业基地**
**教学活动课程计划表(2017年9~12月)**

| 月份 | 周　次 | 课程类别 | 内容 | 授课科室 |
|---|---|---|---|---|
| 2017年9月 | 第1周 | 技能操作 | 心肺复苏、电除颤 | 急诊科 |
| | 1 | 小讲课 | 休克的诊治 | 急诊科 |
| | 2 | 教学查房 | 冠心病 | 心内科 |
| | 2 | 小讲课 | 心力衰竭的诊治 | 心内科 |
| | 3 | 疑难病例讨论 | 难治性腹水一例 | 消化内科 |
| | 3 | 小讲课 | 消化性溃疡 | 消化内科 |
| | 4 | 教学查房 | 慢阻肺 | 呼吸内科 |
| | 4 | 小讲课 | 呼吸衰竭 | 呼吸内科 |
| 2017年10月 | 1 | 疑难病例讨论 | 糖尿病酮症酸中毒 | 内分泌科 |
| | 1 | 小讲课 | 肾上腺疾病诊治 | 内分泌科 |
| | 2 | 教学查房 | 肝硬化 | 消化内科 |
| | 2 | 技能操作 | 三腔两囊管压迫止血术 | 消化内科 |
| | 3 | 疑难病例讨论 | 慢性肾衰竭 | 肾内科 |
| | 3 | 小讲课 | 病历书写 | 科教部 |
| | 4 | 教学查房 | 贫血 | 血液科 |
| | 4 | 小讲课 | 贫血的诊断思路 | 血液科 |

续表

| 月份 | 周　次 | 课程类别 | 内容 | 授课科室 |
|---|---|---|---|---|
| 2017 年 11 月 | 1 | 疑难病例讨论 | 心脏瓣膜疾病 | 心内科 |
| | 1 | 技能操作 | 12 导联心电图操作及典型心电图诊断 | 心内科 |
| | 2 | 教学查房 | 类风关 | 风湿免疫科 |
| | 2 | 小讲课 | 风湿性疾病的关节表现 | 风湿免疫科 |
| | 3 | 疑难病例讨论 | 间质性肺炎 | 呼吸内科 |
| | 3 | 小讲课 | 肺间质病变的诊断与治疗 | 呼吸内科 |
| | 4 | 教学查房 | 病毒性肝炎 | 感染科 |
| | 4 | 小讲课 | 乙肝的抗病毒诊治进展 | 感染科 |
| 2017 年 12 月 | 1 | 疑难病例讨论 | 神经系统脱髓鞘疾病 | 神经内科 |
| | 1 | 技能操作 | 腰椎穿刺术 | 神经内科 |
| | 2 | 教学查房 | 糖尿病 | 内分泌科 |
| | 2 | 小讲课 | 糖尿病药物治疗 | 内分泌科 |
| | 3 | 疑难病例讨论 | 消化道出血 | 消化内科 |
| | 3 | 小讲课 | 炎症性肠病的诊断与治疗 | 消化内科 |
| | 4 | 教学查房 | 肾病综合征 | 肾内科 |
| | 4 | 小讲课 | IgA 肾病 | 肾内科 |

3. 科室内课程　　学员的轮转是以科室为单位进行的，以实践教学为主。上文中提到的临床实践和专科技能课程为科室内课程的主要内容，此外，部分科室在专业基地课程之外，也会安排一部分临床专业理论课程，这部分课程比较多地涵盖了专业领域的诊治新进展及治疗策略选择。科室课程以小讲课、读书报告会、文献复习等多种形式组织开展，侧重介绍专科新技术前沿进展。

## 三、始业教育

住培学员的始业教育指在进入基地开始培训前基地对其进行的教育，包括入院教育与岗前培训，是住培的重要组成部分，在管理、教学方面有着正向引导、促进和帮助住院医师完成职业角色转变等重要意义。

## （一）入院教育

在完成当年学员招录后，住培办于每年 8 月底组织新一级住培学员的入院教育（表 3 - 22）。入院教育的主要内容包括如下几点。

**表 3 - 22　2018 年宁大附院住培入院教育安排表**

| 日期 | 时　间 | 地　　点 | 内　容 | 主 讲 人 |
| --- | --- | --- | --- | --- |
| 8月22日 | 8: 00 ~ 8: 30 | 门诊 4 楼学术报告厅 | 入院典礼、宣誓 | 院领导 |
| | 8: 30 ~ 9: 30 | 门诊 4 楼学术报告厅 | 住院医师规范化培训规章制度介绍 | 住培办主任 |
| | 9: 40 ~ 10: 10 | 门诊 4 楼学术报告厅 | 技能中心使用规范 | 技能中心专职老师 |
| | 10: 20 ~ 11: 20 | 门诊 4 楼学术报告厅 | 临床无菌操作规范 | 外科基地教学主任 |
| | 12: 00 ~ 14: 00 | 门诊 4 楼学术报告厅 | 基本急救技能操作 | 急诊基地教学主任 |
| | 15: 10 ~ 16: 10 | 1 号楼 4 楼 | 手术室参观，工作规范 | 手术室护士长 |
| | 17: 30 ~ 18: 30 | 门诊 4 楼学术报告厅 | 职业道德教育 | 中国医师奖获得者 |
| 8月23日 | 8: 00 ~ 9: 00 | 门诊 4 楼学术报告厅 | 学员安全教育 | 住培办老师 |
| | 9: 10 ~ 10: 00 | 门诊 4 楼学术报告厅 | 省住院医师规范化培训信息系统使用 | 住培办老师 |
| | | | 医院科教平台使用 | 住培办老师 |
| | 10: 10 ~ 11: 00 | 门诊 4 楼学术报告厅 | 教学查房规范 | 内科基地教学主任 |
| | 14: 00 ~ 16: 00 | 专业基地 | 各专业基地见面会 | 各专业基地 |
| | 16: 30 ~ 17: 00 | 6 号楼 4 楼技能中心 | 技能中心参观 | 技能中心管理员 |

1. 职业道德教育　　目前院校教育中对医学生人文素质培养往往在后续的临床实践中被证实是不够的。部分学员对医学人文素养重要性认识不够，人文方面素质欠缺，在当今医患关系紧张的医疗环境下，部分学员存在缺乏职业认同，以及对从事医疗事业的神圣感和使命感。因此在入院教育中，涉及执业人文教育引导，培养正确的价值观、职业观、道德观。医疗工作关系到人类健康与生命，从事医疗事业需要有高尚的情操、精湛的技术、较高的智慧、熟练的沟通技巧等优秀品质，也需要吃苦耐劳的精神，亦需要有对患者的同理心，在住院医师的职业生涯起始，树立其为患者服务的思想和甘于奉献的精神，在今后的工作中表现出良好的医德医风。

2. *医院概况及环境介绍*　　包括医院整体医疗水平、学科建设情况、年度各项医疗数据、教学情况、科研产出、文化建设及医院的组织架构等。并向学员介绍院内建筑环境，门诊及病区位置，包括交通、食宿、行政办公区域等。通过介绍医院的基本情况及医院内环境，使学员尽快了解即将进入的基地，帮助学员建立归属感及主人翁意识，缓解学员对新环境的陌生感。

3. *住培制度解读*　　住培不同于院校教育，是培养年轻医师职业素养和岗位胜任能力的毕业后医学教育，对培训对象要求更高，培养环节也更为复杂，而刚进入基地的新学员往往对住培的认知不足，因此让学员了解培养过程的各个环节，住培的各项规章制度及住培的重要性，以免环节脱失影响培训进度和质量，很有必要。对住培制度解读包括国家和省（直辖市）政策介绍、培训的重要性及意义、医院的各项住培相关规定、培训过程的考核、培训期间待遇、培训时间等给予正确解释，引导学员充分认识住培这项国家政策，以及浙江省、宁波市和培训基地的相应规定，以帮助他们尽快进入住院医师的角色。

4. *职业规划*　　针对新招录的学员设计"职业规划指导"，系统介绍医生职业生涯各个阶段的任务，职称晋升条件、行政职责、进修学习机会、科研教学奖惩条件等，有助于住院医师审视自身素质条件，准确定位，合理调整个人目标和执业理想，匹配岗位职责和发展要求，理性把握职业生涯中成长进步的机会，激发自身潜能。

5. *住培信息管理系统使用介绍*　　学员进入宁大附院培训基地后，培训中所涉及的信息系统包括浙江省住培信息管理系统和宁大附院科教平台。学员在培训时需要将培训内容记录到信息管理系统，以及使用科教平台进行签到、评估和查阅信息等。因此，需要将两个系统的使用方法介绍给新学员，以便其在培训开始便能顺利使用。

### （二）岗前培训

学员在参加完入院教育之后，培训基地会安排学员参加为期一周的岗前培训。岗前培训与医院的新职工一起参加，培训内容包括法律法规、职业规范、沟通技巧、科研教学和临床技能培训。

1. *法律法规和职业规范*　　住院医师个人的法制、医疗规范观念构成其进入临床独立诊断、操作、决策的行为约束力。因此，在开始培训前需强化住院医师法律法规、医疗核心制度等职业规范教育，包括执业医师法、侵权责任法、院内感染控制、输血管理、抗菌药物使用管理等内容，强调医疗过程和医疗质量管理。在职业生涯起始培养年轻医师正确的法制观念、职业规范，有助于他们形成良好的临床诊疗习惯、规范的医疗行为，预防和杜绝医疗事故的发生。

2. *沟通技巧*　住培学员进入医院培训，不仅需要与患者及家属沟通，还需要与指导老师、科室其他老师、行政管理部门、护理部、同行等沟通，学员在进入基地培训后与以往单纯学生时期的沟通范围相比，更为复杂和多样化。尤其是医患沟通，是培训期间需要重点关注的问题。通过沟通技巧的岗前培训，提高学员对医患沟通的关注度，使其学会倾听和思考（换位思考），掌握基本的沟通技巧，是开启良好医患关系的重要手段，也是顺利完成培训的重要保证。

3. *基本临床技能培训*　由于住院医师在院校学习阶段基础不一，临床能力良莠不齐，因此在进入临床轮转之前，对他们进行临床基本技能的训练，以使他们能顺利地在临床科室轮转。基本技能包括基本急救技能、手术室无菌操作和电子病历系统使用及病历书写规范。基本急救技能包括心肺复苏和电除颤，在岗前培训的时候，同时对基本急救技能进行考核，使学员牢固掌握相关技能。病历书写能力是医生必须掌握的基本技能之一，岗前培训是对学员进行病理书写规范和电子病历系统使用的培训，使其掌握病历书写的基本要求和电子病历系统的操作流程，为临床工作中书写病历打下规范的基础。

### （三）始业教育体会

始业教育是住培的开端，科学、实用的始业教育将帮助住院医师在有限的时间内形成对住培的认识，培养和树立良好的职业习惯、接受基本的技能训练，为循序渐进培养学员岗位胜任力奠定基础。

通过近几年对始业教育内容和形式的不断探索，宁大附院逐步形成一套较完整的始业教育模式。不仅有完备始业教育方案，对每次的教育都留下详细的资料，并把相关内容与资料整理成册，形成了《宁波大学医学院附属医院住院医师规范化培训学员手册》。我们发现，近几年在学员培训开始前进行始业教育，与之前未进行教育或未进行系统的教育相比，更利于培训管理，培训质量也有明显提升。

宁大附院住培办于每年 8 月初，制定入院教育和岗前培训计划，明确课程内容、授课人员和时间地点。计划确定后进行集体备课，就教学目标与内容、授课技巧等对授课老师进行集体培训，并根据老师的反馈意见对课程进行适当调整，同时将始业教育内容与带教绩效、评优相挂钩，通过上述举措保证教学质量，落实培训任务。

要做好始业教育，管理部门除需要做好组织协调工作外，还须严抓始业教育的纪律和始业教育的考核。始业教育是住培的起点，与学员今后的培训学习息息相关。为使学员的培训有良好的开端和形成规范职业习惯，必须从始业教育抓起，保证培训的严肃性，在教育培训的每节课都安排了签到，对个别迟到、早退、逃课，从而影响培训效果的学员进行严肃处理，以便形成良好的学习氛围。在岗前培训结束后，宁大附院安排理论和技能考核，以便了解培训效果，了解学员对培训内容的掌握情况，同时通过考核反过来促进学员认真学习，提高临床技能，形成规范的医疗行为习惯。以期培养出符合社会需要的临床医师。

通过始业教育，帮助学员了解医院的历史文化及各项规章制度，更好地融入医院，融入基地。同时能够缓解学员进入基地之初的焦虑与不适应，为在临床顺利培训做好准备。

## 四、在科教育

住院医师培训以临床实践技能培训为重点，通过相关临床科室轮转的方式，对住培学员进行带教和指导。

根据国家《住院医师规范化内容与标准(试行)》和《浙江省住院医师规范化培训细则》要求，学员在科室轮转时，学习本专业和相关专业的常见病、多发病的病因、发病机制、临床表现、诊断与鉴别诊断、处理方法和临床路径，急危重症的识别和紧急处理技能，基本药物和常用药物的合理使用。掌握临床通科常用的基本知识和技能，包括临床合理用血原则、心肺复苏技术、突发性疾病院前急救、姑息医疗、重点和区域性传染病的防治知识与正确处理流程。在培训第一年能够达到医师资格考试对临床基本知识和技能的要求。熟练并规范熟悉临床病历，在轮转时至少每月手写完成 1 份完整大病历和 1 份首次病程记录或 2 份门诊病历。理论知识和技能操作一方面通过临床实践渗透，一方面则通过自学及专业基地和科室组织的各类教学活动，掌握相关临床知识，最终达到各专业培训标准的要求。

学员在科室的轮转，包括从入科报到、入科教育、临床实践、参加各类教学活动和出科考核等几个环节，构成完整的在科教育。

### (一) 入科报到与入科教育

1. 入科报到　根据学员个人轮转计划，住培办每月 25 日将下月新入科学员的入科报到单上传内网并通知各科室教学秘书，学员下载后持住培办签发的入科报到单报到。入科报到的意义和作用在于，作为学员入科的凭证，由教学秘书将该学员纳入科室考勤系统，为新入科学员分配带教老师，组织安排入科教育，将学员纳入科室学员管理档案。随着科教平台信息化建设的推进，自 2018 年 4 月起，住培学员的入科报到已通过手机端小程序报到，学员到新科室教学秘书处报到后，由教学秘书在小程序点击确认，确认同时形成入科报到单（图3-5），并开放入科教育功能。

宁波大学医学院附属医院住院医师规范化培训

住院医师入科报到单

生化实验室 科教学秘书：

兹有培训学科为 检验 科的住院医师＿＿＿＿于＿＿＿年＿＿＿月＿＿＿日至＿＿＿年＿＿＿月＿＿＿日来贵科轮转，请安排好带教老师，做好日常带教工作，并纳入贵科日常考勤及考核工作。于住院医师轮转结束时，及时做好出科考核和网上审核工作（具体要求见操作手册）。

（科室留存）

住培办

2018年3月20日

宁波大学医学院附属医院住院医师规范化培训

住院医师入科报到回执单

住培办：

兹有轮转医生＿＿＿＿于＿＿＿年＿＿＿月＿＿＿日已来我科报到。已将其纳入我科日常工作及考勤考核。

（交回住培办）

教学秘书签名：

考勤老师签名：

2018年3月29日

注：请轮转医生入科后一周内将回执单交回住培办！

图3-5　入科报到单样本

2. 入科教育　　入科教育是住培学员进入科室后的第一个环节，经过教育后就可以正式参与科室工作了，学员在科室内的轮转培训是学习与工作的结合。入科教育的质量最终关系着学员在科室内的培训效果，组织良好的入科教育有助于学员在科室轮转工作的顺利进行；对于科室管理和带教老师而言，认真执行的入科教育也能帮助学员了解科室工作规范与流程，可以最大限度减少医疗差错。

宁大附院的入科教育一般在入科后一周内以集中授课的形式进行，由科室内教学秘书统一进行教育。具体包括：① 科室简介，包括科室历史与文化，科室荣誉、主要临床特色和学科主要研究方向；科内人员构成和特点，科内专家的临床特色和研究方向。② 带教安排和带教老师基本情况。③ 科室工作制度、学习制度以及相关的管理规定，学员轮转期间的职责，包括轮转中的各个环节的内容与要求，如轮转时间、要求管理住院患者数、参加交接班和查房的注意事项、值班要求、医疗文书记录要求等。④ 科室培训要求、培训目的、病种和技能操作的要求，本科常见疾病临床路径、医嘱、急诊和重症抢救治疗原则及流程等。⑤ 教学活动安排，如病例分析、病种学习、指南解读、最新进展等内容。⑥ 出科考核的安排及考核方式，出科时应达到培训目标与考核的具体形式，如临床工作量、出勤情况等，出科考核形式包括理论、技能和综合素质考核。⑦ 医疗核心制度、医疗安全、医患沟通、消防安全及医德医风教育等。

临床科室轮转是住培学员培训重要内容，是理论联系实际、培养职业道德与素养的重要阶段，入科教育是临床工作的要求，目的是使学员能够全面了解科室、快速融入科室工作，了解带教老师，减少新科室的陌生感，对学习任务和住院医师的职责有一个清晰的认识，明确学习方向和重点，减少学习的盲目性。从而使临床轮转工作顺利开展。

口头宣教容易遗忘，为此，宁大附院组织各个科室制作《入科教育手册》（图 3－6），在入科教育授课后发给学员阅读及作为工作时的参考，作为临床工作的指导，有助于学理论与实践相结合，有利于临床思维的培养，更快适应由课堂学习到能处理临床问题的角色转换。《入科教育手册》在出科后归还科室。

### （二）临床实践

1. 明确实践目标　　根据《住院医师规范化培训内容与标准（试行）》和《浙江省住院医师规范化培训细则》要求，规定了专业学员在本科室轮转时需要完成的经管病例数、技能操作例数、参与手术例数、书写大病历份数等。出科时达到本科室常见病、多发病诊治与处理能力。科室据此制定学员在本科轮转期间的轮转计划，培训根据轮转计划执行。

2. 根据目标进行带教　　科室轮转计划制定后，住院医师在带教老师指导下，根据轮转计划，参与临床工作，包括收治患者、查房、开医嘱、预约检查、追踪检查、病历书写、参与手术与操作、医患沟通、医护沟通、与兄弟科室沟通、与行政科室沟通、突发事件应对、传染病报卡、不良事件上报等。同时在临床实践中培养训练临床思维、复习巩固专业知识和技能操作学习培训，从而提高临床能力。

学员在临床实践过程中，在专业基地组织安排下，根据教学计划参加各类教学活动，详见本节第五部分。

3. 考核计划完成情况　　出科前，由带教老师对学员轮转计划完成情况进行审核，住院医师完成省住培信息管理系统内轮转信息录入，然后科室进行审核，并进入相应的出科考核程序。

### （三）出科考核

学员出科前，必须参与科室组织的出科考核，以检验在科室轮转中本科室临床知识与技能掌握情况，是否达到目标，出科考核未通过学员，将在全部轮转计划完成后重新在本科室轮转。详见本书第五章。

# 宁波大学医学院附属医院
# 住院医师规范化培训
# 消化内科入科教育手册

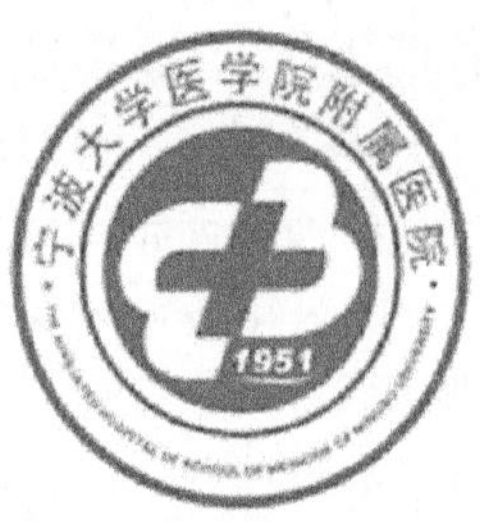


宁波大学医学院附属医院住院医师规范化培训基地

二０一七年制

# 科室寄语

欢迎各位住院医师来到消化内科进行住院医师规范化培训，你们的到来为我们科室添加了新生力量。为促使你们顺利完成在我们科的培训，在入科之际提出几点建议：

1．请各位住院医师仔细阅读《宁波大学医学院附属医院住院医师规范化培训消化内科入科教育手册》中的内容，包括科室介绍、入科须知、带教老师情况、教学计划、培训内容与标准、推荐的参考书目等。

2．请各位住院医师仔细阅读并认真学习《住院医师规范化培训内容与标准》，并按照科室制定的轮转计划进行培训学习。

3．在轮转过程中根据科室教学秘书的安排，在带教老师的指导下开展各项诊疗工作并参加各项教学活动。工作上遇到问题和困难及时与科内老师沟通反映。

希望各位年轻医师努力学习、脚踏实地，在消化内科轮转期间把学习专业理论与临床实践充分结合，提升自己的临床能力。

消化内科主任

叶国良

# 科室介绍

宁波大学医学院附属医院（原宁波市第三医院）消化内科学始建于20世纪70年代初期，经过几代人的努力，学科实力稳步提升，尤其是近几年来，医院整合相关科室团队，组建成立了消化病诊治中心，在医院“医教研管四轮驱动”的战略引导下，科室全面协调发展，已成为浙东区域消化系统疾病医、教、研中心，先后被评为“宁波市临床特色重点学科”、“宁波市医学重点学科”、“浙江省消化病区域专病中心（浙东）”，先后成为“食管胃静脉曲张治疗技术培训基地”、“早期胃癌筛查研究协同网络协作中心”、“全国肝胆病防治基地”、“将才工程培训中心”等国家级基地或协作中心。

消化病诊治中心设有门诊、病房、消化内镜中心、消化放射介入中心、消化实验室、胃肠动力室。中心人才汇聚，团队结构合理，现有专科医生18名，其中主任医师6名、副主任医师6名、主治医师3名、住院医师3名，获得博士学位1名，硕士学位10名，拥有硕士生导师2名。中心秉承“专家诊治、专业服务”的理念，发挥人才优势，推动亚专科发展，现已形成消化内镜诊疗、介入诊疗、胃肠道早癌、胃肠动力、炎症性肠病、慢性肝病等特色专科。消化门诊每日均开诊三个专家门诊，每周五下午开设名医门诊（叶国良主任医师），并开设有“炎症性肠病”、“胃食管反流病”、“胃肠早癌”等专病门诊。病区床位64张，主要收治消化系统疑难疾病、重症疾病、介入和内镜治疗病例，病房实行三级医师查房制、疑难重症会诊制，以及与相关学科定期病例讨论制，保证了医疗安全和医疗质量。

消化内镜中心拥有目前最先进的带NBI功能的Olympus 290型系列高清电子胃镜、电子肠镜、电子十二指肠镜、单气囊电子小肠镜、放大胃、肠镜、治疗型电子胃、肠镜、纵轴超声内镜、超声微探头、韩国产无线胶囊内镜诊疗系统以及全自动内镜洗消机。学科学科始终站在内镜诊治的最前沿，目前内镜诊疗技术处于国内先进、市内领先水平，在消化道大出血、胃肠早癌、门脉高压食管胃底静脉曲张、贲门失迟缓症、胰腺肿物穿刺等内镜诊疗方面经验丰富，已成熟开展EMR、ESD、STER、ERCP、EUS+FNA、EVL、EIS、POEM、OTSC等内镜手术，每年完成相关内镜治疗2500例以上。消化放射介入中心能独立开展消化道出血介入栓塞、TIPS、门脉系统血管溶栓、TACE+射频消融治疗特殊部位肝癌等。消化病实验室在国内较早开展Hp培养及敏感药物浓度测定，为难治性HP感染患者实施个体化治疗方案，大大提高了HP根治率，并对HP耐药及机制进行了较为系统深入研究，筛选出对多重耐药HP有效的根治方案。胃肠动力室引进先进的高分辨率测压系统，为食管动力障碍疾病（如贲门失弛缓症、胃食管反流病）提供更为准确的诊断和分型，指导更有针对性的治疗。

作为大学直属附属医院，本中心重视教学和科研工作，宁波大学医学院内科教研室挂靠在我科，科室承担了本科生、硕士研究生、留学生、住院医师规范化培训学员、进修医师等多层次多类别的理论授课和临床带教工作。注重临床科研一体化，依托宁波大学医学院的优势，组建多学科研究团队，在胃肠早癌、HP致病和耐药、肝硬化及其并发症等研究方向具有一定优势，取得了丰硕成果。近5年来共申请立项国家自然科学基金1项，省部级课题2项，市厅级课题15项，发表论文30余篇（SCI期刊20篇），获得省市级科技进步奖各2项，国家发明专利1项。

中心注重人文建设，打造学习型卓越团队，围绕不断提示医疗质量和服务水平，形成了独特的科室文化，提出了质量理念“以病人为中心，精医于民、仁术至善，精业奉献、务实创新，追求医疗和服务的卓越”及行为文化“医护无缝、镜人合一、周到细致、万无一失”，中心首创的“医教研管四轮驱动，医护患无缝隙”质量管理模式荣获2017年首届全国优质服务质量大赛二等奖，浙江省优质服务大赛一等奖。此外，中心多次被评为医院“幸福科室”、“人文科室”，2016年学科带头人叶国良主任医师荣登业内最高荣誉“中国医师奖”，2017年中心并被授予“浙江省青年文明号”，

## 本学科的特色优势：

**1、消化道早期肿瘤的内镜诊治和基础研究**

在省内较早组建消化道早癌工作团队，与肿瘤内科、宁波大学医学院分子生物学系等兄弟科室成立了多学科研究团队，是“宁波市消化系统恶性肿瘤诊治新技术创新团队”骨干成员，在消化道早癌内镜诊治和基础研究领域在国内具有一定影响力。目前已开展经鼻超细内镜、高清内镜、放大内镜、电子染色内镜，同时开展EMR、EPMR、ESD、STER等治疗技术，操作水准达国际先进水平，多次受邀在国内、国际学术会议上进行学术报告及内镜操作演示。每年举办多次继教班、ESD手把手培训班，搭建浙东区域胃肠道早癌诊治技术平台和协作网络。基础研究方面，主要方向是胃肠道早癌诊断的生物学标志物筛选和鉴定，及消化道肿瘤细胞侵袭、转移的分子生物学研究，近5年共申请立项包括国家自然科学基金、浙江省自然科学基金在内的课题14项，发表论文20余篇，其中SCI论文10余篇，获得省市级科技进步奖各2项，国家发明专利1项，在胃早癌的非编码RNA生物标志物研究领域处于国际先进水平。

**2、肝硬化及其并发症的临床和基础研究**

肝硬化食管胃底静脉曲张破裂出血病情凶险，运用内镜下硬化剂、组织胶注射、连环套扎等技术紧急治疗，急诊止血率达100%，择期运用内镜下硬化剂、组织胶注射、连环套扎序贯治疗直至曲张静脉消除，联合中西医结合的药物干预，达到二级预防目的。通过长期探索方案优化，形成了“以内镜治疗为基础，中西医药物联合干预为重点，医护患无缝隙延续性护理”为特色的肝硬化食管静脉曲张破裂出血的二级预防综合干预方案，效果显著，大大减少了再出血风险，延长了患者生存期和生活质量。对食管胃底重度静脉曲张、顽固性腹水，开展了以TIPS为主的介入治疗，见效快，疗效可靠。在基础研究方面，主要围绕各种慢性肝病进展到肝硬化的关键环节和必经之路即肝纤维化，开展肝纤维化的无创诊

4

断技术（如肝弹性成像、门静脉血流动力学等）研究，开展肝纤维化相关的细胞生物学和分子生物学研究，探讨逆转肝纤维化的药效靶点，从中医药或植物药中筛选有效药物。

**3、炎症性肠病的诊治**

成立炎症性肠病亚专科，集临床病房、专病门诊、内镜诊疗为一体，同时联合影像科、营养科、肛肠科、普外科组成多学科团队。团队主要成员多次赴美国、法国、日本等国际一流专科访学深造，每年举办国家级继教班，邀请国内外著名专家学者讲课交流，紧跟国际最前沿。目前已常规开展胶囊内镜、气囊小肠镜、CT 仿真肠镜等检查手段，精准诊断炎症性肠病，评估病情进展，针对克罗恩病、溃疡性结肠炎不同患者开展规范化综合治疗和随访管理，在控制病情、维持缓解、减少并发症等方面具有丰富的经验。

**4、消化道大出血的多学科联合诊治**

联合内镜、放射介入、麻醉、外科、ICU 组建 MDT 治疗危重消化道大出血患者；对不明原因消化道出血患者，开展急诊胃、肠镜检查、数字化血管造影（DSA）、胶囊内镜、小肠镜检查等先进措施及时明确出血部位、原因，并根据不同病因实施内镜下止血、放射介入止血或外科腔镜手术。

**5、重症胰腺炎的多学科联合治疗**

联合 ICU、内镜、放射、超声、外科组建 MDT 治疗重症胰腺炎，开展重症胆源性胰腺炎早期 ERCP 干预、床旁持续血液滤过、小肠置管肠内营养、超声引导下穿刺引流及中西医结合综合治疗，取得较好效果，降低死亡率。

**6、功能性胃肠病的中西医结合治疗**

对于长期便秘、腹泻、腹痛、腹胀、烧心感等症状，而无明显器质性病变的患者，本科通过高分辨率胃肠动力检测、胃肠镜检查、胃肠激素和幽门螺杆菌检测，制定个体化治疗方案，取得了满意的疗效。对于部分难治性患者，结合中医辨证论治、辨体调理，标本兼治，既能有效缓解症状，又能减少疾病的复发。

**7、贲门失迟缓症的治疗**

本科开展内镜下球囊扩张术、经口内镜下肌切开术（POEM）治疗贲门失迟缓症，取得良好疗效，积累了一定经验。

（数据更新至 2017 年 10 月 1 日）

**欢迎关注科室公众号：**

宁大附院消化中心
宁大附院消化中心官方公众平台，向公众推广介绍消化内科疾病及消化内镜相关信息，提高大众对于消化系统疾病的认知，普及消化内镜诊疗的相关知识。

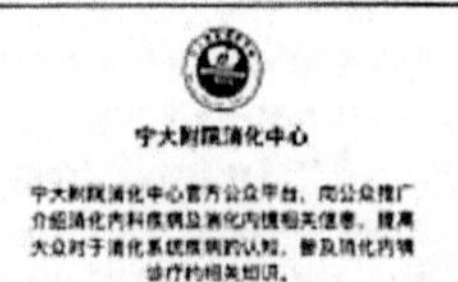

# 消化内科入科须知

1、科室环境介绍（科室位置、分布、科内环境，工作流程）等。科室规章制度介绍。包括日常工作事务流程，如物品放置、白大褂换洗等。

2、科室人员介绍，包括科主任、护士长、教学秘书、带教老师等。

3、尊师重教，树立良好的工作态度。

4、遵守劳动纪律：上班期间杜绝迟到，早退，不得随意请假。严格执行基地请假制度与流程。因事请假1天，须经带教老师和教学秘书批准；2-3天，须经科主任和科教部批准，超过3天还须经院领导审批。对擅自迟到早退和旷工者，上报科教部处理。

5、管理病人须知：

（1）在带教老师指导下，独立管床6-8张。

（2）早查房前准备：患者前一天的化验检查结果及影像学资料，患者生命体征、血糖、24小时尿量等；

（3）晚查房前准备：患者当日情况，急诊化验检查结果等。

（4）夜查房：在值班医师指导下，跟随夜查房，及时了解患者病情情况。

（5）上级医师查房时，熟悉所管理患者，能汇报病历、体格检查和各项检查的阳性结果，以及患者诊断、入院后病情变化和治疗情况。

（6）及时完成患者运行病历，知晓各项医疗文书书写时限（入院记录24小时，首程8小时，抢救记录6小时，术后首程6小时，病程录稳定3天一记，病重2天一记，病危至少1天一记/随时记，新入院、手术、转科患者连续记3天，出院病历5天归档）。

（7）及时完成医疗文书的家属签字（包括知情同意书、自费检查和药品、激素使用、生物制品、血制品、有创检查和治疗、术前术后告知等），并在带教老师指导下，进行充分的医患沟通与告知。

（8）在管理病人过程中，有意识的锻炼自己的口头表达能力、医患沟通能力、医护沟通能力和临床思维能力。

6、值班须知：我科实行24小时值班制，值班期间必须24小时在岗在位，并参加早交班。学习并掌握病房患者一般病情处理，了解各个专科重症、急诊患者的处理以及一般会诊流程。

7、收新病人须知：

（1）在带教老师指导下看病人，学习病史采集和规范的体格检查。

（2）病历书写完成后请老师及时修改、审核。

（3）结合病例需要看书回顾，加深印象。

8、临床技能操作须知：在带教老师指导下，操作前进行充分的医患沟通，征得患者（家属）理解和支持。操作前必须掌握操作流程、适应征和禁忌症，观看技能操作视频和带教老师的现场操作。出科前能独立规范的完成腹部体格检查、腹腔穿刺术、三腔二囊管插入术、鼻饲管等技能。

9、掌握胃食管反流性疾病、慢性胃炎、胃癌、结肠癌、急性胰腺炎、肝炎后肝硬化、肝性脑病、急性胆道感染、腹腔积液、食管癌、消化性溃疡、功能性胃肠病、炎症性肠病、上消化道出血、原发性肝癌、黄疸、慢性胰腺炎、慢性腹泻、腹腔结核、肠结核与结核性腹膜炎诊治，掌握常见胃肠疾病胃肠镜报告的临床意义解读，掌握消化常见疾病的常见症状和体征。

10、定期参加科内/专业基地的教学活动（小讲课、教学查房、疑难病例讨论）。并根据教学秘书安排对教学活动进行记录。

11、业余时间了解各个专科常见疾病的最新诊断和治疗进展，阅读外文文献，培养一定的科研写作能力。

12、在我科轮转结束前1周，科室组织出科考核，考核包括病历书写考核、理论闭卷考核和实践技能考核。

13、轮转结束前1周内自行登陆浙江省住院医师规范化培训信息管理系统完成培训信息录入，并填写《住院医师规范化培训登记手册》；告知带教老师审核签字。

14、出科前须完成《住院医师经管床位记录表》和《病历书写住院号记录表》，并交给教学秘书。

宁大附院住院医师规范化培训消化内科入科教育手册

# 消化科带教老师一览表

| 序号 | 姓名 | 职称 |
| --- | --- | --- |
| 1 | 叶国良 | 主任医师 |
| 2 | 张新军 | 主任医师<br>副教授 |
| 3 | 王伯军 | 主任医师 |
| 4 | 秦丽君 | 主任医师 |
| 5 | 周玉平 | 主治医师 |
| 6 | 丁勇 | 副主任医师 |
| 7 | 庞宁儿 | 主任医师 |
| 8 | 缪敏 | 主任医师 |
| 9 | 朱春霞 | 副主任医师 |
| 10 | 胡桂梅 | 副主任医师 |
| 11 | 杨齐华 | 副主任医师 |
| 12 | 温晋锋 | 副主任医师 |
| 13 | 吕雪幼 | 主治医师 |
| 14 | 胡柯峰 | 主治医师 |
| 15 | 李琪儿 | 主治医师 |

9

宁大附院住院医师规范化培训消化内科入科教育手册

# 科室人员介绍

| 姓名 | 性别 | 学历 | 职称 | 职务 |
| --- | --- | --- | --- | --- |
| 叶国良 | 男 | 学士 | 主任医师 | 科主任 |
| 张新军 | 男 | 硕士 | 主任医师<br>副教授 | 内科专业基地负责人 |
| 王伯军 | 男 | 学士 | 主任医师 | 医疗组长 |
| 秦丽君 | 女 | 学士 | 主任医师 | 医疗组长 |
| 周玉平 | 男 | 博士 | 主治医师 | 教学秘书 |
| 丁勇 | 男 | 硕士 | 副主任医师 | |
| 庞宁儿 | 男 | 学士 | 主任医师 | |
| 缪敏 | 男 | 学士 | 主任医师 | |
| 朱春霞 | 女 | 学士 | 副主任医师 | |
| 胡桂梅 | 女 | 硕士 | 副主任医师 | 教学秘书 |
| 杨齐华 | 女 | 硕士 | 副主任医师 | |
| 温晋锋 | 女 | 学士 | 副主任医师 | |
| 吕雪幼 | 女 | 学士 | 主治医师 | |
| 胡柯峰 | 男 | 硕士 | 主治医师 | |
| 李琪儿 | 女 | 学士 | 主治医师 | |
| 郭利华 | 女 | 硕士 | 住院医师 | |
| 邵永富 | 男 | 硕士 | 住院医师 | |
| 璩辉 | 男 | 硕士 | 住院医师 | |
| 顾君娣 | 女 | 本科 | 副主任护师 | 护士长 |
| 陆佳敏 | 女 | 本科 | 主管护师 | 护理总带教 |

10

# 科室医疗组分组

一组：组长：张新军

组员：朱春霞、胡桂梅、李琪儿

二组：组长：秦丽君

组员：缪敏、温晋锋、胡柯峰、周玉平

三组：组长：王伯军

组员：丁勇、杨齐华、吕雪幼、郭利华

# 消化内科推荐参考书目

1、第八版《内科学》，主编：陈灏珠、钟南山、陆再英，人民卫生出版社。

2、第15版《实用内科学》，主编：陈灏珠、林果为、葛均波，人民卫生出版社。

3、《消化系疾病诊断予诊断评析》，主编：陆星华、钱家鸣，上海科学技术出版社。

4、《中华胃肠病学》，主编：萧树东、许国铭，人民卫生出版社。

5、《实用肝脏病学》，主编：吴孟超、李梦东，人民卫生出版社。

宁大附院住院医师规范化培训消化内科入科教育手册

## 宁波大学医学院附属医院住院医师规范化培训
## 消化内科入科教育签到表

| 入科时间 | 住院医师 | 带教老师 | 分配床位 | 签名 |
| --- | --- | --- | --- | --- |
| | | | | |
| | | | | |
| | | | | |
| | | | | |
| | | | | |
| | | | | |
| | | | | |
| | | | | |
| | | | | |
| | | | | |
| | | | | |
| | | | | |
| | | | | |
| | | | | |
| | | | | |
| | | | | |
| | | | | |
| | | | | |

13

图 3－6　宁大附院住培入科教育手册(以消化内科为例)

## 五、各类教学活动实施

医学生毕业后完成学制规定的医学院校教学并通过毕业考试,培养医生的基本理论知识架构搭建已经完成。因此,住培的重点是在临床实践中体验和应用知识,解决实际问题,临床实践除了需要扎实的专业知识,更需要分析与判断能力,培养建立临床思维能力是住培要完成的基本任务。在实践中学习,通过学习将知识应用于实践,是培训的目的与形式。因此,在临床实践过程中开展各类教学活动是十分必要的。

### (一)教学活动的组织

专业基地内成立教学小组,教学小组一般由骨干师资组成,主要负责教学活动的实施和教学评价等工作,包括排课、组织老师授课、师资评价等,定期组织教学小组会议。教学活动包括小讲课、教学查房、疑难病例讨论、技能培训,以及科内各类业务学习等。上述教学活动以专业基地为单位进行安排与实施,由各个科室承担授课。

### (二)专业基地教学小组工作职责

(1)负责执行基地住培管理部门的决议。

(2)负责专业基地住培管理制度的制定与实施。

(3)负责指导、监督、制定和实施教学、培训计划;以落实本专业基地教学工作为主。

(4)负责检查本专业基地教学、培训工作质量。

(5)负责协调各亚专业科室培训教学工作。

(6)教学小组教学活动自主定期举行,每周1次,包括教学查房、疑难病例讨论和小讲课。

(7)定期组织专业基地内听课和集体备课等。

(8)每半年举行1次教学小组工作会议,对于教学工作进行讨论、反馈和改进。每年度举行1次带教老师考评。

### (三)小讲课

学员的临床培训是将理论知识应用于实践工作中的关键步骤,因此,临床实践不应与系统化的理论授课相分割,教师应在带教过程中进行专门的授课,以免学员遗忘、混淆既往学习获得的理论知识,小讲课是学员在临床实践过程中深入学习理论知识和开阔思路的一种重要的教学活动。与课堂教学不同,小讲课更强调从临床实际工作出发,对理论知识进行综合归纳,补充教材与理论教学的不足,同时强调知识的横向联系,以求融会贯通,而不是简单重复理论课的内容。通过小讲课，启发学员临床思维，培养其探索精神，提高其解决问题的能力。

宁大附院住培小讲课包括专业基地和科室两个层面。专业基地小讲课每周安排 1 次，由专业基地教学秘书组织相关专业学员参加。主要内容包括专业理论知识和临床通识。按照轮转要求必须掌握的知识、病种和技能进行设计。专业理论知识侧重讲解相关专科疾病的基本理论、基本知识和基本技能；临床通识则以通科常用的基本知识为主，如合理用血、抗生素使用、围手术期处理原则等。科室的小讲课由科内教学秘书组织进行，不定期开展，每月 1~2 次，侧重介绍专科疾病诊治新进展。专业基地课程要求专业内所有学员参加，而科室内小讲课则仅对在本科室轮转的学员作听课要求。不同层面的小讲课难度与深度不同，也体现了分层次培养的特点。

小讲课的形式多样，有读书报告、文献复习、PBL（基于问题的学习）、CBL（基于病例的学习）等多种教学手段。课程时间一般在 30~60 分钟。同时，宁大附院部分专业基地在上述小讲课的基础上，还开展了读书报告和病例报告等培养性讲课模式，由高年资住院医师主讲，带教老师进行指导点评，有效提高住院医师自主学习能力、带教能力和表达能力。

专业基地小讲课一般由教学秘书组织，提前 1 个月在网络平台及微信公众号上发布通知，并通报住培管理部门。课前要求学员签到，课后由学员在住培网络平台填写听课反馈。小讲课授课老师要求：本院高年资（3 年及以上）主治医师，并经医院认定的住培带教老师方可参与授课。讲课老师课前应认真备课，书写教案（表 3－23），课后做好记录。

**表 3－23 宁大附院住培小讲课教案（以急诊科为例）**

<table>
<tr><td colspan="2">授课内容</td><td colspan="2">急诊常用诊疗技术</td><td colspan="2">授课教师</td><td colspan="2">周××</td></tr>
<tr><td colspan="2">授课对象</td><td colspan="2">住培急诊专业<br>第一年学员</td><td colspan="2">教材版本</td><td colspan="2">《急诊医学》高等<br>教育出版社</td></tr>
<tr><td>时间</td><td>2016.4.6</td><td>地点</td><td>急诊示教室</td><td>课时数</td><td>2</td><td>授课人数</td><td>8 人</td></tr>
<tr><td colspan="2">教学目的<br>和要求</td><td colspan="6">1. 掌握机械通气的常见模式和基本参数设置<br>2. 熟悉机械通气的适应证、禁忌证，熟悉呼吸机抵抗的原因，熟悉机械通气的撤离<br>3. 了解机械通气与自主呼吸的协调方法<br>4. 掌握电复律分类、适应证及操作方法<br>5. 掌握血液净化的概念和适应证<br>6. 掌握气管插管的适应征和验证</td></tr>
</table>

| 教学难点 | 气管插管的操作呼吸机的使用 |
|---|---|
| 教学重点 | 1. 机械通气的工作原理、呼吸机类型和连接方式<br>2. 通气模式、参数设置和调节,讲解呼吸机的撤离<br>3. 机械通气与自主呼吸的协调<br>4. 血液净化的定义,腹膜透析、血浆置换、血液透析、血液灌流、血液滤过的适应证<br>5. 洗胃的方法及注意事项<br>6. 气管插管的适应证及方法和验证 |
| 教学内容与时间分配 | 机械通气 30 分钟<br>血液净化 30 分钟<br>气管插管、洗胃、电复律 30 分钟 |
| 思考题 | 当遇到呼吸机抵抗时的解决办法 |
| 参考书目与参考文献 | 1. 沈洪.急诊医学.第 1 版.北京：人民卫生出版社,2008<br>2. 张文武.急诊内科学.第 2 版.北京：人民卫生出版社,2007<br>3. 卡林(法).急诊医学：成人内—外科学(原书第 2 版)(中文翻译版).北京：科学出版社,2009<br>4. 肖奇明.罗学宏.急诊医学.第 1 版.湖南：中南大学出版社,2001 |
| 教具准备 | 投影(　)、幻灯(　)、多媒体(√)、其他(　) |
| 教学主任审阅 | |

### （四）教学查房

教学查房是指在临床教师组织下,以住院医师为主,采取师生互动形式,以真实的临床病例为教学内容,以临床诊治能力和临床思维能力培养为目标的教学活动。教学查房是住培临床教学中最基本的教学活动,由带教老师结合具体病例进行以行医能力培养为导向的临床思维训练,引导住院医师做出正确的诊断、鉴别诊断,并结合循证医学依据提出标准化治疗方案。教学查房的内容要根据培训大纲进行设置,以专业内容为主的系统临床理论知识讲课是全面提高住院医师临床综合能力的重要手段,是培养住院医师临床思维能力和实践能力的有效途径。与"三级医师医疗查房"不同,教学查房是以住院医师为主,突出的是教学目的与要求。通过教学查房,应使住院医师逐步掌握临床工作基本程序,如采集病史、规范的体格检查、病情演变、实验室结果分析、合理的医嘱、病程记录及与患者的沟通技巧等,提高其临床思维能力和临床实践能力。

1. 宁大附院教学查房基本要求与规范

(1) 培训科室至少每 2 周安排一次教学查房,提前 1 月落实具体的时间和内容并上报住培管理部门，管理部门应及时以网上公告、短信、微信公众号等方式通知住院医师参加。并由科室教学秘书通知住院医师参加。

（2）教学查房应由高年资（3 年及以上）主治医师及以上职称的医师主持，须为宁大附院认定的住培带教老师（以下简称“查房教师”）。每次教学查房时间一般在 60~90 分钟。

（3）病例要按照住培细则的要求，结合临床实际选择典型病例（本专业常见病、多发病，病史典型清晰，症状与体征明显，诊断基本明确，辅助检查资料相对完整，经过治疗有明显疗效的病例），且病情相对稳定，易于配合，一般不选诊断不明确的病例。应注意，选择病例临床诊治过程应合理规范，适合教学。

（4）查房教师应根据科室安排，事先做好准备，与患者及家属做好沟通。科室主任应事先听取查房教师准备情况的简短汇报，给予指导和认可。对于新担任此项工作的年轻教师，各专业学科培训工作小组应组织集体备课听取汇报，并给予指导。由参加查房的住院医师做好教学查房记录。

（5）教学查房时间应与医疗查房时间错开，以尽量减少对日常医疗工作的影响。科室在工作安排中应保证住院医师和查房教师能按时实施此项工作，避免随意更换时间和内容。

（6）保证教学查房取得预期效果的重要前提是住院医师的主动参与。查房教师应事先告知住院医师所查的病例，住院医师要提前熟悉病史，复习有关理论知识，准备病历、辅助检查资料及所需器材（包括血压计、体温表、听诊器、叩诊锤、手电筒、刻度尺、压舌板、棉签、洗手液等）。

（7）在教学查房中，查房教师应言传身教，体恤爱护患者，培养学员树立良好的医德医风。

（8）住培管理部门对各科室的教学查房定时组织专家抽查指导，并进行点评反馈，以更好地促进带教老师的床旁带教能力。

2. 教学查房基本流程

（1）第一阶段：查房准备阶段，示教室（3~5 分钟）。内容：查房教师向参加查房的全体人员简要说明此次教学查房的目的和注意事项，提出教学重点、应掌握的重要体征和理论要点（可以是疾病的某一方面，如病因、发病机制、体格检查、诊断与鉴别诊断、治疗等），以及教学查房的床号、主要诊断疾病等。

（2）第二阶段：临床信息采集阶段，病房（20~30 分钟）。

1）进病房顺序：参加教学查房的人员应按照查房教师、上级医师、主管床位住院医师、其他医护人员的先后顺序进入病房，要求安静有序。住院医师负责携带病历、辅助检查资料和所需器材等。特别注意：推车里或病房门口要放置洗手液，进入病房时要按照七步洗手法进行洗手。

2）站位要求：查房教师（A）站于患者右侧，住院医师（B）站在查房教师对面，汇报病史的住院医师站第一个（B1），上级医师（C）站在查房教师右侧，其他护理人员和住院医师围绕站在床尾（图3－7）。

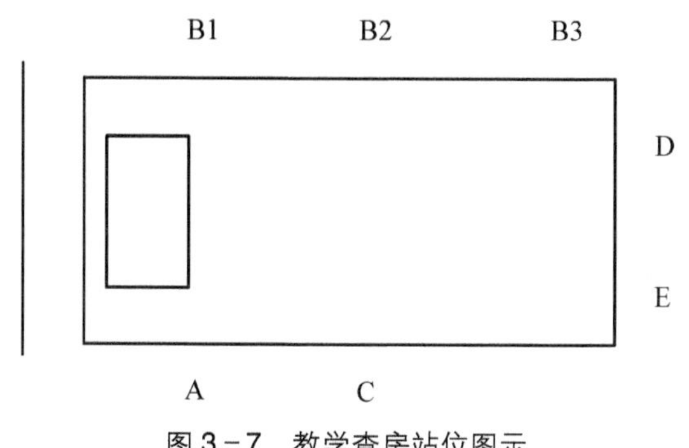


图3－7 教学查房站位图示

A：查房教师；B1~3：规培住院医师；C：上级医师；D：其他医护人员；E：护理人员和推车

3）查房教师作简单介绍并与患者沟通。

4）汇报病历：由分管床位的住院医师双手将病历交给查房教师并汇报病史。汇报内容及顺序为患者一般情况、现病史、既往史、个人史、婚育史、家族史、体格检查（特别是重要的阳性体征和阴性体征结果、中医四诊检查结果）、辅助检查、初步诊断及诊断依据、入院后诊疗经过、目前患者存在的主要问题等，要将病情重点、演变过程及存在问题表述清楚。要求口齿清楚、语言流利、表达精练、重点突出。汇报过程中要有人文关怀及医患互动。汇报完毕后查房教师可酌情对住院医师汇报内容中的不足进行补充，但不重复住院医师已汇报过的内容。查房教师应引导住院医师掌握正确汇报病史的要领，点评病史汇报的内容，并根据住院医师汇报病史中的不足对患者予以补充询问。汇报时间一般10分钟。此过程一般应在床边进行，如病情内容对患者可能有不良心理影响，也可在示教室内进行。

5）体格检查：查房教师指导住院医师对患者作相关的体检，特别是与诊断及鉴别诊断有关的检查（尤其是专科检查和中医四诊检查），正确认识、感知阳性体征和重要的阴性体征，观察学员有否发现阳性体征，予以评价和指导。查房教师应注意纠正学员在查体中存在的问题，针对住院医师体格检查操作过程中出现的遗漏或不规范手法进行补充纠正。特别是要引导学员注意诊断及鉴别诊断中有重要意义的阳性症状和阳性体征，以及阴性症状和阴性体征的采集，在病史采集和体格检查过程中培养住院医师的临床思维能力。体格检查过程注意手法规范，体现人文关怀，动作轻柔，避免患者受凉。床旁阶段，查房教师应注意对住院医师的保护，避免在患者面前直接批评相关医师。

6）告离患者，整理衣被并致谢。

（3）第三阶段：病例讨论与总结阶段，示教室（40~60 分钟）。

1）分析讨论：查房教师根据本次教学查房的目的，结合病例特点，引导住院医师围绕本病例的病史特点、病因、发病机制、诊断、鉴别诊断，进一步明确诊断的检查方法、治疗原则、预后、相关的医学伦理、心理问题、预防与行为指导等问题进行互动式讨论，以理解掌握相关的临床基本理论、基本知识、基本技能为主。查房教师应运用启发式、讨论式教学方法，通过互动，引导住院医师进行科学的临床思维，培养住院医师独立思考和独立诊治疾病的临床思维能力；在提问与讨论的基础上，对患者的病情进行较系统的分析和讲解，突出难点和重点，注重培养住院医师的临床思维能力及实践操作能力。查房教师还需评价住院医师病历书写情况，纠正书写过程中的问题。在讨论中注意结合进展性内容，开阔学员眼界。查房教师要善于以问题为引导，运用适当的指向性提问、提示、探究等技巧充分诱导、调动住院医师的思维与兴趣；注意围绕住院医师应掌握和了解的知识点展开讨论，强化重点和难点的教学过程培养，以及住院医师解决临床实际能力的培养。

2）归纳总结：查房教师应总结归纳该病例中应掌握的内容，对住院医师在查体、讨论中出现的问题进行评析，综合查房全过程（包括教学查房准备情况、过程中学员的学习主动性等），结合住院医师在专业知识、操作技能等方面存在的问题，进行系统的归纳总结，主要包括① 总结本次教学查房是否达到预期的目标；② 点评住院医师在教学查房中的表现，提出改进意见；③ 查房结束，根据需要布置思考题和指定阅读参考资料，培养住院医师自学能力。查房教师应注意侧重点评住院医师在基本理论、基本知识、技能方面、临床思维能力方面、医学人文方面的优点与不足，并提出切实可行的建议。

3）查房结束：查房教师宣布本次教学查房结束。由住院医师填写临床教学查房质量评价表，与教学查房记录一并上交科室教学秘书处归档（图 3－8，图 3－9，表 3－24）。

### （五）疑难病例讨论

*1. 疑难病例讨论的特点与意义*　　病例讨论是住培学员临床教学中一项重要的教学活动，通过病例讨论可以提高学员的临床思维能力和表达分析能力，并对理论知识加强记忆和加深理解，同时培养学员分析问题和解决问题的能力，建立发散性和批判创造性临床思维。病例讨论是从病例入手，

宁波大学医学院附属医院

住院医师规范化培训

教 学 查 房 教 案

科　　室　内分泌科

查房教师　

职　　称　副主任医师

查房时间　2017.12.1

## 宁波大学医学院附属医院住院医师规范化培训教学查房教案

| **科 室** | 内分泌科 | **查房教师** | | **职 称** | 副主任医师 |
|---|---|---|---|---|---|
| **教学对象** | 内分泌科轮转的15-17级住培学员 | | | | |
| **查房时间** | 2017 年 12 月 1 日 | | | **查房学时** | 2 |

**查房主题：** 2型糖尿病

**教学查房目的：**

1. 掌握糖尿病病史采集、糖尿病的诊断标准；
2. 掌握糖尿病医学营养治疗、常用降糖药物种类及作用机制及用法；
3. 熟悉糖尿病的临床表现、分型，如何调糖；

**病情简介：**患者胡某某，女性，47岁。因"口干、多饮、多尿1年余，加重3月"收入宁波大学医学院附属医院。患者于1年前无明显诱因下逐渐出现口干、多饮、多尿，日饮水约3000ml，小便10余次/天，夜尿增多，未重视未诊治，3月前上述症状加重，日饮水量达4000ml，伴多食及体重减轻，偶有视物模糊及肢端麻木，麻木为对称性，下肢远端为著，1月前体检查空腹血糖18.8mmol/L，诊断"2型糖尿病"。既往史：发现血压及血脂升高4年余，未治疗，未检测血压与血脂，未婚未育，月经史与个人史无殊。父亲与弟弟患有"糖尿病"。

**初步诊断：**2型糖尿病

**查房用品、教具选择及材料准备：**

病历资料，听诊器、血压器、叩诊锤、手电筒、压舌板、棉签、手消液、皮尺、血糖仪、酒精棉片、血糖试纸、一次性采血针、10g尼龙丝、128Hz高频音叉。

**查房重点：**1、糖尿病分型和治疗原则；
2、糖尿病膳食处方；
3、降糖药物的分类、机制及使用方法；
4、糖尿病患者健康宣教；

**查房难点：**1、老年糖尿病合并其他疾病处理；
2、糖尿病并发症的处理；
3、围手术期糖尿病患者血糖控制。

**查房内容提要、步骤及时间分配：**

1、第一阶段：示教室约 5 分钟。

由主持查房的指导老师向参加查房的全体人员简要说明此次查房的目的、注意事项和主要内容。

2、第二阶段：病房约 15 分钟。

1）查房老师作简单介绍并与患者沟通 （ 1 分钟）；

2）由住院医师（管床医师）汇报病史，包括入院时情况、体格检查、诊断以及近日病情变化、诊疗情况和检查化验结果等。指导老师作适当补充。（约 5 分钟）

3）体格检查：查房老师指导住院医师对患者进行规范的有重点的查体。（约 5 分钟）

4）查房老师就病史汇报、体格检查和病历书写情况予以点评补充。对需纠正的体格检查部分进行规范的示教。（约 4 分钟）

3、第三阶段：示教室约 40 分钟。

1）分析讨论：主查教师根据本次教学查房的目的，结合病例特点（病例诊治、预后、医患沟通技巧），与住院医师开展互动式讨论，老师进行启发式提问、以规培学员回答为主，老师对学生的回答作适当点评。（30 分钟）

2）归纳总结：总结本次教学查房是否达到预期的目标；点评住院医师表现，提出改进意见（5 分钟）。

3）提出注意问题，布置思考题目和参考书。（5 分钟）

**示教室讨论部分所提问题：**

提问 1：引起口干多饮多尿的疾病有哪些？

回答思路：引导学员进行鉴别诊断，同时提醒书写现病史时要记入有鉴别意义的隐性体征：

（糖尿病、 尿崩症、干燥综合症、精神性烦渴）

提问 2：糖尿病的诊断较为容易，但糖尿病的分型有时很困难，1 型糖尿病和 2 型糖尿病各有什么特点？

回答思路：1 型糖尿病：年龄偏轻、体型偏瘦、三多一少症状明显、胰岛功能差，胰岛相关抗体阳性，口服药无效，胰岛素依赖，有酮症倾向；

2 型糖尿病：年龄偏大，体型偏胖、三多一少症状不典型、胰岛素抵抗贯穿整个病程，口服药疗效尚可，无酮症倾向，多同时合并高脂血症、脂肪肝、高尿酸血症等代谢紊乱；

1.5 型糖尿病？LADA?

提问 3：糖尿病的饮食控制非常重要，如何给该患者开出糖尿病营养膳食处方：

回答思路：身高 160cm，体重 60kg，计算每日摄入总热量、具体碳水化合物、蛋白质及脂肪克数；

提问 4：临床上常用的降糖药有哪几种？都有什么降糖特点？

回答思路：掌握各种药的作用机制，使学员学会如何调糖。

提问 5：糖尿病酮症、糖尿病酮症酸中毒、糖尿病酮症酸中毒昏迷的鉴别要点与处理

回答思路：根据临床表现和实验室检查结果来进行鉴别，特别注意紧急情况的处理，使用胰岛素、纠酸和补液是抢救糖尿病酮症酸中毒的关键。

提问 6：糖尿病患者如何进行健康宣教？

回答思路：饮食、运动控制，血糖监测。

提问 7：如何看待 OGTT 结果？

回答思路：诊断糖尿病的金标准，可以判断血糖情况、胰岛功能和预后等。

**思考题与参考书：**

思考题：1：LADA 的发病特点

2：糖尿病急性并发症的抢救流程

3：就目前患者的血糖情况，如何调整患者的降糖方案：

4：学习《2017 版中国糖尿病防治指南》并概括指南中变化之处

**参考资料：**

1）《内科学（第 8 版）》

2）《Joslin 糖尿病学》

**执行教案的自我分析：**

1、整体执行过程流程、规范，基本上达到本次教学查房的目的和要求。

2、教学查房过程中能体现分层次教学理念，但分层尚不够明确。如何保证同质化的基础上实施分层带教，教学技巧有待进一步学习和推敲。

3、能够有意识锻炼学员的带教能力，比如让高年资住院医师对低年资住院医师的体格检查进行点评和示范。

4、参加查房的住院医师积极性不够，发言不够踊跃，需要老师点名回答。

5、糖尿病相关的新进展和文献解读在查房中体现不够，可以适当扩展。

**科室/教学督导组观摩意见：**

1、总体上流程规范，查房前准备充分，能达到查房目的。

2、具有无菌操作意识和爱伤意识，能够将人文关怀和职业道德素养体现在查房过程中。

3、可以进一步采用新颖的教学手段提升住院医师互动的积极性。

4、在查房前应多了解住院医师的知识架构及掌握的本专业知识情况，以能进行有针对性的教学和提问。

5、适当增加新进展及文献解读，适当补充外文文献阅读。

图 3-8 教学查房教案

宁波大学 NINGBO UNIVERSITY 住院医师规范化培训课程

教学查房主题：2型糖尿病

专业基地：内科基地

查房科室：内分泌科

主持教师：[illegible]

时间：2017年12月1日

精医于民 仁术至善 宁波大学医学院附属医院

宁波大学 NINGBO UNIVERSITY

教学查房主要内容

教学查房病种：2型糖尿病

教学查房目的：掌握糖尿病病史采集、糖尿病的诊断标准

掌握糖尿病医学营养治疗、常用降糖药物种类及作用机制及用法

熟悉糖尿病的临床表现、分型，如何调糖

教学难点：1、糖尿病营养膳食处方；糖尿病分型和治疗原则；

2、糖尿病并发症的处理

3、糖尿病合并其他疾病的诊治与处理

教学反馈及作业

参考文献

精医于民 仁术至善 宁波大学医学院附属医院

宁波大学 NINGBO UNIVERSITY

病例特点分析

1、人口学特点、起病性质
2、主诉
3、主诉症状与伴随整整
4、有鉴别诊断意义的阴性症状
5、既往史、个人史、家族史总结
6、阳性及重要的阴性体征
7、辅助检查总结

提问 ——→ 讨论 ——→ 阶段性概况要点（实施方式）

精医于民 仁术至善 宁波大学医学院附属医院

宁波大学 NINGBO UNIVERSITY

病例特点

中年女性患者。因“口干、多饮、多尿1年余，加重3月”收入我院。患者于1年前无明显诱因下逐渐出现口干、多饮、多尿，日饮水约3000ml，小便10余次/天，夜尿增多，未重视未诊治，3月前上述症状加重，日饮水里达4000ml，伴多食及体重减轻，偶有视物模糊及肢端麻木，麻木为对称性，下肢远端为著，1月前体检查空腹血糖18.8mmol/L，诊断“2型糖尿病”。

既往史：血压及血脂升高4年余，未治疗，未检测血压与血脂。

未婚未育，月经史与个人史无殊。

父亲与弟弟患有“糖尿病”。

精医于民 仁术至善 宁波大学医学院附属医院

宁波大学 NINGBO UNIVERSITY

辅助检查结果分析

1、糖尿病相关的辅助检查；糖尿病并发症相关的辅助检查

2、患者OGTT试验结果的分析，如何与1型糖尿病相鉴别

精医于民 仁术至善 宁波大学医学院附属医院

宁波大学 NINGBO UNIVERSITY

诊断与鉴别诊断

鉴别诊断：1、尿崩症

2、干燥综合症

3、精神性烦渴

完整的糖尿病诊断（诊断思路）：包括临床诊断（相关综合征或症候群）、病因诊断、分型、并发症诊断等。

复杂情况的诊断能力？

提问 —→ 讨论 —→ 阶段性概况要点（实施方式）

精医于民 仁术至善 宁波大学医学院附属医院

宁波大学 NINGBO UNIVERSITY

治疗原则

1、饮食治疗
2、运动疗法
3、口服药物治疗（延伸：肝损或肾功能受损患者口服药物选择）
4、胰岛素的用法

考察常见疾病的诊疗原则，考察复杂情况下的综合治疗决策能力

了解治疗新进展。

提问 ——→ 讨论 ——→ 阶段性概况要点（实施方式）

精医于民 仁术至善 宁波大学医学院附属医院

宁波大学 NINGBO UNIVERSITY

小 结

1、三多一少典型临床症状

2、血糖诊断切点

3、饮食和运动疗法为首要治则

4、降糖药物分类、用药原则和常见副反应

5、胰岛素分类、作用特点、使用方法

6、健康宣教，并发症防治

精医于民 仁术至善 宁波大学医学院附属医院

宁波大学 NINGBO UNIVERSITY

课堂反馈与作业

提问：低年资住院医（1）结合该患者，你如何给患者开糖尿病膳食处方？

（2）糖尿病分型及各型特点，诊治原则

高年资住院医（1）糖尿病肾病，肾功能1级，如何诊治与处理

（2）围手术期糖尿病患者如何控制血糖

（3）糖尿病酮症、糖尿病酮症酸中毒、糖尿病酮症酸中毒昏迷的特点、诊断与治疗原则

作业：1、内科专业住院医师：学习《2017版中国糖尿病防治指南》

2、内分泌科专硕生：学习《2017版中国糖尿病防治指南》并概括指南中变化之处

3、全科/助理全科专业住院医师：如何对糖尿病患者进行健康宣教

精医于民 仁术至善 宁波大学医学院附属医院

宁波大学 NINGBO UNIVERSITY

参考文献

- 《内科学》（第8版）
- 《Joslin糖尿病学》
- 《2017版中国糖尿病防治指南》

精医于民 仁术至善 宁波大学医学院附属医院

图 3－9 教学查房 PPT 模板

**表 3-24　宁大附院住培教学查房记录**

| 专业基地(科室)： | 时间： | 地点： |
|---|---|---|
| 教学对象： | 授课学时： | 记录人： |

教学查房主题：

病例情况：姓名：　床号：　住院号：　入院诊断：

查房教师：职称：(主要为副高以上,或高年资主治)

参加人员：(教师及住院医师姓名,每个住院医师都要签字)

住院医师汇报病史记录：(病史、病情变化、诊疗效果、重要的辅助检查结果等)：

住院医师体格检查情况记录：

住院医师补充病史记录(陈述目前诊断意见、诊断依据,治疗过程)：

查房教师查房内容及分析讨论记录：(① 查问补充病史、重点体检;② 提问内容：诊断依据,包括特殊病史、阳性体征或重要阴性体征、有诊断意义的检验结果等;鉴别诊断;治疗原则、治疗方案的选择及治疗原则等,要有住院医师和进修医师等回答问题的记录。)

在带教老师的引导下,由学员对引入病史资料进行解读、分析,提出诊断与鉴别诊断,进一步诊疗方案,让学员对临床资料进行系统化、整体化分析,在充分讨论中进一步巩固专业知识,建立临床思维的教学过程。

住培教学中的疑难病例讨论与医疗疑难病例讨论的主要区别为：所选择的病例对于年轻医师来讲在诊断上有一定难度,但经临床诊治,已诊断明确的病例,而医疗疑难病例则是诊断不清,需要经临床专家讨论、会诊作进一步诊断处理的病例;住培疑难病例讨论是以学员为讨论主体,在带教老师的引导下,对病例进行分析学习并培养临床思维能力的过程,而医疗疑难病例讨论,则由主管医师牵头,组织科内专家或相关科室临床专家进行分析讨论的过程。

为更好地实现分层次带教和培养学员临床思维,宁大附院病例讨论主张分层次提问法进行讨论。主持病例讨论的老师在设计提问时,应包括如下几个层次：① 记忆,即能基本回忆所学疾病的基本概念、临床特征、诊断要素和防治原则。② 领会,即能初步说明所学知识的主要特征,具体表现在能对概念描述的正确性作出判断。③ 应用,即能直接运用所学知识解决中等难度问题,能对一个常规临床病例做好正确推断。④ 分析,能剖析含有两个以上感念的问题,包括这些概念之间联系的相对层次。⑤ 综合,即会概括病例的临床特征,并应用所学的多种临床医学知识分析其可能的诊断,并制定相应的治疗计划。⑥ 评价,根据内在和外在的标准作出判断,评价达到预期目标的程度。上述六个层次中,记忆、领会和应用为基础层次,分析、综合和评价为较高层次,在病例讨论开始时应由基础层次的提问,将学员快速带入讨论的情境之中,在讨论过程中,可不断穿插基础层次和较高层次的提问,引导学员的讨论思路,提高学员解惑热情。提问对象的选择上,基础层次的提问可以向低年级学员提出,而对高年级的学员则可提出较高层次的问题。提问过程中,教师应鼓励学员积极发言,对学员的回答及时反馈,对讨论中出现的错误回答及时进行修正,帮助学员寻找正确答案。讨论结束后,由教师将知识点全面整理,对讨论结果进行综合小结,明确提出结果及相应的理论依据,同时不断肯定学员的表现,激发学员讨论的积极性。

具备岗位胜任力的临床医师,必须具有思考、推理和解决临床问题的综合能力,这就要求学员多接触临床,通过对临床中遇到的问题进行思考、推理以达到解决问题的目的。疑难病例讨论就是让学员通过对病例问题的研究,主动学习、思考、查阅相关知识和资料,对病因、病理转归、疾病表现和治疗措施等进行了学习回顾,加深了对临床基本知识的理解和记忆,锻炼了获取知识的能力,也做到了理论与实践相结合,是住培过程中一种有效的教学活动。

2. 宁大附院病例讨论的组织与实施

（1）讨论病例选择：教学病例讨论以住院医师为主体,应选择病例中有助于掌握基础理论、基本知识的病例。一般为专业培训大纲要求掌握的病种,以常见病、多发病为主。须满足以下两点：病情较复杂且曲折的常见病或者较疑难的少见病;一定要有明确的诊断,如果诊断不清楚,则不能有讨论的结果。

（2）课程安排：由专业基地组织进行,每 2 周 1 次,每次时长一般在 60~90 分钟。主持病例讨论的授课老师至少为高年资(3 年及以上)主治医师,为医院认定的住培带教老师,一般要求经验丰富的副主任医师及以上教师主持。

（3）教师的准备：① 应明确本次病例讨论的教学目标与要求,并认真完成备课过程。② 应针对本次讨论列举需要讨论的要点问题,准备相关的临床和教学资料。

（4）病例准备：对病例进行总结,以摘要的形式呈现给住院医师。摘要书写时应注意：① 不明确写明所讨论的病例的诊断或病理诊断。② 为引导思维,对诊断有决定意义的检查结果也不明确写出。③ 体格检查中有意义的阴性体征以及阴性症状应写明,供讨论时鉴别参考。

(5) 讨论实施: ① 住院医师对病例的病史、体格检查和辅助检查的重要结果进行汇总,并总结病例特点。② 住院医师根据病例特点提出一些可能的诊断及诊断的依据,并进行鉴别。一般根据疾病表现的共性与个性进行鉴别,包括疾病发病率、疾病谱等鉴别因素。③ 教师在讨论过程中注意引导住院医师发现疾病的特殊病征,特殊病征的发现对疾病的诊断价值很大;注意不要忽视某些重要的阴性病史和查体,阴性病史和查体可否定某些疾病、有助于缩小鉴别诊断范围。④ 住院医师根据讨论的可能诊断提出进一步诊疗与处理原则。⑤ 讨论过程中,授课教师应按照教学意图引导和组织住院医师就病史的完整性、必要的辅助检查、诊断与鉴别诊断及其依据、治疗方案选择等进行讨论,讨论过程培养住院医师的临床思维与解决问题的能力。⑥ 授课教师注意运用启发式教学手段,鼓励住院医师充分表述自己的观点,提出多种问题与见解,培养住院医师自主分析问题的能力、逻辑推导的能力和批判性思维的能力。⑦ 讨论结束,教师给出疾病的诊断与最终转归,并对讨论过程中的学员的表现进行点评,发现优点,提出问题并给予改进意见。

(6) 病例讨论记录: 讨论全程要进行记录,记录中有参加讨论人员的签到,有教师的总结和点评。最后形成文字材料归档(表 3－25)。

**表 3－25　宁大附院住培疑难病例讨论记录**

<table>
<tr><td>患者姓名:　　　　性别:　　　　年龄:　　　门诊号/住院号:</td></tr>
<tr><td>讨论时间:</td></tr>
<tr><td>讨论地点:</td></tr>
<tr><td>入院时间:</td></tr>
<tr><td>入院诊断:</td></tr>
<tr><td>主持人:　　　　　　　　　　　　　记录人:</td></tr>
<tr><td>参加人员:</td></tr>
<tr><td>病历汇报人</td></tr>
<tr><td>病历摘要:</td></tr>
<tr><td>讨论目的</td></tr>
<tr><td>讨论意见:</td></tr>
<tr><td>主持人总结与点评:</td></tr>
</table>

### （六）技能操作培训

学员的技能操作培训是临床教学中的重要内容之一，学员在经管患者时获得技能操作学习的机会，但由于受到临床病例资源和轮转时间限制，在轮转过程中往往有部分学员无法接触的培训要求的所有病例，科室组织的技能操作培训可以作为补充进行培训。

教学秘书会选择科室内适合做教学的病例，及时组织学员进行技能操作培训。带教老师结合依托病例，教授学员掌握相关技能操作的适应证、禁忌证，规范的操作步骤，从而使学员达到掌握某项临床技能操作的目的。

1. *科室承担的专科技能操作培训内容*　国家《住院医师规范化培训内容与标准（试行）》和《浙江省住院医师规范化培训细则》（2017 版）中对各专业学员在不同科室轮转时所要求掌握的技能操作内容作了明确规定，为此，宁大附院以上述标准为依据，整理了各个科室对不同专业的学员需承担的技能操作培训内容，供培训实施时参考。技能培训的要求分为基本要求、较高要求、参与、熟悉等要求。基本要求项目要求科室必须对学员进行该项目培训，使学员掌握并能独立实践该项目；较高要求项目，要求科室必须对学员进行该项目培训，使学员掌握；熟悉项目，要求学员熟悉该项目的实践与操作，科室对该项目要有讲授。参与项目，要求学员在科室轮转期间参与过该项目的操作，科室对该项目的操作要有讲解并使学员了解。此处列举心血管内科和呼吸内科两个科室承担的技能操作培训内容（表3－26）。

**表 3－26　培训科室承担的专科技能操作培训与项目（以心内科和呼吸内科为例）**

| 培训科室 | 学员专业 | 技能培训项目 | 要求 |
| --- | --- | --- | --- |
| 心血管内科 | 内科 | 常见心脏病 X 线凸显的诊断 | 基本要求 |
| | | 电复律 | 基本要求 |
| | | 12 导联心电图操作及典型心电图诊断（左右心室肥大、左右心房肥大、左右束支传导阻滞） | 基本要求 |
| | | 心肌梗死，高低血钾，窦性心律失常，预激综合征，逸博心率，房室传导阻滞，期前收缩，房颤 | 基本要求 |
| | | 阵发性室上性心动过速，房扑，室性心动过速，心室颤动 | 基本要求 |
| | | 动态血压，动态心电图 | 较高要求 |
| | 急诊 | 心电图检查，电除颤及电复律，急性静脉溶栓术 | 基本要求 |
| | | 心包穿刺术 | 参与 |

续表

| 培训科室 | 学员专业 | 技能培训项目 | 要求 |
| --- | --- | --- | --- |
| 心血管内科 | 皮肤科 | 心电图操作 | 基本要求 |
| | 神经内科 | 心电图操作,心脏电复律,动态心电图,动态血压 | 基本要求 |
| | 全科 | 心电图机操作 | 基本要求 |
| 呼吸内科 | 内科 | 胸部X线判读 | 基本要求 |
| | | 胸腔穿刺 | 基本要求 |
| | | 痰液标本留置 | 基本要求 |
| | | 动脉血气分析判读 | 基本要求 |
| | | 体位引流 | 基本要求 |
| | | 雾化治疗 | 基本要求 |
| | | 肺功能判读 | 基本要求 |
| | | 氧疗 | 基本要求 |
| | | 结核菌素试验 | 基本要求 |
| | | 吸痰 | 基本要求 |
| | | 动脉采血 | 基本要求 |
| | | 胸部CT判读 | 基本要求 |
| | | 机械通气的应用 | 参与 |
| | | 多导睡眠呼吸检测 | 参与 |
| | 急诊科 | 动脉采血,机械通气,胸腔穿刺(抽气、抽胸腔积液) | 基本要求 |
| | 皮肤科 | 抗生素使用原则 | 熟悉 |
| | 神经内科 | 吸痰术,胸部X线阅片,呼吸机操作,胸腔穿刺术,胸部CT阅片 | 基本要求 |
| | 全科 | 胸腔穿刺术 | 熟悉 |

2. 科室技能操作培训计划　　科室须对专科技能操作进行培训,培训前根据科室承担的技能操作培训项目做好月度计划安排(表3－27),一般要求每周开展1~2次固定的集中技能操作培训,同时日常带教过程中

随时随地进行培训。

**表 3-27　培训基地住培×科×年技能操作培训计划**

| 序号 | 培训日期 | 培训内容 | 带教老师 | 学员年级 | 学员专业 | 培训人数 |
|---|---|---|---|---|---|---|
| | | | | | | |
| | | | | | | |
| | | | | | | |

3. *科室技能培训记录*　科室内技能培训带教均有记录(表 3-28),以及教学效果评价级反馈,记录完整后纳入科室教学台账存档。

**表 3-28　培训基地住培×科技能操作培训记录**

| 指导老师 | | 培训日期 | |
|---|---|---|---|
| 培训人数 | | 专业/级别 | |
| 教学形式 | □床边　□器械　□模型 | 记录人 | |
| 学员签名 | | | |
| 技能操作带教内容 | | | |
| 学员存在问题及指导 | | | |
| 操作后提问 | | | |
| 总体评价 | | | |

## (七) 教学读片

鉴于医技科室(如放射影像科、超声医学科)的专业特点,除去上述教学查房、小讲课与疑难病例讨论以外,宁大附院放射和超声专业基地还设置了教学读片课程。下面以放射专业基地为例,阐述教学读片的实施。放射专业基地根据《住院医师规范化培训放射专业培训内容及标准》,制定了符合放射学特点的教学读片记录表(表 3-29)和教学读片规范。

1. *教学读片基本原则*　教学读片是以学员为主体,带教老师为引导,师生互动的教学活动,重点培养学员临床思维决策能力。病例选择立足“三基”,以常见病、多发病为主,要求学员掌握典型影像表现识别及其病理基础。教学过程体现分层分级。

2. *教学读片基本环节*:教学读片分为准备、实施和评估三个环节,时间一般为 1 小时左右。基本流程如下。

**表 3－29　宁大附院住培放射影像科教学读片记录表**

<table>
<tr><td>科别</td><td></td><td>时间</td><td>年　　月　　日</td><td>地点</td><td></td></tr>
<tr><td colspan="6">学员类别：<br>□住培医师，第＿＿＿＿年，专业□　　　　　　　　专硕或研究生学历<br>□见习实习生，专业＿＿＿＿＿＿＿</td></tr>
<tr><td colspan="6">病例资料：姓名＿＿＿＿＿＿性别＿＿年龄＿＿＿病历号＿＿＿＿＿＿<br>影像号　X　　　　　　　CT　　　　　　　MRI</td></tr>
<tr><td colspan="6">教学主题（学员填写）：<br><br>教学指导摘要与讨论的内容（学员填写）：<br><br>带教老师反馈及签名（带教老师填写）<br>评语与建议：<br><br>评价：□优秀　□良好　□一般　□差<br>参考书目：<br>带教老师签名：　　　　　　　　　　学员签名：</td></tr>
</table>

（1）教学读片准备：带教老师应选择好病例，撰写教案，发布通知。学员提前熟悉病例，查阅文献，准备提问。有些病例需要进一步采集病史与体检，应事先与患者及其主管医师沟通并征得同意。确定教学地点，确保教学设备状态良好。

（2）教学读片实施：① 第一阶段，读片任务布置。带教老师自我介绍并宣布授课目的、内容、学员任务安排等。时间控制在 5 分钟以内。② 第二阶段，临床影像思维训练。这是教学读片的重点环节。首先由主读学员汇报临床病史，描述和归纳影像征象，提出鉴别诊断，最后做出影像诊断决策，对下一步诊治提出合理建议。然后其他学员可进一步补充临床病史，提出不同的影像征象解读意见和鉴别诊断思路，带教老师在其中引导学员充分表达观点，可做简要点评和纠正。时间一般为 20~30 分钟。③ 第三阶段，综合能力拓展训练。这是教学读片的提升环节。主要包括带教老师提问、学生问题的解答、影像报告点评，文献复习、研究新进展介绍，期间穿插专业英语、人文关怀及团队意识方面的训练，主要目的是提升学员临床综合分析能力及教研能力。时间一般为 15~20 分钟。

（3）教学读片评估：包括带教老师点评和学员点评。如本次教学读片活动列入医院教学督导计划，则还有教学督导组专家进行现场点评。最后带教老师进行课堂小结和作业布置，根据点评意见，进行反馈，提出初步改进方案。时间一般为5~10分钟。

## 六、教学活动实施体会

### （一）概述

住培的重要内容是对住院医师的临床思维进行训练。临床思维训练以临床实践为基础，依托各种形式的规范化教学活动进行。要达到培训的规范化，首先要规范教学方式。宁大附院通过规范开展各类教学活动，促进培训的规范化。规范包括教学活动频次规范、流程规范、内容规范和组织规范。通过规范地实施教学查房、小讲课、疑难病例讨论、技能操作培训等，建立全院标准的住培教学体系，从而提升住培教学质量。

然而，我们在上述教学活动的实施过程中也发现一些问题，如部分活动学员参与率较低，学员在教学活动中参与积极性不够，学员反映教学活动频率太高，部分专业基地存在为组织而组织的现象。为此，作为住培管理方，医院将在加强师资培训、提升教学内涵，完善教学质量评估等方面下工夫，全面提升教学活动内涵质量和师资带教水平，提升教学活动对学员的吸引力，保证临床教学质量。

### （二）检验科教学查房实践经验与体会

教学查房是指在临床带教老师组织下，以学生为主的师生互动的、以真实病例为教授内容并进行归纳总结（传授知识和解决问题）的临床教学活动。教学查房作为住培的重要教学活动之一，是培养住院医师临床思维进行有效医疗诊治活动的主要途径，一直以来备受重视。目前，不仅是临床医学各专业基地，对于检验医学专业基地开展的住培工作，也提出了教学查房的要求。

检验医学专业基地的教学查房与临床是有区别的。由于检验医学的专业特点，检验科并不直接接触患者，而是对患者标本进行各种检验项目的检测，因此其教学查房不存在床旁询问病史和体格检查部分，侧重点也并非疾病的诊断、鉴别诊断和治疗预后等临床思维的培养。通常从一份异常检验报告或典型病例入手，通过教师引导提问的方式，启发学员主动思考，引出相关检验项目的检测方法、注意事项、临床意义和检测结果质量保证，从而加强学员检验思维的培养，使学员掌握相关知识点。目前检验科教学查房较为突出的问题是学员以被动听讲为主，准备不充分，导致参与度不高，往往变成教师填鸭式的乏味讲解，容易同临床小讲课混淆。由于检验科的住培起步较晚，不同于临床专业基地教学查房的相对成熟和规范，检验医学专业基地的教学查房如何规范实施并没有可以参照的模板，如何摸索和探讨出适合检验医学专业基地的教学查房模式是目前亟待解决的问题。

在教学查房带教过程中，为了提高学员的参与积极性，更好地实现分层分级培养，检验科参考临床教学查房模式并结合检验教学的特点，规范教学查房流程，经过一年多的实践，取得了较好的带教效果。现将宁大附院检验专业住培教学查房的经验与大家分享。教学查房的具体实施过程分为以下三步。

1. *教学查房的准备工作*　针对检验医师和内科医师不同专业的培训要求，带教老师在日常工作中关注典型病例的收集和积累，引导检验学员采集重要的形态学检验照片，在教学查房实施前1周确定教学查房主题并做出预告，发布给学员教学查房PPT模板，布置内科学员按照模板进行病史采集和病例特点分析，低年级检验学员采集相关辅助检查结果和检验照片，高年级检验学员围绕该典型病例查阅相关文献等不同的任务，由学员共同完成一份初步的教学查房PPT。

2. *教学查房的讨论和预演练*　经过学员的前期准备，在教学查房实施前2天带教老师将学员收集的资料汇总，老师和学员展开讨论，进行教学查房预演练，确定教学查房过程中的重点提问问题，完成最终的教学查房PPT并在教学群内发布，布置所有学员对提问问题进行准备，同时带教老师需撰写教学查房教案。此过程培养了所有学员高度参与的讨论气氛，为下一步教学查房的实施奠定了基础。

3. *教学查房的现场实施*　在以上为期1周的教学查房准备工作中，调动所有学员参与其中，实现分层分级培养，避免出现除准备病例的学员外，其他学员毫无准备，不能积极提问和回答问题的情况。在进行现场教学查房活动中，始终以学员为主体，以检验结果的分析、诊断为核心，结合临床资料，分析病例特点，教师引导提问，学员主动思考，积极参与，展开讨论，得出正确的临床诊断，在此基础上全面分析和总结该类疾病的特征，最后列出相关参考文献，便于学员课后学习和查阅。同时针对不同专业不同年级的学员布置不同的课后作业，并指定学员完成现场教学查房记录。

在整个教学查房实施过程中，实践性强、教学生动且教学效果好，学员参与度高，体现了分层分级培养，紧密联系临床，不局限于检验项目的检测方法等基础知识的传授，同时培养学员的综合判断能力，更好地锻炼学员的临床思维和检验思维。同时对带教老师提出了更高要求，需提高日常工作中对于典型病例的敏感性，带教过程不仅需要精湛的检验专业知识，还需要综合医学知识，教学查房活动起到了教学相长的作用。

上述教学查房模式实施以来，检验科的带教和学习氛围异常高涨，给重复枯燥的临床工作带来了乐趣，发挥了良性循环的作用。主要表现在日常工作中遇到典型病例时，大家积极讨论学习，带教老师及时要求住院医师收集和拍照，创造了良好的学习氛围；不仅是住院医师，科内的实习同学也受到感染，积极要求参与病例的收集和讨论；教学查房准备过程中，带教老师确定教学查房主题并布置任务，要求住院医师能在详细的住院病程记录中围绕主题进行病例归纳和特点分析，带着问题去准备效果甚佳；带教老师和学员进行讨论和预演练时，大家各抒己见，不同专业背景在交流讨论中往往碰撞出新的火花，促使学员甚至老师进一步的查阅和学习相关知识；教案的书写和教学查房的完美实施使带教老师的综合医学能力得到进一步提高，激发了教师的带教热情。总之，上述教学查房模式既提高了住院医师的自学能力、理论与临床实践相结合的能力，锻炼了临床思维，同时也提高了教师的带教能力。因此，相较于临床小讲课，教学查房这一教学活动，更受到住院医师的欢迎和喜爱。

宁大附院检验医学专业基地的教学主任于 2017 年 12 月参加浙江省住培高级师资培训班时，向来自全省各地区市级医院的检验科同仁们展示了教学查房教案，分享了教学查房实施的思路，并现场进行了一场示范性教学查房，效果显著，获得了众多专家老师的一致好评，大家纷纷表示要借鉴这种模式。通过现场的分享和演示，引发了各家医院带教老师的积极讨论。大家各抒己见，充分交流，取长补短，拓展了思路，对教学查房有了新的认识。关于如何完善检验基地的教学查房，从教学流程、教学目标、教学内容以及检验教学查房的特点，大家集思广益，提出自己的想法与建议，并达成共识。检验医学专业基地的规范化教学查房应以检验结果的分析、诊断为核心，结合临床资料，分析病例特点，教师引导提问，学员主动思考，积极参与，加强学员检验思维的培养，使学员掌握相关知识点。

当然，在教学查房的实践过程中，检验专业基地尚处于摸索阶段，有很多收获但也发现一些问题。例如，大量典型病例的积累还需要一段时间，教学内容如何能更好地结合住培内容与标准，教学查房的长期可持续性发展等。通过基地实践和省内的交流，也使检验科认清了自身的优势及今后需要努力的方向。住培是医学生毕业后教育的重要组成部分，是培养合格临床医师的必经途径。作为国家级住培基地的专业基地，检验科有责任和义务不断提高自身教学水平，为医院和社会输送更多优秀住院医师。

### （三）多层次读书报告会实践经验和思考

读书报告会是一种良好的自学与交流的组织形式，它要求参与者针对自己的专业特点或发现的问题广泛查阅文献，总结出自己的观点，并制作PPT，通过语言表达将信息传达给听众。参与者可在各个专业不同的新观点、新方法的探讨中开阔视野。一些知名的教学医院在这方面做得非常好，以中南大学湘雅医院为例，该院在呼吸专科的研究生培训中实行读书报告会制度以后，发现参与者在把握医学前沿信息、科研能力、演讲能力、PPT 制作能力、临床能力等各方面均取得良好的成绩。这些能力对于青年医师的成长具有重要意义。宁大附院一些专业基地，尤其是影像学科，内科基地的呼吸科、消化科等市级重点学科，在住培中进行了积极探索，初步形成多层次读书报告会制度，取得了较好的效果。下面以宁大附院放射专业基地为例，简要介绍读书报告会的基本经验，总结读书报告会的意义。

*1. 多层次读书报告会的基本经验* 住培教学中，一方面，教学对象具有多层次和多样性的特点。从学历结构来看，现阶段既有大专、本科毕业的，也有专业硕士、博士学历的。从专业背景来看，既有临床专业的，也有麻醉、影像、儿科等专业。从培训轮转时间上看，有轮转 1 年、2 年的，也有轮转 3 年的住院医师。此外，临床教学中，除了住院医师，还有实习生和进修医师等。另一方面，我们的带教老师既是教学骨干，也是临床医疗专家，常常是在繁忙的临床工作中抽出时间来教学。因此，读书报告会无论是从形式到内容都必须体现多层次，才能起到因材施教，且教学更具有针对性，并能推动培训对象养成良好的学习习惯。

宁大附院放射专业基地把住院医师分为放射专业和非放射专业两类，每一类中又分为研究生学历和本科生学历两个层次。把实习生也纳入读书报告体系中，同样分为放射专业和非放射专业两大类。对于放射影像专业硕士研究生或研究生学历的住院医师，读书报告一般要求用英文汇报，主要内容是汇报国内外的医学信息动态、指南解读等，了解影像专业领域的新理论、新技术、新进展，以此提升专业英语水平，拓宽住院医师知识面。对于本科学历的影像专业的住院医师，专业基地要求通过中文文献检索，汇报国内专业新动态，这对更新和丰富专业知识起到了良好的作用。对于实习生，主要讲解影像解剖、典型病例，以巩固理论知识，夯实基本功。

刚开始推行读书报告会时，一些学员存在畏难情绪，有的不会文献检索，有的 PPT 制作有困难，有的怕在大庭广众下讲错。针对这些情况，在学员准备课件的过程中，该专业基地精心安排带教老师指导文献检索方法、PPT 制作技巧，并对 PPT 内容进行审阅修改。通过一对一辅导，学员们很快掌握了上述基本技能，对课件内容加深了理解，讲课自信心也逐步加强了。每次讲课，一般安排 2～3 名不同层次的学员汇报，内容丰富，不同层次的学员都从中获益。讲课结束后设置了点评环节，带教老师们从讲课内容、幻灯制作、仪表仪态、语言表达等多个方面进行点评、提问和打分。通过交流互动，进一步提升了讲者和听众的学习效果。最后，教学主任进行总结和反馈，学员根据总结中发现的问题进行再次梳理，使知识得到升华与巩固。

通过一段时间的实践，大部分带教老师和学员反映从读书报告会中收获了很多。但时间长了，也暴露出一些问题：① 住院医师承担的临床工作量比较大，有时课件准备比较仓促，没有深入阅读文献，甚至从网上直接下载课件，对其中内容不甚了解。② 少数学员学习态度不认真，把读书报告会当成负担，敷衍了事，对病例解读不到位。③ 少数带教老师不能很好地指导督促学员完成布置的任务，PPT 格式不规范、病例不足，学员的讲课质量不高。

针对这些情况，专业基地进行了持续改进：① 设计了读书报告会模板、点评规范、打分要点表格等，使读书报告会更加规范。② 在 PPT 方面，专业基地要求学员必须至少阅读 3 篇最近 3 年的文献，至少准备 3 个本院病例，每张 PPT 字数不超过 30 个字。③ 在互动环节，要求听课学员每人至少提 1 个问题。④ 在点评打分环节，对于低于 80 分的学员，要求会后整改，向带教老师或教学主任汇报整改情况。这些改进措施，使带教老师和学员都清楚了解读书报告会的基本流程和规范，确保读书报告会不流于形式，有效提升了教学质量。

2. *多层次读书报告会的重要意义*　　从宁大附院的读书报告会实践和其他知名医院的经验来看，读书报告会是一种非常好的教学形式，具有以下重要意义。

（1）读书报告会有利于促进住院医师自主学习和终身学习的能力：医学是一门不断发展创新的科学，它需要医学工作者边工作、边探索、边学习，不断提高医疗技术水平和自身的综合素质及能力，以适应现代医学跨学科、跨领域、快速发展的需求。因此，终身学习是医生最应具备的素质和最基本的要求。而"授人以鱼，不如授人以渔"，学习是基于导师指导下的发现而不是信息的单向传递。对于毕业后继续医学教育来说，自主学习是主要的学习方式。给予住院医师原则、方向上的引导和点拨，教会住院医师如何学习、如何发现和解决问题往往比解决问题本身更重要。

传统的教学模式，如小讲课，往往是住院医师被动接收授课内容与相应的知识。而读书报告会则是通过学员主动搜寻知识、查阅文献，来形成对某些知识点的认知，是一种主动学习的方式，从学习效果来讲，此种学习方式知识点掌握的牢固程度更佳，记忆也较为深刻，可以获得更好的学习效果。

临床工作中,每位医师都不可能掌握所有的医疗技术,也总会遇到新的问题或疑难问题,往往单凭个人的经验和经历很难应付。要有效、快速、正确分析、解决问题,提高处理这些临床问题的能力,其有效途径就是利用循证医学资源,多角度、多学科思考问题,学习借鉴其他同行的经验。读书报告会有助于激发求知欲,引导住院医师主动思考工作中存在的突出问题,教会他们关注各种学术性刊物,变被动学习为自主学习,在文献阅读中理清思路,形成科学的思维能力,主动寻找解决办法与经验,培养良好的学习习惯和独立思考、独立解决问题的能力。

(2) 有利于更新知识及拓宽知识面:医学是一门有着庞大理论体系的学科,同时又蕴含了大量的未知领域,每一位医务工作者都需要不断更新知识。住院医师通过大量地阅读文献,知识面不再局限于课堂及教材,拓宽了视野和思路。通过书写和参与读书报告,促进了住院医师了解国内外的信息动态,了解医疗领域的新方法、新进展,不断更新知识。这种主动学习还有利于增进住院医师知识的系统性,加深他们对各种知识的理解,强化理论知识和实践的联系,让知识的掌握更牢靠,并从中获取较多的经验并应用到临床工作中,更好地指导临床工作实践。因此,读书报告会对住院医师拓宽知识面,更新和丰富专业知识起到了良好的作用。

(3) 优化教学过程,提高教学质量:传统的医学培训往往为"填鸭式"及"满堂灌"的教学模式,忽略了教学对象的参与、互动和学习主动性,听课者参与性不高,教学效果往往很差。读书报告会改变了单一的教学模式:首先,读书报告会搭建了一个不同层次学员共同学习的平台,便于大家共同探讨学术问题,共同分享各自的学习内容,交流各自的心得体会,在有限的时间内实现知识共享,事半功倍,大大提高了集中学习的效率,营造了积极向上的学习氛围。其次,读书报告会将住院医师从被动的接受教育变成了主动地参与,使教师由过去单一的知识传递者变成了知识的引导者、激励者和促进者。在教师指导下,住院医师对主题"备足功课"后上台扮演"教师"角色,在讲台上讲课及答疑。这种师生换位让讲课学员心理上认为必须达到与"教师"相匹配的学术水准才能上台,无形中提高了对参训住院医师的学习要求,丰富了培训模式。最后,互动答疑的过程锻炼了住院医师的临床思维分析能力,并对学习效果进行了检验和反馈。这些都优化了教学过程,提高了教学质量。

(4) 有利于培养信息素质:医院的发展不仅取决于信息技术的装备程度,主要取决于医务人员的信息素质,而决定医院未来的住院医师的信息素质、创新意识将直接影响医院生存和发展。传统的印刷文献已经向电子版、网络版等数字化资源转变,掌握现代信息检索技术,快捷、充分有效地利用医学信息资源应成为医生的基本技能。文献检索能力不足,往往是制约医生获取有效信息的重要原因。读书报告以某一学科领域或专题为主题,将一定时期内的相关文献有意识地检索出来,并对这些文献提出和探讨的问题进行归纳分析、综合评论、加工整理、编排撰写成逻辑性较强的读书报告,这就促使住院医师要实践及掌握国内外的医学文献库(如维普数据库、万方数据库、康健数据库、PubMed,Medline 等)的检索方法,要锻炼其对文献资料的综合组织、批判性应用能力。因此,读书报告会可以培养住院医师获取、分析、加工和利用信息与知识的能力,培养他们掌握信息时代的学习方法,掌握利用网络、数字化工具学习,潜移默化地提高住院医师的应用信息、创新信息的意识,促进其应用网络信息技术能力的提升。在这个信息化时代中,具有重要意义。

(5) 有利于培养教学能力:住院医师在医院的教学中承担教学任务较少,教学经验和能力不足。而读书报告实际上是教学过程的仿真和模拟,书写读书报告和汇报的过程类似于教师备课及讲课的过程,可促使住院医师学习如何应用素材,如何备课,如何理解、梳理、记忆教学内容并在课堂上讲授,学习如何把握讲课的重点和难点。这既锻炼了住院医师的教姿教态及语言表达、语言组织、沟通、辩论能力,又培养了住院医师的 PPT 制作能力和理论课授课能力,为医院储备临床教师打下基础。

(6) 有利于培养科研素质:科研意识和创新思维是临床医师培养的一个重要指标,要有持久、旺盛的专业生能力,必须要成为研究型医生。目前专硕生培养已经与住培并轨了,这些研究生的临床轮转计划与住培生基本一致,没有专门的时间用于科研。在此情况下,如何在临床培训中培养研究生的科研能力成为亟待解决的课题。因此,我们的读书报告会要求这些研究生必须查阅国内外文献、跟踪前沿进展。通过查询和阅读文献,住院医师可以充分了解相关领域的国内外学术进展和动态,掌握最新的科研资讯,拓宽科研思路,预测后续研究成功的可能性,寻找科研灵感,如科研选题的切入点和突破点等,保证科研的创新性、实用性、科学性和可行性。在阅读文献的过程中,住院医师可以学习到严谨的科研作风及科研设计、研究方法,也可以了解不同文献的写作格式和方法,使科研意识和创新思维模式得到了培养;通过撰写读书报告,写作能力也得到了锻炼,为今后开展科学研究及撰写科研论文奠定了良好的基础。同时在撰写过程中,研究式思路得到培养和训练,有助于科研思路培养。

(7) 有利于提高人文素养:住院医师在阅读医学文献的同时,不但可以学到专业知识,还可以亲身领会到专业知识需要一代又一代医学人不断研究探索,可以增强全体住院医师的职业使命感和责任心,激发学习动机,提高学习热情。通过对医学人文文献的阅读,可以从中学习到医德医风、医患沟通、医疗团队精神及法律法规等相关知识,可在提高住院医师知识技能的同时提高其人文素养。

(8)有利于培养国际视野:开展读书报告会,仅用中文文献是不能满足掌握知识前沿的要求的。因此,我们要求研究生读书报告会必须查阅一定数量的英文文献并熟读,以掌握其中的精髓,PPT尽量使用英语制作,汇报时也鼓励适当使用双语。通过这一形式促使住院医师充分认识外语的重要性,主动掌握和学习更多的外文知识,有效提高了住院医师双语读写能力,为培养住院医师的国际视野,为他们参加国际交流、提高自身国际竞争力奠定了基础。

(9)读书报告会有利于教学相长:在实际工作中,我们的带教老师是临床医疗骨干,承担大量临床一线工作,知识、经验及职业技能积累不够,但工作较为繁忙,还要准备各种考试和晋升,外出学习机会较少,集中培训、脱产培训等难以经常进行。因此,通过读书报告会,学员与老师之间有了充分交流的机会。特别是点评环节,对带教老师也是一种考验,他们必须查阅文献,及时更新知识,自我提升,否则难以完成点评任务。读书报告会促进了教学相长,有力提升带教老师的教学能力。

(10)读书报告会有利于提升临床业务能力:正所谓医教相长,在提升科室带教能力与水平的同时,通过读书报告会,科内的带教老师对专业理论知识温故而知新,并将所得到的知识应用于临床,以此不断提升临床的业务水平。从医院层面来看,但凡带教能力强的科室,同时也是医疗水平高的科室。

总之,读书报告会提高了住院医师基于实践的学习和改进能力。它有利于形成浓厚的学习氛围,教学相长,是培养学习型团队的有效途径,值得推广应用。

## 第五节　并轨培养专硕生探索实例

2014年,教育部、国家卫生计生委等六部门出台《关于医教协同深化临床医学人才培养改革的意见》(教研〔2014〕2号),文件明确指出,“2015年起所有新招收的专硕生,同时也是参加住院医师规范化培训的住院医师,其临床培养按照国家统一制定的住院医师规范化培训要求进行。”根据文件要求,浙江省自2015年起,开始住培与专硕生教育全面有机衔接。这一举措的初衷是培养具有科研思维和能力的临床医师。宁大附院积极响应国家和省市号召,于2015年起招录专硕生进入基地参加住培。有机衔接的核心是:① 研究生招生与住院医师招录结合,医学院于每年3~4月组织研究生复试,5月确定录取名单。录取的专硕生于7~8月在浙江省住培信息管理平台中注册报名参加住培，经培训基地审核后录取成为当年新学员。② 研究生培养与住院医师培训相结合。在课程体系、课程内容和教学方式等方面，专硕生培养方案充分体现了住院医师不脱离临床规范化培训的特征。③ 学位授予标准与住培结业合格相结合。专硕生完成课程学习，成绩合格，通过执业医师考试取得资格证书；完成住培规定的临床轮转；通过各阶段临床能力考核（包括出科考核、年度考核和结业考核等），取得全国住培合格证书；完成学位论文并通过论文答辩者，可获得硕士研究生毕业证书，经学位委员会认定，达到学位授予标准者，获得临床医学专业硕士学位证书。

学员完成培训后获得医师资格证书、住培合格证书、研究生毕业证书和硕士学位证书，即所谓的"四证合一"。在上述专硕生教育与住培"三个结合"的基础上，实现"四证合一"，从而实现了医师培养过程中的院校教育与行业培训两者的紧密结合，有利于切实提高医学人才的临床专业素质和临床技能，满足社会发展对高层次应用型医学人的需求。通过"四证合一"专硕生培养制度的创新，培训基地组织专硕生在培训期间的参加医师资格考试，有效解决了专硕生进行临床能力训练时行医合法性的问题；由于研究生培养过程和住培实现了紧密结合，专硕生的临床能力完全达到了住培要求（获得培训合格证书），研究生毕业后也就无须再次重复进行住培，大大缩短了医学人才培养周期。

从全国范围来看，专硕与住培并轨模式尚在起步阶段，各地都在摸索符合实际的培训方法。宁大附院亦对此进行了积极探索与实践。从 2015 年开始，宁大附院先后有近 50 名专硕生在宁大附院参加并轨模式的住培，经过三年多的实践，发现了一些问题，也针对问题进行创新性的探索，也取得了一定成绩。

1. *临床科学研究与临床培训时间的冲突*　　专硕生时间非常紧张，一方面，专硕生需要完成硕士研究生阶段规定的理论课程的学习、参与临床科研工作、撰写毕业论文和参加毕业答辩，这些都需要投入大量的时间。另一方面，按照住培要求，学生需参加 33+3 个月的临床轮转，其中 33 个月为根据培训大纲要求安排的轮转，3 个月为机动时间，且 3 个月机动时间根据学校要求须用于论文书写和答辩。这样导致两方面的问题，一方面，科研上的投入势必影响临床培训，临床轮转时间不足、工作负荷不够将直接影响专硕生的临床能力培养。另一方面，有的专硕学生忙于临床，而疏于科研，甚至难以完成一个像样的课题，科研能力培训不足。

2. *基地和导师如何指导学生把临床训练与临床研究有机结合，以提高学生的临床能力和科研水平*　　在临床研究型人才培养方面，宁大附院的经验是：① 尽早确定研究课题方向。专硕生时间非常紧张，导师会在 5~6

月份与被录取的学生进行沟通，提前布置文献阅读任务，并初步拟定科研方向，要求入学时就要完成综述，有的导师要求学生本科毕业就来医院参加培训。导师与学生提前沟通，学生带着导师的任务进行临床轮转，这样有明确目的的培训使学生较快进入角色，为科研赢得时间。② 充分利用业余时间，进行科研渗透。有的导师利用周末、中午或晚上的时间，采用读书报告会、科研讨论会以及一对一辅导等形式进行科研指导。导师充分了解学生前一阶段工作，帮助学生理清思路，解决实际困难，并布置下一阶段工作和任务。这样阶段性的渗透，不断鞭策学生向前推进，有效克服学生的惰性。③ 与医学院沟通，合理安排集中授课时间。2015 级学生提前 2 个月报道，利用暑期集中授课；2016 级学生采用周末集中授课方式；2017 级学员在医学院统一安排下，将理论课程集中在培训前 1 个月集中进行，推迟 1 个月进入基地培训，这些举措为后续临床轮转赢得时间。④ 与医学院相关导师合作，联合指导住培生进行基础研究。因为实验研究需要进行实验技能培训。宁大附院充分利用医学院科研资源，设计专门的实验研究课程，在短期内提升学生实验技能，胜任基础研究工作。这一举措收到了较好的成效。宁大附院部分专硕学生在住培阶段就获得各个层次的科技项目和奖项，2015 级一位专硕生在住培阶段就获得国家自然科学基金项目，2016 级多名专硕生在轮转期间就发表多篇高质量的 SCI 论文，成绩令人鼓舞。由于“四证合一”新模式实行时间短，宁大附院摸索的经验非常粗浅，还需要大家一起努力，找到符合实际的有效方法。

3. *导师需要转变教学理念*　研究生教育实行导师制，专业型导师大部分来自原来的学术型导师，对于专硕生并轨培养的政策理解和认识往往未及时更新，以培养学术型研究生的方式培养专硕生，在科研工作方面对研究生要求较高，存在抽调学生参加科研工作，从而影响了学生的临床培训计划。目前并轨培养在宁大附院实施仅 3 年，导师需要一段时间总结经验，更新理念。医院通过导师培训、经验交流、参加住培工作会议等各种途径向导师传达国家政策，加强宣传和说明国家实施并轨培养的背景和意义，通过上述途径，目前宁大附院导师已基本上了解目前专硕生培养的政策和要求，并对此项工作表示支持。

4. *研究生培养与住院医师培养存在分离现象*　即导师所属单位与住培基地非同一单位，部分研究生选择的导师，其所在单位或专业并非住培基地，使得学生在参加住培的时候不得不选择其他国家认定为培训基地的单位进行培训，而培训又要求严格按照轮转计划执行，学员基本上在培训基地工作学习，导致与导师联系交流的时间非常少，从而影响导师对学生的指导和带教的积极性，甚至影响到此类导师今后的招生。建议从学校层面对此进行相应的调整，在制定招生计划分配方案时，兼顾导师专业学位研究生和科学学位研究生的配比，以及导师所在单位与住培基地的关系。

5. *经费投入不足* 中央财政按照每人每年3万元的标准对培训对象和培训基地进行补助，保障学员在培训期间的待遇。但上述的经费补助对象不包括专硕生，因此专硕生在培训期间没有生活补贴，培训基地也需要额外增加对参加住培的研究生教学方面的投入和支出。

宁大附院为了保证同质化管理，促使学员安心培训，将学生纳入住培学员绩效考核体系，给予专硕生相应的待遇，使研究生在绩效奖金、伙食补贴、夜班补贴和评优评奖方面与其他住培学员相同，以改善专硕生在培训期间的生活、提高培训积极性，也保证了专硕生的培训质量。

总体而言，上述问题的产生的顶层原因在于：住培和临床医学研究生教育分属国家卫生健康委和教育部管理，两个部门分支延伸到医院和高校，而医院或高校亦由不同部门进行学生管理。因此在具体的管理体制和政策制定上衔接不够紧密，有些关系尚未理顺。

宁大附院结合国家现有政策，针对问题，通过创新专硕生管理体系、完善专硕生课程体系、构建多层次师资与管理体系、加强教学质控体系建设，经过4年的探索和实践，取得了丰硕成果。

1. *学习成绩优异* 以2017年医师资格考试为例，在宁大附院培训的专硕生医师资格考试平均成绩450.4分，科研学位研究生平均成绩为419.2分，其他住培学员平均成绩为400.5分。专硕生的平均成绩显著高于后两者。在2017年和2018年的年度考核中，专硕生的平均成绩为90.5分，宁大附院在培全体学员的平均成绩为86.6分。并轨后首届专硕生于2018年毕业，宁大附院所有参加结业考核的专硕生100%通过结业考核，高于宁大附院总体98.2%的结业考核通过率。

2. *科研硕果累累* 2017~2018年，宁大附院2015级专硕生获得国家自然科学基金1项，是并轨培养后宁波市第一个成功申请国家自然科学基金项目的专硕生；有15人次获省市级课题。获浙江省医药卫生科技二等奖1项，是并轨模式后第一个获奖的专硕生；2015级内科专业学生，研究生期间共发表4篇SCI论文，是并轨模式后单人发表SCI论文最多的学生。2018年放射专业2016级专硕生发表1篇分值5.76分的SCI论文，是并轨模式后培养的研究生中单篇分值最高的论文。

3. *综合素质优秀* 由宁大附院专硕生汇报展示的消化内科团队，获2017年全国首届优质服务大赛一等奖（浙江省唯一）；在2017年宁波市临床技能竞赛中，宁大附院专硕生参与展示的小讲课获得二等奖；2018年宁波市临床技能竞赛中，2015级内科专硕生获三等奖。由宁大附院自导自演自拍的住培宣传短片，由5位专硕生倾情出演，公众平台播出后反响良好。

4. 教学成果突出　课题“基于岗位胜任力专硕生培养模式改革”获2016~2017年宁波大学研究生类教学成果奖二等奖。

对于今后培养工作的进一步开展，宁大附院认为，在院校教育学制、学位授予方面可以采取更进一步的改革，将学制与学位授予与住培结合起来。众所周知，我国的医学院校本科教育中实习阶段存在较大问题，大多数学生将这段时间用于考研，使得本科生阶段的毕业实习形同虚设，导致学生的临床实践能力不够，为弥补院校教育的不足，后期的住培承受了较大的培训压力。因此整个医学教育体系改革很有必要，尤其是毕业前教育改革，近期在国家方针政策指引下，这方面的呼声也较高。因此建议，一方面，限制临床医学专业本科生报考临床医学专硕生，保证本科教育实习阶段的培养质量；另一方面，加快推进医学教育学制改革，临床医学保留五年制和八年制，以五年制为主，本科毕业后直接通过考试参加住培，培训结束后，在取得医师资格证书、住培合格证的基础上，根据答辩情况授予临床医学同等学力硕士学位或者临床医学硕士毕业证及学位证。同时，加快专硕生学位课程与临床培训课程体系改革，实行同类课程互认免修。以上举措有利于简化我国复杂的医学学制体系，保证院校教育质量，也利于生源同质化输出，保证住培质量，以培养更多高质量的医疗人才。

总之，并轨培养专硕生是我国深化医药体制改革、加强医教协同的重要举措，此项衔接工作尚需要政府、高校和医院进一步加强沟通和加深融合，对配套政策进行设计和不断完善，确保此项工作的深入推进。

**附3－5：宁大附院内科学住培学员培训手册**

## 宁波大学医学院附属医院内科学住院医师规范化培训学员培训手册

住院医师规范化培训要求学员实时、详尽记录其在培训过程中的轮转内容与学习信息、考核结果，为了便于学员记录信息，宁波大学医学院附属医院根据《浙江省住院医师规范化培训细则》要求，编写了各专业的《学员培训手册》，学员在培训时进行实时记录，培训结束后交还基地保存。随着住院医师规范化培训信息管理平台功能的不断完善，网络信息记录将逐步取代纸质版的学员手册。以下展示内科学培训登记手册内容。

# 住院医师规范化培训登记手册

## （内 科）

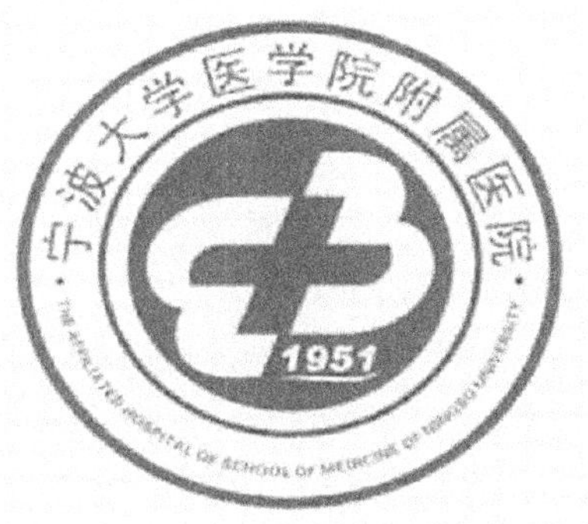


姓名＿＿＿＿＿＿＿＿＿＿＿＿

级别＿＿＿＿＿＿＿＿＿＿＿＿

宁波大学医学院附属医院
住院医师规范化培训基地

培训登记手册封一

## 培训手册填写说明

一、本手册供参加住院医师规范化培训的学员使用。是学员在宁大附院住院医师规范化培训基地培训期间记录临床学习、考核、考勤等的重要资料。学员应妥善保管，谨防遗失。

二、使用者应认真用钢笔或签字笔填写手册内所规定的内容，填写须及时、客观，严禁弄虚作假，不得涂改或伪造成绩，不得缺项、缺页。

三、在培训期间，参加各级各类学习活动均须携带本手册，以及时登记学习情况。

四、学员在每一个轮转科室报到后，必须接受该科室的入科教育。在轮转期间，必须按规定参加科内业务学习、教学查房和病例讨论等培训学习，并将相关内容登记在本手册内。

五、每一个科室轮转结束前一周，科室应按照本手册中考核内容和要求，及时对住院医师进行出科考核以及评定。经教学秘书填写审核、科主任签字后，方可算该学员在本科室轮转结束。

六、本手册在培训期间，将作为学员平时成绩的一部分，基地主管部门将随时对手册填写情况进行调阅、审核，不认真填写者将不能报名参加结业考核。

七、培训结束后，本手册将交回基地，由基地主管部门和基地负责人签字盖章后存档。

培训登记手册封二

## 目　　录



手册目录

# 一、住院医师情况登记表

| 姓名 | | | 性别 | | 民族 | | 照片 |
|---|---|---|---|---|---|---|---|
| 政治面貌 | | | 身份证号 | | | | |
| 工作单位 | | | | 联系方式 | | | |
| 家庭地址 | | | | | 邮编 | | |
| 联系方式 | Tel（O） | | | 手机 | | | |
| | Tel（H） | | | 电子邮箱 | | | |
| 获得学士学位时间 | | | | 专业 | | 毕业院校 | |
| 获得硕士学位时间 | | 学位类别 | 专业□ 科学□ | 专业 | | 毕业院校 | |
| 获得博士学位时间 | | 学位类别 | 专业□ 科学□ | 专业 | | 毕业院校 | |
| 临床工作经历 | 有 无 | | | | | | |
| 有临床工作经验 | 硕士 | 获得学位前 年 | | | | | |
| | | 从事专业 | | | | | |
| | | 原工作单位 | | | | | |
| | 博士 | 获得学位前 年 | | | | | |
| | | 从事专业 | | | | | |
| | | 原工作单位 | | | | | |
| 医师资格考试情况 | 证书编码： 通过时间 年 月<br>考核地区： | | | | | | |
| 执业医师注册情况 | 注册单位： | | | | | | |
| 培训起止时间 | 年 月 日— 年 月 日 | | | | | | |
| 培训专业 | | | | | | | |

1

住院医师情况登记表

## 二、住院医师培训考勤登记表

| 轮转科室（月数） | | 起止时间 | 考勤内容 | 负责医师签字 |
|---|---|---|---|---|
| 必选科室（31） | 心血管内科（4） | 年　月/　年　月 | 病假　天/事假　天/缺勤　天 | |
| | 呼吸内科（3） | 年　月/　年　月 | 病假　天/事假　天/缺勤　天 | |
| | 消化内科（3） | 年　月/　年　月 | 病假　天/事假　天/缺勤　天 | |
| | 肾脏内科（2） | 年　月/　年　月 | 病假　天/事假　天/缺勤　天 | |
| | 血液内科（2） | 年　月/　年　月 | 病假　天/事假　天/缺勤　天 | |
| | 内分泌科（2） | 年　月/　年　月 | 病假　天/事假　天/缺勤　天 | |
| | 风湿免疫科（2） | 年　月/　年　月 | 病假　天/事假　天/缺勤　天 | |
| | 感染科（2） | 年　月/　年　月 | 病假　天/事假　天/缺勤　天 | |
| | 神内及精神科（2） | 年　月/　年　月 | 病假　天/事假　天/缺勤　天 | |
| | 急诊科(3) | 年　月/　年　月 | 病假　天/事假　天/缺勤　天 | |
| | 内科门诊（2） | 年　月/　年　月 | 病假　天/事假　天/缺勤　天 | |
| | 重症监护病房（2） | 年　月/　年　月 | 病假　天/事假　天/缺勤　天 | |
| | 医学影像科（2） | 年　月/　年　月 | 病假　天/事假　天/缺勤　天 | |
| 可选科室（2） | 临床检验科 | 年　月/　年　月 | 病假　天/事假　天/缺勤　天 | |
| | 皮肤科 | 年　月/　年　月 | 病假　天/事假　天/缺勤　天 | |
| | 病理科 | 年　月/　年　月 | 病假　天/事假　天/缺勤　天 | |
| | 肿瘤内科 | 年　月/　年　月 | 病假　天/事假　天/缺勤　天 | |
| | 基层实践 | 年　月/　年　月 | 病假　天/事假　天/缺勤　天 | |
| 产假 | | 天（从　年　月　日至　年　月　日） | | |

注：每年病事假不超过15天；轮转科室须达到100%，否则为不合格。

2

住院医师培训考勤登记表

# 三、住院医师规范化培训公共科目学习登记表

| 名称 | | 完成学时 | | | 考核结果 | 培训基地职能部门签字 |
|---|---|---|---|---|---|---|
| | | 自学 | 集中学习 | 合计 | | |
| 有关法律、法规 | 执业医师法 | | | | | |
| | 药品管理法 | | | | | |
| | 侵权责任法 | | | | | |
| | 传染病防治法 | | | | | |
| | | | | | | |
| | | | | | | |
| | | | | | | |
| | | | | | | |
| 循证医学与临床科研 | | | | | | |
| 医学伦理 | | | | | | |
| 临床思维与人际沟通（包括医患沟通） | | | | | | |
| 重点传染病防治知识 | | | | | | |
| | | | | | | |
| | | | | | | |

3

住院医师规范化培训公共科目学习登记表

## 四、《学术讲坛》学习登记表

| 时间 | 讲题 | 签名盖章 |
| --- | --- | --- |
| | | |
| | | |
| | | |
| | | |
| | | |
| | | |
| | | |
| | | |
| | | |
| | | |
| | | |
| | | |
| | | |
| | | |
| | | |
| | | |
| | | |
| | | |
| | | |

4

《学术讲坛》学习登记表

# 五、内科住院医师规范化培训大纲

内科学是一门涉及面广、整体性强的临床医学，它与临床各科关系密切，更是临床各科的基础。通过内科住院医师培训，不仅要掌握呼吸、心血管、消化、泌尿、血液、内分泌等六大系统以及感染、代谢与营养、风湿免疫、理化因素等导致的疾病知识，还应对其他相关学科（如神经与精神学科等）所涉及的知识有一定的了解。内科系统包括心血管内科、呼吸内科、消化内科、肾脏内科、血液内科、内分泌科、风湿免疫科、感染科等八个亚专科。

## 一、培训目标

本阶段为二级专科基础培训，培训目的是通过为期3年的规范化培训，使住院医师打好内科临床工作的基础。能够学会正确的临床工作方法，准确采集病史、规范体格检查、正确书写病历，熟悉各轮转科室诊疗常规（包括诊疗技术），基本掌握门、急诊常见疾病的诊断和处理，达到具有独立从事内科临床工作的能力。

同时具有基本的临床科研和论文撰写能力、专业外语阅读能力、指导见习/实习医生和低年资住院医师的临床教学工作能力、对患者和健康人群进行医学科普教育的能力。

## 二、培训方法

按照住院医师规范化培训标准总则本专科培训细则规定，将学习本专科基础理论、基本知识、基本技能，培养良好的医患沟通能力，综合临床思维能力，规范临床诊疗技术和临床路径的要求贯穿培训全过程。完成其科室轮转、学习病种、病例（在必选轮转科室时必须手写大病历）和技能操作要求，认真填写《住院医师规范化培训登记手册》。

在内科范围内的各三级学科（专业）及其他相关科室轮转。必选科室的轮转时间合计31个月，可选科室的轮转时间合计2个月。

8

内科住院医师规范化培训大纲

（一）必选的轮转科室及时间

| 轮转科室 | 时间（月） | 轮转科室 | 时间（月） |
| --- | --- | --- | --- |
| 心血管内科（含心电图室） | 4 | 肾脏内科 | 2 |
| 呼吸内科 | 3 | 血液内科 | 2 |
| 消化内科 | 3 | 内分泌科 | 2 |
| 感染科 | 2 | 神经内科及精神科 | 2 |
| 风湿免疫科 | 2 | 急诊科 | 3 |
| 内科门诊 | 2 | 重症监护病房 | 2 |
| 医学影像科（含超声和核医学室） | 2 | | |
| | | 合计 | 31 |

（二）可选择的轮转科室

| 轮转科室 | 轮转科室 |
| --- | --- |
| 临床检验科 | 皮肤科 |
| 病理科 | 肿瘤内科（含放疗科） |
| 基层实践 | |
| 合计 | 2 个月 |

9

轮转科室及轮转时间

# 轮转科室（一）：心血管内科（含心电图室）

| 带教老师：<br>轮转时间：　　年　　月　　日——　　年　　月　　日 |
|---|
| 入科教育：　　完成　　未完成<br>教学秘书签名： |

**1. 轮转目的**

掌握：心血管系统的解剖和生理；心脏传导系统的解剖和功能特点；心律失常的机制和分类；常见心血管疾病的发病机制、临床表现、诊断与鉴别诊断及处理；心血管急、重症的诊断和处理；心血管疾病常用药物的合理应用；常见心脏病X线诊断；常见典型心电图诊断；电复律技术。

了解：心脏电生理的基本知识、心包穿刺术、心脏起搏术、动态心电图、动态血压、超声心动图。

**2. 基本要求**

（1）病种及例数要求：

| 病　种 | 最低例数 | 病　种 | 最低例数 |
|---|---|---|---|
| 心力衰竭 | 5 | 常见心律失常 | 15 |
| 高血压 | 10 | 常见瓣膜病 | 5 |
| 心肌炎与心肌病 | 3 | 冠心病、心绞痛 | 10 |
| 血脂异常 | 10 | 急性心肌梗死 | 8 |
| 常见心脏病急症的诊断与处理 | 10 | | |

要求轮转期间管理住院病人数不少于50例。

（2）基本技能要求：

| 操作技术名称 | 最低例数 |
|---|---|
| 常见心脏病X线图像的诊断（不含CT） | 20（能正确描述） |
| 电复律 | 5 |
| 十二导联心电图操作及常见典型心电图诊断：<br>包括：左右心室肥大、心房肥大、左右束支传导阻滞、心肌梗死、低血钾、高血钾、窦性心律失常、预激综合征、逸搏心律、房室传导阻滞、期前收缩、阵发性室上性心动过速、心房颤动、心房扑动、室性心动过速、心室颤动） | 50（独立写报告） |

10

心血管内科轮转目的与要求

**3. 较高要求**

在基本要求的基础上还应学习以下疾病和技能。

（1）学习病种：

| 病 种 | 病 种 |
| --- | --- |
| 心脏压塞 | 肺血管病 |
| 心包疾病 | 常见的成人先天性心脏病 |
| 感染性心内膜炎 | |

（2）临床知识、技能要求：

| 操作技术名称 | 操作技术名称 |
| --- | --- |
| 心包穿刺术（了解） | 动态心电图（参与） |
| 临时心脏起搏术（了解） | 常超声心动图（了解） |
| 动态血压（参与） | |

（3）外语、教学、科研等能力的要求：国外有关文献综述或读书报告1篇。

11

心血管内科轮转目的与要求

## 心血管内科业务学习与技能操作培训登记表

| 培训时间 | 培训内容 | 主讲者签名 |
| --- | --- | --- |
| | | |
| | | |
| | | |
| | | |
| | | |
| | | |
| | | |
| | | |
| | | |
| | | |
| | | |
| | | |
| | | |
| | | |
| | | |
| | | |
| | | |
| | | |
| | | |

12

心血管内科业务学习与技能操作培训登记表

## 心血管内科住院医师经管病例记录表

| 序号 | 患者姓名 | 住院号 | 主要诊断 | 次要诊断 | 备注 |
| --- | --- | --- | --- | --- | --- |
| | | | | | |
| | | | | | |
| | | | | | |
| | | | | | |
| | | | | | |
| | | | | | |
| | | | | | |
| | | | | | |
| | | | | | |
| | | | | | |
| | | | | | |
| | | | | | |
| | | | | | |
| | | | | | |
| | | | | | |
| | | | | | |
| | | | | | |
| | | | | | |
| | | | | | |
| | | | | | |
| | | | | | |
| | | | | | |
| | | | | | |
| | | | | | |
| | | | | | |
| | | | | | |
| | | | | | |
| | | | | | |
| | | | | | |
| | | | | | |
| | | | | | |
| | | | | | |
| | | | | | |
| | | | | | |
| | | | | | |
| | | | | | |
| | | | | | |

13

心血管内科住院医师经管病例记录表

## 参加病例讨论（疑难、死亡）、教学查房等学习情况登记表

| 序号 | 日期 | 内容 | 活动形式 | 学时 | 主讲人 | 备注 |
|---|---|---|---|---|---|---|
| | | | | | | |
| | | | | | | |
| | | | | | | |
| | | | | | | |
| | | | | | | |
| | | | | | | |
| | | | | | | |
| | | | | | | |
| | | | | | | |
| | | | | | | |
| | | | | | | |
| | | | | | | |
| | | | | | | |
| | | | | | | |
| | | | | | | |
| | | | | | | |
| | | | | | | |
| | | | | | | |
| | | | | | | |
| | | | | | | |
| | | | | | | |
| | | | | | | |
| | | | | | | |
| | | | | | | |
| | | | | | | |
| | | | | | | |
| | | | | | | |
| | | | | | | |
| | | | | | | |
| | | | | | | |
| | | | | | | |
| | | | | | | |
| | | | | | | |

参加病例讨论 共　　次；参加教学查房 共　　次；
参加主任查房 共　　次；参加其他形式学习共　　次。

注：活动形式一栏填写：教学查房或疑难病例讨论、主任查房等

15

病例讨论、教学查房等登记表

## 考评表 1 住院医师病历书写考核评分表（心血管内科）

| 考核内容 | 考核内容及评分标准 | | 扣分 | 满分 | 得分 |
|---|---|---|---|---|---|
| 一、主诉（5分） | 1. 主要症状及或患病时间有错误。 | 扣 2 分 | | 5 | |
| | 2. 主要症状及或患病时间有遗漏。 | 扣 1 分 | | | |
| | 3. 主诉叙述不符合要求（如主诉用诊断用语，主诉过于繁琐）。 | 扣 2 分 | | | |
| 二、现病史（20分） | 1. 起病情况及患病时间叙述不清，未说明有无诱因与可能的病因。 | 扣 1-2 分 | | 20 | |
| | 2. 发病经过顺序不清，条理性差或有遗漏。 | 扣 1-2 分 | | | |
| | 3. 主要症状特点未加描述或描述不清。 | 扣 3-5 分 | | | |
| | 4. 伴随症状不清。 | 扣 1-2 分 | | | |
| | 5. 有关鉴别的症状或重要的阴性症状不清。 | 扣 1-3 分 | | | |
| | 6. 诊疗经过叙述不全面。 | 扣 1-3 分 | | | |
| | 7. 一般状况未叙述。 | 扣 1-2 分 | | | |
| | 8. 现病史与主诉内容不一致。 | 扣 2-5 分 | | | |
| 三、其它病史（5分） | 1. 项目有遗漏者。 | 扣 1-3 分 | | 5 | |
| | 2. 有关阴性病史未提及。 | 扣 1 分 | | | |
| | 3. 顺序错误。 | 扣 1 分 | | | |
| 四、体格检查（15分） | 1. 项目有遗漏者。 | 扣 1-2 分 | | 15 | |
| | 2. 重要阳性、阴性体征遗漏。 | 扣 2-5 分 | | | |
| | 3. 顺序错误。 | 扣 1 分 | | | |
| | 4. 结果错误。 | 扣 2-5 分 | | | |
| | 5. 重要体征特点描述不全或不确切。 | 扣 2-5 分 | | | |
| | 6. 专科情况描述不全或不确切。 | 扣 2-5 分 | | | |
| 五、辅助检查（5分） | 血尿便常规、重要化验、X 线、心电图、B 超等相关检查遗漏或表达不正确。 | 每项扣 1-2 分 | | 5 | |
| 六、病历摘要（5分） | 1. 入院主要症状（原因）与时间/一般情况/重要的既往史/阳性体征及主要辅助检查。 | 遗漏 1 项扣 1 分 | | 5 | |
| | 2. 叙述过繁、过简、语句不通顺。 | 扣 1-2 分 | | | |
| 七、诊断（10分） | 1. 主要诊断及主要并发症有错误或有遗漏、不规范（如甲亢、风心病等）。 | 扣 2-5 分 | | 10 | |
| | 2. 次要诊断遗漏或有错误，不规范。 | 扣 1-3 分 | | | |
| | 3. 诊断主次顺序错误。 | 扣 1-2 分 | | | |
| 八、诊断分析（13分） | 1. 诊断依据不足。 | 扣 2-5 分 | | 13 | |
| | 2. 未做必要的鉴别诊断及或缺少鉴别的依据或方法。 | 扣 2-5 分 | | | |
| | 3. 仅罗列书本内容缺少对本病例实际情况的具体分析与联系。 | 扣 2-5 分 | | | |

16

病历书写考核评分表

| 九、诊疗计划（7分） | 1. 有错误、有遗漏分别。 | 扣2-5分 | | 7 | |
|---|---|---|---|---|---|
| | 2. 有无实际内容空间笼统的描述。 | 扣1分 | | | |
| | 3. 针对性差。 | 扣1-2分 | | | |
| 十、病程记录(10分） | 1. 病程记录不及时，入院后3天无病程记录，长期住院病人超过一周无病程记录。 | 扣2-5分 | | 10 | |
| | 2. 病程记录不能反映上级医师查房的意见（三级查房）。 | 扣2-5分 | | | |
| | 3. 病程不能反映病情变化，无病情分析、对重要化验及其它辅助检查结果无分析评价、未记录病情变化后治疗措施变更的理由。 | 扣1-3分 | | | |
| | 4. 危重症病例无抢救记录或记录不及时、不准确。 | 扣2-5分 | | | |
| | 5. 长期住院病人无阶段小结。 | 扣2分 | | | |
| 十一、其它（5分） | 1. 无交接班记录或书写不正规。 | 扣1-2分 | | 5 | |
| | 2. 实习医生书写病历上级医师无签名。 | 扣1分 | | | |
| | 3. 会诊记录单及各种记录检查单填写有缺项的（如姓名、病历号、日期、诊断、签名等）。 | 扣0.5-1分 | | | |
| | 4. 各项化验单粘贴不整齐，标记不清楚（异常用红笔标记）。 | 扣0.5-1分 | | | |
| | 5. 病历格式不规范，医学术语不规格，书写字迹潦草，有涂改，错别字。 | 扣0.5-3分 | | | |
| | | 总分 | | 100 | |

考核老师签名：　　　　日期：　　年　　月　　日

17

病历书写考核评分表(2)

## 考评表 2 住院医师接诊病人考核评分表（心血管内科）

| 考核项目 | 内容 | | 满分 | 得分 |
|---|---|---|---|---|
| 一般项目 | 姓名、年龄、性别、职业 | | 0.5 | |
| 现病史 | 起病情况与患病时间 | | 0.5 | |
| | 病因与诱因 | | 1 | |
| | 主要症状特点（出现的部位、性质、持续时间、程度、加重与缓解 | | 5 | |
| | 病情的发展与演变（主要症状变化及新出现的症状） | | 2 | |
| | 诊治经过（诊疗单位、诊治措施、用药剂量及效果） | | 2 | |
| | 伴随症状（包括重要的阴性症状） | | 2 | |
| | 病后的一般状况（精神、食欲、体重、二便、睡眠） | | 1 | |
| 既往史 | 既往健康状况、曾患疾病、外伤、手术、过敏史 | | 2 | |
| 个人史 | 职业、烟酒史、月经生育史、婚姻史 | | 1 | |
| 家族史 | 特别是与本病相关的疾病 | | 1 | |
| 体格检查 | T、P、R、BP | | 2 | |
| | 一般状况（意识、发育、营养、体位、面容） | | 1 | |
| | 皮肤粘膜（水肿、黄疸、出血、皮疹、蜘蛛痣） | | 1 | |
| | 头部（毛发、瞳孔、结膜、巩膜、耳、鼻、口腔） | | 1 | |
| | 颈部（血管、气管、甲状腺） | | 1 | |
| | 淋巴结（头颈部、锁骨上、腋窝、腹股沟） | | 2 | |
| | 肺部（呼吸系统疾病另计） | 叩诊（叩诊音、肺下界） | 2 | |
| | | 听诊（呼吸音、罗音、听觉语音） | 2 | |
| | 心脏（循环系统疾病另计） | 叩诊（心脏相对浊音界） | 2 | |
| | | 听诊（心率、心律、心音、杂音等） | 2 | |
| | 腹部（消化系统疾病另计） | 触诊（腹壁紧张、压痛、反跳痛、包块、麦氏点、肝、脾、胆囊） | 2 | |
| | | 叩诊（腹部叩诊音、肝脾区叩击痛、移动性浊音、肾区叩击痛） | 1 | |
| | | 听诊（肠鸣音、血管杂音） | 1 | |
| | 脊柱与四肢 | | 1 | |
| | 神经系统（膝腱反射、Kernig 征、Brudzinski 征、Babinski 征） | | 1 | |
| | 专科查体部分 | | 6 | |
| | 其它重要的阳性及阴性体征 | | 2 | |
| 其他 | 熟练程度、爱伤观念、与病人交流的能力 | | 2 | |

18

接诊病人考核评分表(1)

## 住院医师接诊病人考核评分表（续）

| 考核项目 | | 病历内容要求 | 满分 | 得分 |
|---|---|---|---|---|
| 一般项目 | | 姓名、性别、年龄、职业等 | 1 | |
| 住院病历 | 主诉 | 简明、扼要、完整 | 3 | |
| | 现病史 | 起病时间、诱因、症状、缓解因素、治疗经过、具有鉴别诊断意义的阴性病史、发病后一般情况 | 8 | |
| | 既往史等 | 既往史、个人史、家族史等 | 2 | |
| | 体格检查 | 各大系统和专科情况无遗漏、阳性体征准确、有鉴别诊断意义的阴性体征无遗漏 | 6 | |
| | 辅助检查 | 有诊断意义的辅助检查 | 2 | |
| | 诊断 | 主要诊断及次要诊断规范 | 3 | |
| | 签名 | 字迹清楚 | 1 | |
| 首次病程记录 | 病历特点 | 归纳简单明了、重点突出 | 4 | |
| | 诊断依据 | 各诊断均有病史、体检、辅助检查的支持 | 6 | |
| | 鉴别诊断 | 分析有条理，思路清晰 | 6 | |
| | 诊疗计划 | 简明合理，具体 | 6 | |
| 病历规范 | | 书写规范、字迹工整、无错别字、无涂改 | 2 | |
| 合计 | | | 100 | |

考核老师签名：　　　　　　　　　　日期：

19

接诊病人考核评分表(续)

## 考评表 3-1　住院医师轮转考核表（心血管内科）

| 考核内容 | | | 考核结果 |
|---|---|---|---|
| 考勤 | 病假　天：　事假　天：　缺勤　天 | | 每年病事假不超过15 天 |
| 医德医风 | 服务态度、医患关系 | 优　良　中　差* | 通过　未通过 |
| | 工作责任心、无差错* | 优　良　中　差* | 通过　未通过 |
| | 医疗作风、廉洁行医 | 优　良　中　差* | 通过　未通过 |
| | 团结协作、遵守制度 | 优　良　中　差* | 通过　未通过 |
| 日常工作考核 | 处理一般病人的能力 | 优　良　中　差* | 通过　未通过 |
| | 抢救危重病人的能力 | 优　良　中　差* | |
| | 诊治疑难病人的能力 | 优　良　中　差 | |
| | 临床思维能力 | 优　良　中　差 | |
| | 教学能力 | 优　良　中　差 | |
| 临床能力考核 | 管理病种数和数量* | 满分100 分 | |
| | 病历质量* | 抽查2 份取平均值，满分100 分 | |
| | 接诊病人* | 满分100 分，≥80 分为通过 | |
| | 技能操作*<br>操作名称： | 满分100 分，≥80 分为通过 | |
| | 门诊处方/病房医嘱 | 满分 100 分，平均≥80 分为通过（门诊处方抽查20 份，病房医嘱抽查5 份） | |
| 医疗差错事故　有*　无 | | 参加各种科研情况　有　无 | |
| 出科理论考试　分 | | 出科实践操作考试成绩　分 | |
| 学科培训工作小组意见：<br>考核结果：　通过　未通过<br>签名：　年　月　日 | | | |

注：1、在评定意见后画“√”，*为单项淘汰项目。

2、日常工作考核必须3 项以上达到“良”才能通过；其中“临床思维能力”要求掌握病例特点、分析深入、语言表达精炼、推理有逻辑性、结论正确。

3、管理病人数应符合《浙江省住院医师规范化培训细则（2017 版）》要求：病人数和病种数达到90%为合格；小于90%者按实际数评分；如达85%为85 分，达79%为79 分等。

4、临床能力考核部分请按相应评分表打分：“病历质量”评分标准见评分表1；“接诊病人”评分标准见评分表2；“技能操作”可组织专项技能考核，自行评分，并注明技能名称。

20

住院医师轮转考核表（心血管内科）

## 考评表 3-2　轮转科室考核鉴定（心血管内科）

住院医师________於____年____月____日至____年月____日，在心血管内科轮转期间，评价如下：

| | | | |
|---|---|---|---|
| 带教医师签名： | 年 | 月 | 日 |
| 教学秘书签名： | 年 | 月 | 日 |
| 科主任签名： | 年 | 月 | 日 |
| 培训基地主管部门审核意见： | 年 | 月 | 日 |

21

轮转科室考核鉴定(心血管内科)

## 考评表 4-1 住院医师轮转考核表（心电图室）

| 考核内容 | | | 考核结果 |
|---|---|---|---|
| 考勤 | 病假　天；　事假　天；　缺勤　天 | | 每年病事假不超过15 天 |
| 医德医风 | 服务态度、医患关系 | 优　良　中　差* | 通过　未通过 |
| | 工作责任心、无差错* | 优　良　中　差* | 通过　未通过 |
| | 医疗作风、廉洁行医 | 优　良　中　差* | 通过　未通过 |
| | 团结协作、遵守制度 | 优　良　中　差* | 通过　未通过 |
| 日常工作考核 | 处理一般病人的能力 | 优　良　中　差* | 通过　未通过 |
| | 抢救危重病人的能力 | 优　良　中　差* | |
| | 诊治疑难病人的能力 | 优　良　中　差 | |
| | 临床思维能力 | 优　良　中　差 | |
| | 教学能力 | 优　良　中　差 | |
| 临床能力考核 | 管理病种数和数量* | 满分100 分 | |
| | 报告书写质量* | 抽查2 份取平均值，满分100 分 | |
| | 接诊病人* | 满分100 分，≥80 分为通过 | |
| | 技能操作*<br>操作名称： | 满分100 分，≥80 分为通过 | |
| | 门诊处方/病房医嘱 | 满分 100 分，平均≥80 分为通过（门诊处方抽查20 份，病房医嘱抽查5 份） | |
| 医疗差错事故　有*　无 | | 参加各种科研情况　有　无 | |
| 出科理论考试　分 | | 出科实践操作考试成绩　分 | |
| 学科培训工作小组意见：<br>考核结果：　通过　未通过<br>签名：　年　月　日 | | | |

注：1、在评定意见后画"√"，"*"为单项淘汰项目。

2、日常工作考核必须3 项以上达到"良"才能通过；其中"临床思维能力"要求掌握病例特点、分析深入、语言表达精炼、推理有逻辑性、结论正确。

3、管理病人数应符合《浙江省住院医师规范化培训细则（2017 版）》要求：病人数和病种数达到90%为合格；小于90%者按实际数评分；如达85%为85 分，达79%为 9 分等。

4、临床能力考核部分请按相应评分表打分："接诊病人"评分标准见评分表2；"技能操作"可组织专项技能考核，自行评分，并注明技能名称。

22

住院医师轮转考核表(心电图室)

### 考评表 4-2　　轮转科室考核鉴定（心电图室）

住院医师__________於______年______月______日至______年月______日，在心电图室轮转期间，评价如下：

| | |
|---|---|
| 带教医师签名： | 年　月　日 |
| 教学秘书签名： | 年　月　日 |
| 科主任签名： | 年　月　日 |
| 培训基地主管部门审核意见： | 年　月　日 |

23

轮转科室考核鉴定(心电图室)

其他轮转科室记录与心内科排版与表格样式雷同

# 六、参加教学活动记录

| 时间 | 轮转科室 | 带教对象 | 人数 | 教学内容 | 主管教师 |
|---|---|---|---|---|---|
| | | | | | |
| | | | | | |
| | | | | | |
| | | | | | |
| | | | | | |
| | | | | | |
| | | | | | |
| | | | | | |
| | | | | | |
| | | | | | |
| | | | | | |
| | | | | | |
| | | | | | |
| | | | | | |
| | | | | | |
| | | | | | |
| | | | | | |
| | | | | | |
| | | | | | |
| | | | | | |
| | | | | | |

151

参加教学活动记录

## 七、参加科研活动记录

| 时 间 | 课 题 题 目 | 课题负责人 | 参与角色 | 完成情况 |
|---|---|---|---|---|
| | | | | |
| | | | | |
| | | | | |
| | | | | |
| | | | | |
| | | | | |
| | | | | |
| | | | | |
| | | | | |
| | | | | |

## 八、培训期间撰写或发表的综述、论文、读书报告等

| 日 期 | 题 目 | 类别 1~4 | 发表刊物 | 第几作者 |
|---|---|---|---|---|
| | | | | |
| | | | | |
| | | | | |
| | | | | |
| | | | | |
| | | | | |
| | | | | |
| | | | | |

注：类别包括：1. 专业期刊发表的文章；2. 学术会议交流文章；3. 院（校）级学术会议交流文章；4. 提交文章。

152

参加科研活动记录

# 九、培训期间奖惩情况

| 时间 | 轮转科室 | 奖惩事由/奖励名称 | 奖惩部门/单位 | 备注 |
| --- | --- | --- | --- | --- |
| | | | | |
| | | | | |
| | | | | |
| | | | | |
| | | | | |
| | | | | |
| | | | | |
| | | | | |
| | | | | |
| | | | | |
| | | | | |
| | | | | |
| | | | | |
| | | | | |
| | | | | |
| | | | | |
| | | | | |
| | | | | |
| | | | | |
| | | | | |
| | | | | |



培训期间奖惩情况

# 十、住院医师年度考核登记

| 培训第一年 | | |
|---|---|---|
| 考核内容 | 成绩 | 基地主管部门盖章 |
| 理论考核 | | |
| 辅助检查结果判读 | | |
| 技能操作 | | |

| 培训第二年 | | |
|---|---|---|
| 考核内容 | 成绩 | 基地主管部门盖章 |
| 理论考核 | | |
| 辅助检查结果判读 | | |
| 技能操作 | | |

154

住院医师年度考核登记

# 十一、住院医师规范化培训综合成绩汇总表

**姓名：** **单位：** **专业：内科**

| 轮转科室（月数） | 医德医风 | | 日常工作考核 | | | | | | 临床能力考核 | | | | | 出科理论考试（分） |
|---|---|---|---|---|---|---|---|---|---|---|---|---|---|---|
| | 医德医风（通过否） | 考勤（通过否） | 诊治能力（通过否） | 临床思维能力（通过否） | 参加各种形式学习（次） | 教学能力（通过否） | 参加科研情况（有或无） | 医疗差错事故（有或无） | 管理病种数和数量（分） | 病历质量（分） | 接诊病人（分） | 技能操作（分） | 处方医嘱（分） | |
| 心血管内科（4） | | | | | | | | | | | | | | |
| 呼吸内科（3） | | | | | | | | | | | | | | |
| 消化内科（3） | | | | | | | | | | | | | | |
| 肾脏内科（2） | | | | | | | | | | | | | | |
| 血液内科（2） | | | | | | | | | | | | | | |
| 内分泌科（2） | | | | | | | | | | | | | | |
| 风湿免疫科（2） | | | | | | | | | | | | | | |
| 感染科（2） | | | | | | | | | | | | | | |
| 神经内科及精神科（2） | | | | | | | | | | | | | | |
| 急诊科（3） | | | | | | | | | | | | | | |
| 内科门诊（2） | | | | | | | | | | | | | | |
| ICU（2） | | | | | | | | | | | | | | |
| 医学影像科（2） | | | | | | | | | | | | | | |
| 可选科室1（1） | | | | | | | | | | | | | | |
| 可选科室2（1） | | | | | | | | | | | | | | |

| | 科目 | 成绩 |
|---|---|---|
| 公共科目考核成绩 | 有关法律、法规 | |
| | 循证医学与临床科研 | |
| | 医学伦理 | |
| | 临床思维与人际沟通 | |
| | 重点传染病防治知识 | |
| **培训基地主管部门意见** | 盖章　　年　月　日 | |

说明：本表由基地主管部门填写

155

住院医师规范化培训综合成绩汇总表

# 第四章 基于岗位胜任力的师资队伍建设

## 第一节 制度设计思考

### 一、住培师资队伍建设存在的问题

自2014年9月国家全面开展住培以来，国家住培基地已经完成了完整一个培训周期的基地建设与住院医师培养。住培制度已经深入人心，培训基地的基本硬件建设已完成，基于医院层面的管理组织架构逐渐清晰。住培工作需要从形式的规范向培训质量和内涵的提升转变，并向纵深推进。师资队伍建设成为下一阶段住培工作的重点之一。要培养合格的住院医师，带教老师的水平至关重要。它直接影响住培质量，是实现住院医师培训“过程规范化，结果同质化”的关键所在。而师资队伍的建设恰恰是我国目前住培工作开展中的薄弱环节，亟待加强。既往的培训制度性文件中对带教师资的要求是“职业道德高尚、临床经验丰富、具有带教能力和经验的临床医师”等，比较宏观，缺少具体的评价指标和操作性强的培训体系。当前我们的师资队伍建设存在的主要问题有以下几点。

1. *国家层面缺乏师资队伍管理和培训的顶层制度*　随着对师资队伍建设重要性的正确认识与重视，各地方纷纷出台了区域性师资标准并展开了形式多样的师资认定与培训，但迄今仍缺乏国家层面的专门针对师资准入、培训、考核、教学质量控制、退出等相关一套完整的制度设计与政策，已有的相关制度不够系统，有待进一步完善。因此，基层培训基地师资队伍建设缺乏明确可参照的标准，师资质量良莠不齐。

2. *师资本身对培训制度、政策理解有待加强*　没有规矩不成方圆，住培的有关制度与政策是开展培训工作的依据与“武器”，掌握相应政策是师资进行教学活动的根本，确保能做到有章可循、有据可依、有的放矢。目前许多医院的高年资医师在住院医师阶段没有经历过严格的规范化培训，对住培制度和医教协同发展的政策理解不全面、不够深入。一些带教老师受聘后，缺乏系统的教师岗位培训，教学技能不足。2014 年，上海市卫生计生委为了解师资对培训制度的认知，曾对 44 家住院医师培训机构的 7 976 位带教老师进行抽样调查，抽取的 524 人(占总数的 6.57%)中，8.27%的被调查人员对带教职责不了解，近 10%的被调查人员对各阶段的规范化培训要求不了解。但经过培训后，97.97%的人表示了解、掌握了有关政策。宁大附院在 2016 年首次开展院级师资培训之前曾做过问卷调查，有高达 25%的临床医师对培训制度和培训要求不了解。因此，师资规范化培训是改变思想观念，提高教学能力的重要途径。

3. *师资教学积极性不高*　北京市卫生计生委科教处 2015 年对全市 48 家培训基地的 364 名师资进行了横断面调查的结果显示：影响师资带教投入前三位的因素分别是医疗工作(58.52%)、个人兴趣(44.51%)与教学硬件(44.51%)；武汉大学中南医院在对心内科带教老师的访查中发现，因临床工作繁忙、压力大，同时还要承担其他层次的教学任务，完成个人科研、晋升的需求等工作，导致部分师资对住院医师带教工作的热情不高。宁大附院在 2016 年首次开展院级师资培训之前曾做过问卷调查，有 46%的临床医师表示临床工作繁忙，业务与教学很难兼顾。与科研相比，住培教学缺少明晰的定量评价标准和绩效考核体系，难以出成绩。这些因素都影响了教学的积极性。

4. *师资自身素质存在巨大差异*　我国住培制度全面建成于 2014 年，目前住培的带教师资很大一部分没有参加过规范的住院医师培训。因此，师资的临床能力、教学水平等方面存在差异性。不同老师对培训内容的理解和技能操作规范的差异，势必影响其培训带教的学员，从而难以保证培训质量的同质化水平。

5. *基地层面师资规范化培训和管理机制不完善*　目前大多数基地初步设立了师资培训课程和管理机制，但总体而言，机制还不完善，课程缺乏系统性。通过中国医师协会的培训基地评估发现，绝大部分临床带教师资没有接受过正规训练，而有些师资培训存在课程缺乏系统性，培训模式单一，组织不规范等问题。部分医院带教老师的遴选机制、管理培训机制及激励机制仍停留在纸面上，形同虚设。因此，要提高住培教学质量和培训效果，对带教老师进行有效培训、监督、管理、激励、评价和反馈非常必要。

针对上述问题，浙江省卫生计委在 2013 年提出以目标为导向的培训政策设计，逐步建立培训运行机制和培训保障机制。为保证师资培训的顺利进行，浙江省在开展师资培训的期间，出台相关政策，支持师资培训工作。一方面各级卫生行政部门将住院医师师资培训工作列入各级区域卫生人才队伍建设规划，同时将住培师资列入住培基地年度检查、基地复评和示范培训基地评审指标。另一方面,培训基地医院层面有计划地组织相关带教老师参加师资培训,保障培训期间所需费用和待遇,并建立培训基地师资队伍建设的管理制度和考核长效机制。但在培训基地层面,如何有效落实主管部门的宏观政策,将好的制度转化为有效的实践,还需要各个培训基地在实际工作中进一步探索和完善。

## 二、基于岗位胜任力的多层次师资队伍建设与制度设计

### (一)完善制度建设

加强住培师资队伍建设,首先须完善师资制度。带教师资需要有严格的准入标准和审查制度,只有符合标准的师资才能进入住培带教师资队伍。新申请的带教师资在上岗前,应完成相应的培训,并通过相应的教学能力考核才能成为住培带教师资。同时,也应建立带教师资淘汰制度。对住培带教质量差、住院医师评价差、出现教学事故的带教老师,情节严重的取消其带教资格,经再次培训和考核后方可重新上岗,并且与晋升等相挂钩。此外,还需进一步明确各类带教师资的职责。轮转科室的带教老师多数为病房主治医师,主要职责是指导住培学员平时的临床工作,进行各种查房、小讲课等教学活动;住培学员相对固定的一对一导师,职责是在整个培训过程中,对学员给予人文关怀,及时了解思想动态,并在学习、科研和生活等方面给予个性化指导。

### (二)明确师资岗位胜任能力

住培师资具有医师、教师和员工等角色,决定了其胜任力必须是多维度的。西川大学华西医院曾有研究将师资的能力与素质归纳为 6 大领域 23 项,6 大领域分别是职业态度和工作作风、综合素质、适应社会与医疗环境变化的能力、信息管理科研能力、团队合作、创新和自我提高能力。浙江省医学科技教育发展中心则把师资的能力概括为职业道德素质、专业思维、专业能力、教学能力、人际协调能力等五大核心能力。两家单位的研究结果相近。2014 年国家卫生计生委印发的《管理办法》第十四条对住培师资提出了要求:“培训基地应当选拔职业道德高尚、临床经验丰富、具备带教能力和经验的临床医师作为带教师资,其数量应当满足培训要求”。

综上所述,住培师资首先需要具备丰富的学科专业知识,能熟练地运用这些知识解决实际的临床问题;其次,要掌握一定的教学理念和教学方法,能运用通俗易懂的方式,把知识传授给学生;此外,要具备一定的奉献精神和责任感,还要善于与学生沟通,表达能力强。因此,宁大附院提炼了住培

师资的六大核心能力。

1. 职业道德　住培师资作为学员在职业生涯起始形成良好的职业道德的助推器，其职业态度和价值观对刚刚步入医疗行业的年轻医师的职业价值观形成具有重要影响，对职业道德的要求更高于广义的"教师"，职业的特殊性，要求住培师资不仅要具备师德，也要具备高尚的医德，才能言传身教、以身作则，起到积极、正面的示范作用。

2. 专业知识与临床技能　住培学员培养的特殊性，要求临床带教融入日常的临床工作中，这就要求带教老师具备扎实的专业理论知识和娴熟的临床技能，具备清晰的临床思维与决策能力。因为角色榜样的作用，住培师资自身具有的专业能力，必然对住培学员产生影响。

3. 教学理念与带教能力　如果说专业知识和临床技能是作为一名住培师资的基本条件，那么教学理念和带教能力则是住培师资的必备能力，要求师资系统学习教学规范、教学方法。教学是一门学问，如何将知识和能力传授给学生，需要一定的教学技巧和方法，需要以学生为中心，因材施教，帮助学员思考问题、解决问题并且融会贯通。

4. 人际协调与沟通表达能力　带教老师的"教"和住培学员的"学"是师生之间在交往与互动传递知识的过程中完成的。学员是住培教学的主体，带教老师是引导者，往来之间便形成了沟通与交流，这就要求带教老师具备良好的沟通交流能力与团队合作能力，老师与学员之间平等相处、相互信任，帮助年轻医师成长与进步。同时带教老师的医患关系与医患沟通能力贯穿住培教学始终，是影响培训质量的重要内容。

5. 信息化技术应用能力　现代医学教学与管理，往往借助信息化手段完成，因此，要求带教老师熟练应用教学多媒体系统、制作 PPT，使用科教信息平台进行学员管理、考核，采用题库软件进行组卷，使用信息化手段进行技能操作考核等。

6. 科研能力　医学科学的发展与进步，离不开科学研究与创新。医师科研能力是指从事医学研究中，以科学思维和方法，对未知领域进行科学探索的能力。毕业后医学教育作为培养医学人才的方式，科研能力培养为住院医师核心能力之一。科研能力也是带教老师个人职业发展的基石。这就要求我们的住培师资具备一定的科学素养和科研能力。

### （三）明确师资培养方案

住培师资的核心岗位胜任力体现于管理与教学过程中。

1. 教学能力的培养　宁大附院根据不同层次住培学员教学需要，以及目前师资队伍中能力与素质的不同，建立了青年师资、骨干师资和导师三层次师资队伍培养方案。不同层级的师资培养目的、要求、方案和管理方法各不相同。对于青年师资,实行"启明星计划",对教师进行岗位普及性培训,达到岗位胜任目的,能胜任日常住培教学工作。对于骨干师资,实行"攀登计划",通过送到国内外知名医学院校培训和大赛历练,学习先进的教学理念和技能,推进教学改革,驱动住培教学能力的整体提升。对于导师,实行"领军人才计划",通过领导力和学科建设能力培养,提升指导研究生的能力,进而引领住培专业基地向更高层次发展,最终培养专业的医学教育者。

2. *教学管理能力的培养*　宁大附院借鉴了浙江大学附属妇产科医院的教学团队运行的"齿轮说",构建以专业基地为单位的核心教学团队,包括遴选优秀的专业基地主任、配备出色的专业基地教学主任、推选若干名敬业的专业基地教学秘书和培养一批担当肯干的带教老师。此核心教学团队中每一位成员,都好比是齿轮环上的其中一个齿轮,各尽其职、协同联动,每个齿轮保持匀速运转,才能保证整个专业基地的住培工作向良性方向发展。

## 三、教学秘书队伍建设与管理

随着住培工作全面展开,一方面,从政府部门到行业协会对住培工作都非常重视,可以说达到前所未有的程度,各种评估和培训紧锣密鼓的展开。另一方面,各基地参加规范化培训的学员也越来越多、教学任务越来越重。在此形势下,建立一支住培教学秘书队伍显得尤为必要和紧迫。教学秘书是整个住培教学工作实施过程中非常重要的基层管理岗位,直接负责住培学员的临床和教学工作。该岗位具体工作包括组织教学计划的制定,落实教学活动和考核的实施,同时协助教学主任和基地负责人对科室和专业基地内师资和学员进行管理,是住培管理工作的基础力量。

### (一) 住培教学秘书应具备的专业素质

住培教学秘书要具备以下专业素质:① 要有良好的协调沟通能力。在工作中,教学秘书要将院级下达的教学要求传达给各科带教老师,还要将本科室带教老师的建议汇总、上报到住培办。教学秘书也是授课教师与学员沟通的桥梁,在带教中随时了解学员情况,发现存在的问题,根据教师和学员的意见及时改进教学方法,提高教学质量。通过协调沟通,教学秘书既要保证学员得到最充分的锻炼和全面的教学,也要保证临床工作高效运行。② 教学秘书要有服务意识和较强的执行力。专职教学秘书要有认真的工作态度和敬业精神,要认清自己所从事工作的重要性。没有甘于奉献、一心为公的思想,是很难胜任的。③ 教学秘书要有较强的本专业业务知识和办公技能。教学秘书要具备本专业扎实的业务能力,能够解决本专业日常临床工作问题，了解本专业的带教老师的一般情况、本专业的课程设置、技能考核要求等，根据本专业带教老师的专业方向安排合理的带教计划，协调沟通各方面的关系，更好的实施教学计划。④ 专职秘书还要有办公软件应用和文案工作能力，对于一般的文件制定、文字处理以及网络信息系统等工作能独立完成。同时还需要掌握多功能媒体教学设备使用，为各种教学活动提供技术支持。

### （二）教学秘书队伍建设所存在的问题

宁大附院教学秘书受科主任、住培办双重领导，专业基地教学秘书受专业基地和住培办双重领导，是联系医院管理部门、临床医师和住培学员之间的纽带，教学秘书自身素质和业务水平的高低，决定着住培基地的培训质量和管理水平。因此，教学秘书在住培教学工作运行中起着不可替代的重要作用。但在实际工作中，教学秘书队伍建设还存在不少问题。

1. *教学秘书缺乏专门培训*　以往各科室的教学秘书属于临床教研室，主要承担了医学院教学工作安排。住培工作推行之初，一些教学秘书对毕业后住院医师培训工作情况不了解。沿用学校教学模式，结果不符合要求。毕竟住院医师培训和学校教学属于两个不同范畴，教学模式和管理方法不尽相同。这就需要对教学秘书进行专门的住培管理和教学方法培训，以便更好地适应住培工作。

2. *教学秘书队伍不稳定*　从工作摆位来看，医院和科室对教学秘书重要性认识不到位，没有将教学秘书摆在应有位置来设计、推进和衡量工作。没有建立完备的工作制度与管理办法，导致教学秘书职责不够清晰，工作随意性较大。教学秘书工作具有从属性、辅助性，需要一定的奉献精神，往往使教学秘书感到工作意义和价值不大，工作兴趣不高也不能持久，缺乏积极性、主动和创造性。

3. *教学秘书工作任务繁重*　教学秘书工作贯穿教学管理全过程。随着教学管理工作重心不断下移，住培要求越来越高，学员规模不断增长，教学秘书作为一线教学管理人员，承担的工作和责任也愈加繁重。宁大附院教学秘书都是临床医师兼职，本身承担了大量临床工作，而住培管理工作要求多，对住培学员管理、教学计划管理、质量管理、台账管理都没有系统认识与实践经验，难免出现工作懈怠和畏难情绪。仅台账资料整理归档的工作就占用了教学秘书大量精力和时间，很多教学秘书疲于应付，很难再有精力去进行教学活动组织和实践创新，影响了教学质量。

### （三）宁大附院的对策

针对以上问题，宁大附院制定了以下对策。

1. *加强教学秘书队伍管理*　宁大附院制订了《教学秘书管理办法》，对教学秘书的任命、职责、待遇作了明确规定，对教学秘书提供一定的补贴，并在职称晋升中提供相应优惠政策，以激发教学秘书工作的积极性和热情。教学秘书基本要求：熟悉医院教学工作流程，具有一定的管理、写作和组织协调能力，为人正派，吃苦耐劳，责任心强。具有较强的团队合作精神和奉献精神。具有本科及以上学历，中级及以上专业技术职称。任期一般为2年。

2. *加强教学秘书培训*　让教学秘书充分了解住培政策、工作性质和重要性，学习住培管理方法和教学方法。

3. *时间保障*　宁大附院住培教学秘书多为各学科优秀带教老师，他们既是医师、老师，同时也是基层教学管理人员，一肩多责，非常辛苦。为此，科教部要求各专业基地每周至少给教学秘书安排一天时间做教学工作。

4. *经费保障*　宁大附院根据住培学员数量和教学质量情况，给予教学秘书一定额度的津贴，并要求各科室不低于1∶1配套经费，以提高教学秘书积极性。

5. *医院层面顶层设计*　台账资料统一模板，尽量表格化和信息化，减少教学秘书准备台账的工作量。

经过4年的建设，宁大附院已建立一支稳定而专业的教学秘书队伍，这支队伍了解住培政策，熟悉住培工作的流程和要求，精通住培师资、学员和台账的管理，是开展基地培训工作不可或缺的中坚力量。宁大附院教学秘书制度实践经验表明，教学秘书工作起到承上启下的作用，是宁大附院开展住培工作的核心力量和宝贵资源。培养一支优秀的教学秘书队伍是做好住培工作的关键之一。今后，如何完善教学秘书管理制度，进一步提高教学秘书积极性，建设和培养一支稳定优秀的住培教学秘书队伍，还需要在实践中不断探索。

## 四、教学激励制度

1. *完善教学激励制度的重要性和必要性*　激励，就是通过外力或内力激发人的动机和需求，调动人的积极性和创造性，使其朝着所期望的目标努力追求持续的心理过程。有效的激励不仅可以调动带教老师工作的积极性，激发他们的创造力，使个体由消极的"要我做"转化为积极的"我要做"，而且可以增强医院的凝聚力。在医院，临床教师既是医院发展、学科建设重任的承担者，又是医院各项教学活动的组织者与实施者，临床带教费时、费力，责任大，稍有疏忽就可能发生医疗缺陷或医疗纠纷。但在实际工作中，由于教学工作量化考评比较难，因此无论是职称晋升还是科研奖励，都没有充分考虑教学工作，也就出现了"重医疗、重科研、轻教学"的现象。要解决这些问题最有效的办法就是要引起临床医师对教学的重视,激发临床医师的教学热情,从而提高教学水平。所以,完善住培教学激励制度,提高临床教师的教学水平以培养出能够适应现代化的医学模式和未来医学发展的住院医师势在必行。

2. *激励的方式和内容* 在宁大附院,从事住培学员带教的师资绝大多数是医疗工作中坚力量,临床工作非常繁忙,同时又要兼顾住培学员带教、参与医学院各类教学活动,以及参加不同师资培训以不断提升自己。在众多教学任务之下,部分老师的精力和教学热情难免受到影响。为了激发临床医师的教学积极性,保证教学质量,宁大附院设计了《宁波大学医学院附属医院住院医师规范化培训带教奖励办法》。该办法基于以下主要的激励理论:① 行为科学理论,绩效=能力×动机激发程度。② 需要层次理论,需要是人类生存和发展的必要条件,是指人对某一目标的渴望,它激励人们去积极行动,是个体积极性的源泉和内驱力。③ 期望理论,如果个体把目标价值看得越大,估计实现的可能性就越高,受激发的动机就会越强,产生的内驱力就越大。④ 强化理论,强化就是通过一种有效的刺激,起到对行为的加强。针对不同情形宁大附院重新思考了如何实施动态有效的激励制度,设计出不同形式和内容的激励方式,有效提高了临床教师工作的积极性。具体包括以下几个方面的激励。

(1) 目标激励:宁大附院通过实施科室分类综合目标管理,将教学纳入综合目标体系,与各个临床科室签订综合目标责任书,分解任务、建立综合目标管理的考核及评价体系,教学满分 10 分,其中研究生教学 2.5 分、本科生教学 3.5 分,进修生管理 1 分,护理教学 1 分,教材编写与教学成果 1 分,参与继续医学教育项目 1 分。经过近几年的实践,教师教学及教学改革意识较前增强,教学热情高涨,课堂授课满意率达到 97.4%,各科室教学文档齐全、规范,试卷质量高,装订整齐。住培学员的临床技能掌握扎实,操作规范,病历书写质量较前有明显提高。

(2) 薪酬激励:劳务报酬是对认真努力工作最好的、最直接有效的回报。在医院的奖金分配中规定每月拿出 5% 奖金留作医院教学奖励使用。包括各类教学津贴,带教补贴和教学课时费等,并根据学员考核成绩、教学工作表现进行考核发放。

(3) 声誉激励:根据马斯洛理论,尊重的需要就是指个体自尊和受他人尊重的需要,尊重需要的满足使人产生自信、有价值等感受。近年来,声誉激励的作用越来越受到重视,特别是在医院这种高素质人才集中的地方,他们更加看重受尊重和自我价值的实现。同时,良好的声誉可以有效约束个人的机会主义行为,使个人的目标与医院的目标趋于一致,以充分调动职工的积极性。因此,宁大附院提出了许多行之有效的新举措来满足教师们的这种需要，通过实施科教大会制度、举办形式多样的教学比赛、实施教学观摩、组织优秀教师带教活动、评选先进个人和集体等形式激发他们的教学热情，认同临床教学工作的价值，以更大的信心和热情投入到教学工作中。优先给予优秀带教老师外出学习、培训、出国交流的机会。在各个层面加大对于优秀教师的表彰与宣传，树立典型和榜样，对优秀教师和教学团队起到极大的鼓舞作用。而优秀的教师和教学团队则对其他师资产生积极的示范作用，从而带动整体。

(4) 考评激励：考评制度在医院的教学管理中的应用越来越广泛。但是要充分发挥考评激励的作用，使之不流于形式，关键在于是否有明确的考评指标、统一的考评标准、高素质的考评人员、公正的考评过程。为此，宁大附院建立教学督导委员会和7个督导小组，定期对教学查房、台账资料、小讲课、疑难病例讨论、出科考核等进行督导考核，设立考评指标体系。为了保障考评过程的科学规范和保证考评结果的客观公正，每个小组由资深临床专家和科教管理人员组成。各督导小组的考评成绩被赋予一定的权重，保持了各个检查组的均衡，极大地减少了评定结果的误差，增加了其客观公正性，保证了督导考评的科学规范。

(5) 晋升激励：作为大学附属医院，教学工作也是本职工作，为此，我们在带教奖励办法之后，补充出台了“临床教学与高级职称晋升”的相关规定。规定中明确把住培教学与职称晋升相挂钩，成为基地认定的住培带教老师，参加过省级以上住培师资培训，每年完成一定的教学工作量，科室住培教学人员是晋升高级职称的必备条件。规定中同时明确列出高级职称聘任时的教学要求，满足一定的教学要求者，方可聘任为高级职称。聘任相关的教学要求高于晋升的教学要求，对临床教学工作提出了明确要求。通过住培教学与职称晋升挂钩，极大提升了带教老师的带教积极性及参加师资培训的积极性，使教学工作面向更多的带教老师，有助于在全院建立浓厚的教学氛围，提升整体的带教能力与带教水平。

*3. 宁大附院师资评价与激励制度设计*　　住培师资的教学质量和岗位胜任能力需要通过合适的评价体系进行评价，而评价作为激励措施的一种，反过来促进住培师资队伍建设。通过师资评价，是对师资价值的认可，也能促进师资职业能力的发展；同时，通过评价也能树立典型，对不合格师资进行淘汰与再培训，提升师资队伍整体水平。

宁大附院的师资评价以目标为导向，以师资岗位胜任力六大核心能力为评估标准，对师资进行评价。

(1) 评价原则：从各专业基地特点和师资能力水平的实际出发，本着公正、公平、公开的原则进行，注意把教学过程评价和结果评价相结合，达到以评促建的目的。

（2）评价内容

1）职业道德：具有良好的医德医风，为人师表，能够以身作则，关心爱护住院医师。能积极参与并认真履行各项教学工作职责。

2）专业素质：具有扎实的专业理论知识，能进行规范的临床技能操作。临床经验丰富，具有良好的职业道德、工作进取心和较强的责任心。

3）带教能力：具有较强的带教意识。熟悉《住院医师规范化培训内容与标准》，对不同专业、不同年级的住院医师进行分层次带教。对带教师资的理论授课/技能培训进行考核。

4）教学工作量和效果：根据专业基地和科室的要求，结合《住院医师规范化培训内容与标准》，在基地负责人、教学主任、教学秘书安排下完成一定教学工作量。教学效果以住院医师年度出科考核、年度考核、结业考核和科教成果等作为主要依据。

5）沟通合作能力：包括与患者家属能够进行有效沟通，与学员沟通顺畅，课上互动良好；具有较强的团队合作意识与能力，具有良好的医护关系与师生关系。

6）教学质量评价：包括学员的各级各类的考核成绩及学员的奖惩，均是师资的评价内容。

（3）评价方式

1）督导小组评价：培训基地教学督导委员会定期对各种教学活动进行督导，包括教学查房、小讲课和病例讨论等。每季度进行一次督导，督导结果作为师资评价的一种形式，每季度汇总一次，年终大汇总，实现制度化、程序化、合理化。

2）教学对象评价：由住院医师填写《带教老师教学评估表》，评估成绩按40%比例计入评价总分。住培学员匿名进行评价，评价内容包括师资教学态度、教学方法、教学内容等。

3）专业基地内部评价：由专业基地负责人、教学主任和教学秘书根据《住院医师规范化培训教学评估表》对师资进行评价打分，分数按60%比例计入评价总分。

4）带教老师个人自我评价：有带教老师按照评分标准自己打分，有利于带教师资对教学的反思和内省，体现了对带教老师的尊重。

（4）奖惩措施

1）以专业基地为单位，年度评价总分在前10%的师资评为专业基地优秀指导老师，每人给予一定奖金（由带教老师所在科室发放），并上报科教部参与年度院级优秀带教老师评选。

对于评价成绩在后10%的师资根据情况予以通报。

2）考评不合格者，上报科教部和宁大附院医学教育委员会，对其带教资格进行重新认定,再次认定后方可带教住院医师。

## 第二节　师资队伍建设探索实例

### 一、师资遴选与认定

住培的核心要求是培养具备岗位胜任能力的临床医师,综合性的培训内涵对带教师资提出了极高的要求,教师队伍的能力和素质培养是达到培训目标的关键。因此,建设一支带教意识强、综合素质高、带教能力优异的住培师资队伍,是确保住培质量的关键。为此,宁大附院根据上级主管部门的相关文件精神,结合实际情况,制定了《宁波大学医学院附属医院住院医师规范化培训师资管理办法》和《宁波大学医学院附属医院住院医师规范化培训带教奖励办法》。围绕提升住培带教师资岗位胜任力,逐步建立了一套符合基地实际情况的住培师资标准、遴选、认定机制(图4-1)。

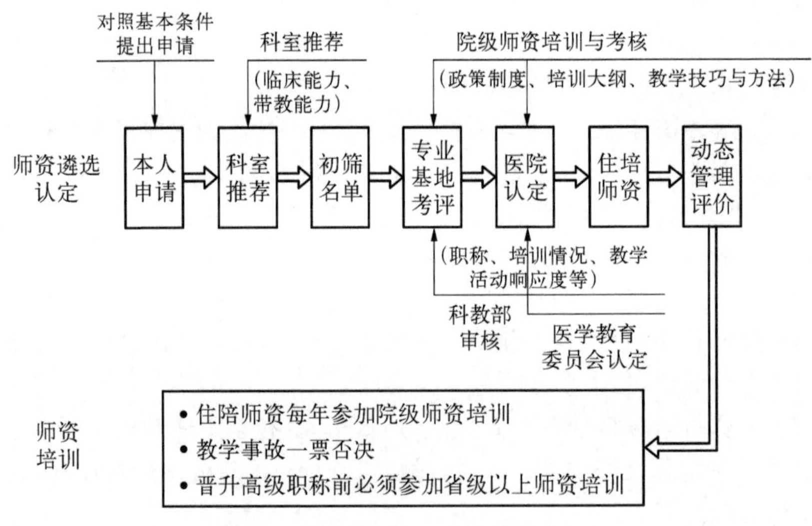


图4-1　师资遴选、认定和培训流程图

#### (一) 师资准入标准和基本要求

① 大学本科及以上学历;② 担任主治医师(中级)及以上职务满3年,其中检验专业申请者要求具有医师资格证书;③ 参加过院级住培师资培训;④ 一票否决情况:申请当年出现过医疗事故,有违纪违法现象,年度考核不合格,发生过有效投诉者,均不得申请住培师资;⑤ 基本要求:即具备住培师资的岗位胜任能力。

## （二）师资认定流程

1. *参加培训，提出申请*　意向成为住培带教老师的临床医师，首先须参加医院组织的院级住培师资培训，参加过培训并且考核合格后，经科主任同意，可向专业基地提出住培带教申请，填写申请表后，逐级审批。

2. *专业基地新申请老师授课能力评估*　由专业基地对科室推荐上来的人员进行考评，考评主要内容涉及对住培政策制度的了解程度、对培训大纲的掌握程度以及申请人教学技能等。同时须组织对本年度新申请住培师资的临床医师进行授课能力评价（表 4－1），通过新申请老师现场授课，专业基地和院内专家进行听课、评估的方式进行。通过专业基地考评以及授课能力评价的新申请住培师资，由专业基地向医院推荐为当年新认定住培带教老师。

**表 4－1　培训基地住培新申请师资授课能力评价表**

<table>
<tr><td colspan="2">听课专家：</td><td>听课学时：</td><td colspan="3">听课日期：　　年　　月　　日</td></tr>
<tr><td colspan="2">专业基地：</td><td>试讲教师：</td><td colspan="3">试讲方式：小讲课（　）　教学查房（　）</td></tr>
<tr><td colspan="3">试讲类别：</td><td colspan="3">试讲题目：</td></tr>
<tr><td>项目</td><td colspan="2">评　价　内　容</td><td>分数</td><td>得分</td><td>扣分原因</td></tr>
<tr><td>教学态度</td><td colspan="2">备课充分；讲解娴熟，情绪饱满，认真投入；为人师表，仪态端庄</td><td>20</td><td></td><td></td></tr>
<tr><td>教学内容</td><td colspan="2">内容丰富，层次清楚；重点突出，难点处理得当；基本概念讲授清楚、准确；联系临床实际，具有一定的深度和广度，适当反映学科进展</td><td>20</td><td></td><td></td></tr>
<tr><td>教学方法</td><td colspan="2">理论联系实际，注重案例教学；善于启发学员进行积极思考，注重互动；科学、合理使用多媒体，板书规范；课后布置重点复习、预习内容，向学员推荐参考资料</td><td>20</td><td></td><td></td></tr>
<tr><td>教学技能</td><td colspan="2">脱稿讲授，教学语言标准、生动，有感染力；表达流畅、清晰，语速适中；注重课堂组织与管理，课堂纪律好；能有效调动学员的课堂参与热情；时间控制良好</td><td>20</td><td></td><td></td></tr>
<tr><td rowspan="2">学生能力拓展</td><td colspan="2">引导学员掌握个案病例知识与一般知识的结合，综合资料，使学员具备分析和解决问题的能力</td><td>10</td><td></td><td></td></tr>
<tr><td colspan="2">引导多数学员积极参与，临床基本技能掌握快，进步明显</td><td>10</td><td></td><td></td></tr>
<tr><td colspan="3">总　得　分</td><td>100</td><td colspan="2"></td></tr>
</table>

续表

| 点评 | 教学亮点： |
| --- | --- |
| | 不足之处： |
| | 听课专家签名：________ |

3. 住培办审核与医院教育委员会认定，确定最终师资名单　住培办根据申请人提交各项资料进行资格确认，同时把申请人申请表与教学材料递交至宁大附院教育委员会，由教育委员会作最终审核与认定。

4. 师资聘任　通过认定的人员，发文聘任为住培带教师资，聘期一般为三年。

### （三）师资退出机制

所有认定为住培带教师资者，须完成每年一定学时数的住培针对性师资培训，培训不达标者，须重新考核上岗，否则停止其带教；所有住培师资在聘期内不得发生教学事故或医疗事故，若发生教学事故或医疗事故者，取消其带教资格，自事故发生之日起1年内不得再次申请住培师资。期满后方可再次认定并取得带教资格。

住培师资准入与退出制度的设立，体现了师资队伍建设的标准化、同质化和底线化的要求，保证了住培师资的基本质量，是师资全程管理的起点。

**附4-1：宁大附院2018年住培师资认定方案**

**宁波大学医学院附属医院2018年住院**
**医师规范化培训师资认定方案**

为进一步规范宁波大学医学院附属医院住院医师培训（以下简称“住院医师规范化培训”）工作，落实国家和省市文件精神，加强住院医师规范化培训师资管理，提高培训带教质量，现对宁大附院全体带教师资进一步遴选并认定。所有认定师资将发文公布。具体要求如下：

（1）住院医师规范化培训师资经医院认定后方可参与住院医师规范化培训带教。认定为住院医师规范化培训师资是晋升高级职称必备条件，请各科室务必重视此项工作。

（2）住院医师规范化培训师资认定在公平、自愿的基础上进行，由本人提出申请，经科室推荐报至专业基地，由专业基地进行考评后，汇总至科教部，经医院医学教育委员会考核审批后，发文认定为宁大附院住院医师规范化培训带教老师。

（3）住院医师规范化培训带教师资基本条件：① 大学本科及以上学历；② 担任主治医师（中级）及以上职务满 3 年；③ 参加过院级住院医师规范化培训师资培训。满足上述基本条件者方可提出住院医师规范化培训带教申请。

（4）住院医师规范化培训带教师资基本要求：住院医师规范化培训师资是住院医师规范化培训的主要执行者，应熟悉本专业的理论知识和操作技能，具有丰富的临床经验、较强的带教指导能力和严谨的治学制度，熟悉住院医师规范化培训相关规定；有良好的职业道德和医患沟通能力、团队合作能力、以身作则，为人师表，热爱教学，能认真履行各项住院医师规范化培训教学工作职责。

（5）认定流程：

1）院内网下载并填写《宁波大学医学院附属医院住院医师规范化培训带教师资申请表》。

2）经科室同意并推荐，由专业基地对其进行考评，通过专业基地考评者，经专业基地汇总后报至住培办。

3）住院医师规范化培训办组织申请者培训并审核。

4）通过考核者，经医院医学教育委员会审核认定后，聘为住院医师规范化培训师资，聘期 3 年，并发文公布。

（6）认定工作每年进行一次，一般在 12 月份进行。

**宁波大学医学院附属医院住院医师规范化培训带教师资申请表（样表）**

<table>
<tr><td>姓名</td><td>张××</td><td>性别</td><td>男</td><td>出生年月</td><td>19××年××月</td><td rowspan="5">照片<br>（近期<br>一寸<br>免冠照）</td></tr>
<tr><td>所在科室</td><td>心内科</td><td>身份证号</td><td>如实填写</td><td>政治面貌</td><td>群众</td></tr>
<tr><td>毕业学校<br>及时间</td><td colspan="3">浙江大学医学院<br>（2010 年 7 月）</td><td>学历学位</td><td>硕士<br>研究生</td></tr>
<tr><td>现专业<br>技术职称</td><td>主治<br>医师</td><td>取得职称<br>时间</td><td>2013 年<br>11 月</td><td>教师<br>资格证</td><td>有</td></tr>
<tr><td colspan="2">院级师资培训<br>参加情况</td><td>是</td><td colspan="2">是否愿意担任住院医<br>师规范化培训导师</td><td>是</td></tr>
<tr><td>申请带教<br>专业</td><td>内科</td><td colspan="2">省级及以上师资<br>培训参加情况</td><td>是</td><td colspan="2">省级</td></tr>
<tr><td>教学管理<br>人员</td><td>是</td><td colspan="2">教学管理<br>人员类别</td><td colspan="3">内科专业基地教学秘书</td></tr>
<tr><td>出国培训<br>经历</td><td>有</td><td>培训<br>地点</td><td>英国<br>伦敦</td><td colspan="3">UCL</td></tr>
</table>

续表

<table>
<tr><td>手机长号</td><td>如实填写</td><td>手机短号</td><td>如实填写</td><td>英语程度</td><td>四六级/托福等</td></tr>
<tr><td rowspan="2">工作经历</td><td>时间</td><td colspan="3">单位</td><td>技术职务</td></tr>
<tr><td>2010.7 至<br>2013.7<br>2013.7<br>至今</td><td colspan="3">宁波大学医学院附属医院<br>宁波大学医学院附属医院</td><td>住院医师<br>主治医师</td></tr>
<tr><td rowspan="2">带教经历</td><td>时间</td><td colspan="3">带教内容</td><td>教学对象</td></tr>
<tr><td>2011.9<br>至今<br>2013.9<br>至今<br>2016.12<br>至今<br>2017.3<br>至今</td><td colspan="3">临床医学专业实习与见习<br>《心肺复苏》和《电除颤》技能课<br>内科、皮肤科、检验科等专业住院医师规范化培训学员带教<br>《常见心律失常》大课授课</td><td>宁大医学院学生<br>宁大医学院实习生<br>住院医师规范化培训学员<br>宁大医学院<br>大四学生</td></tr>
<tr><td rowspan="2">教学奖惩</td><td>时间</td><td colspan="3">奖惩内容</td><td>奖惩单位</td></tr>
<tr><td>2015.9 至<br>2017.12</td><td colspan="3">宁大附院优秀带教老师<br>宁波市教学技能竞赛三等奖</td><td>宁大附院<br>宁波市卫生计生委</td></tr>
<tr><td rowspan="2">教学相关的课题研究与论文发表情况</td><td>时间</td><td colspan="3">发表论文与参与课题的题目</td><td>作者/课题组排序</td></tr>
<tr><td>2017.7<br>2017.12</td><td colspan="3">住院医师规范化培训制度建设中质控体系应用<br>宁大附院报《PBL 教学法在住院医师规范化培训中应用》</td><td>课题组第二位成员<br>第一作者</td></tr>
<tr><td rowspan="4">审批意见</td><td></td><td>审批意见</td><td colspan="2">审批时间</td><td>主任签字</td></tr>
<tr><td>科室</td><td>同意申请并推荐</td><td colspan="2">2017.12.22</td><td>科主任签名</td></tr>
<tr><td>专业基地</td><td>通过考评并<br>同意申请</td><td colspan="2">2017.12.25</td><td>专业基地<br>负责人签名</td></tr>
<tr><td>住院医师<br>规范化<br>培训办</td><td>同意</td><td colspan="2">2017.12.29</td><td>主任签字</td></tr>
</table>

说明：

1. 随表格附：教学查房教案和病历书写批改件各一份；
2. 申请带教专业：非专业基地人员此栏填写“综合”，其他申请者请填写与“专业基地”名称。

## 二、师资管理与培训

### （一）师资管理

宁大附院住培师资试行分层次培养与管理，包括青年师资、骨干师资和导师三个层级，具体管理方法如下。

1. 建立档案　　宁大附院对每一位住培师资建立档案，档案主要包括：

（1）申请资料：带教老师申请住培师资的资料，包括申请书、教学查房教案 1 份、学员病历书写批改件 1 份。

（2）师资基本信息：如姓名、性别、出生年月、籍贯、政治面貌、毕业院校、学历学位、专业、职务职称，任职年限、工作经历、专长、成绩奖项、师资类别等。

（3）执业相关证书：包括专业技术职务证书、执业医师证书、医师资格证书、高校教师资格证、住培师资聘书等。

（4）师资培训证书：包括院级师资培训、省级及以上师资培训、模拟师资培训、高级师资培训等培训证书。

（5）教学与科研档案：教学档案包括师资每学年讲授课程、讲授的学时数；理论课和技能课等课程的授课数量，所带的住培学员数（含作为住培导师所带学员数）；科研档案包括住培师资的科研成果、论文、著述，在各级期刊及学术会议上交流的学术研究；教学论文产出、教学研究成果等。

（6）师资评价资料：包括学员对教学活动听课评价；督导专家对教学活动评价；专业基地对师资的评价；医院层面的师资的评价，优秀教案、教学质量评价结果等。

（7）奖惩考核资料：师资荣誉与奖惩的记录，如各类竞赛获奖情况，出现各类事故的记录及年度考核等资料。

档案按照三个层次师资分类管理、分类存档。随着科教平台信息化建设的推进，师资档案也逐步转移到信息管理平台内，通过信息化手段进行记录和定期更新，逐步取代以往的纸质材料，提升管理效率和效能。

2. 师资的动态管理　　成为住培师资后并非“一劳永逸”，医院对已认定的师资在聘期内进行动态管理。对住培师资每年带教学员数、承担住培教学活动课时数、参加院级师资培训学时数、参加省级及以上师资培训情况、学员对教师的满意度评分，都作为动态评价的指标。对未达标的住培师资做出暂停住培带教的处理，重新上岗需再次认定。通过上述的认定和管理，保证了师资队伍的质量，从而保证带教质量。具体要求：① 参加师资培训，青年师资每年至少参加4学时院级师资培训，骨干师资每年至少2学时；所有师资每三年至少参加一次省级及以上师资培训。② 参加科室、专业基地和医院的考核评价，未通过者，取消其带教资格；重新认定后方可再次上岗。③ 在聘期内发生教学事故者或教学事故者，经医学教育委员会审核，自发生事故之日起，1年内不得从事住培带教工作，1年后重新申请认定，方可再次上岗。

3. *专业基地师资管理*　专业基地和科室对带教老师实行信息登记和档案管理（表4－2，表4－3）。对于认定为住培带教老师的师资，其档案内容包括：职称证书复印件，医师资格证书复印件，各种学术团体任职、各种技能证书复印件，资格证书复印件，浙江省住培师资培训合格证书复印件，教学职称证书复印件等。师资档案由教学秘书整理保存，每年更新1次。

**表4－2　宁大附院住培专业基地师资基本情况表**

<table>
<tr><th rowspan="3">姓名</th><th rowspan="3">性别</th><th rowspan="3">年龄</th><th rowspan="3">学历</th><th rowspan="3">所在科室</th><th colspan="3">工作经验</th><th colspan="5">带教经验</th></tr>
<tr><th rowspan="2">专业技术职务</th><th rowspan="2">现任职务年限</th><th rowspan="2">从事本专业临床工作年限</th><th colspan="2">带实习生</th><th colspan="2">带住院医师</th><th>参加省级及以上住院医师规范化培训师资培训</th></tr>
<tr><th>年限</th><th>累计人数</th><th>年限</th><th>累计人数</th><th>（有/无）</th></tr>
<tr><td>专业基地负责人</td><td></td><td></td><td></td><td></td><td></td><td></td><td></td><td></td><td></td><td></td><td></td><td></td></tr>
<tr><td>专业基地教学主任</td><td></td><td></td><td></td><td></td><td></td><td></td><td></td><td></td><td></td><td></td><td></td><td></td></tr>
<tr><td>专业基地教学秘书</td><td></td><td></td><td></td><td></td><td></td><td></td><td></td><td></td><td></td><td></td><td></td><td></td></tr>
<tr><td>带教老师</td><td></td><td></td><td></td><td></td><td></td><td></td><td></td><td></td><td></td><td></td><td></td><td></td></tr>
<tr><td colspan="13">本专业基地共有带教老师×人，目前在培学员×人，带教老师与培训对象比×：×</td></tr>
<tr><td colspan="13">填表日期：×年×月×日</td></tr>
</table>

图 4-3　宁大附院住培培训科室带教师资信息登记表

| 宁波大学医学院附属医院住院医师规范化培训＿＿＿＿＿＿科师资信息登记表 | | | | | | | | | | | | | | |
|---|---|---|---|---|---|---|---|---|---|---|---|---|---|---|
| 序号 | 姓名 | 性别 | 出生年月 | 学历 | 学位 | 毕业学校 | 专业 | 毕业时间 | 参加工作时间 | 专业技术职称 | 职称晋升时间 | 学术团体任职 | 是否具有教师资格证 | 省级师资培训参加情况 |
| | | | | | | | | | | | | | | |
| | | | | | | | | | | | | | | |

### （二）师资培训

我院自 2011 年成为浙江省新模式住院医师规范化基地以来，着力加强师资队伍建设，积极安排师资参加培训。从以往的师资培训来看，存在一些较为突出的问题，如培训内容缺乏针对性、培训模式单一灌输化、培训组织零散、培训不成系统，以致师资培训的效果不明显，师资带教能力实质性提升不够。

为此，宁大附院以问题为导向，根据紧扣实际需求、分层递进实施的原则，围绕师资管理与教学两大核心能力提升的目标组织开展多层次师资培训。

1. 基于岗位胜任力的课程设计　基地要求，经医院认定的住培带教老师，青年教师每年须至少参加 4 学时的院级师资培训，在晋升高级职称前必须参加过省级住培师资培训。

宁大附院还对住培师资岗位胜任力状况做了调研和评估，发现临床师资岗位胜任能力存在一些不足，如对住培工作认识不足，教学方法掌握不够，积极性不高等。为此，宁大附院专门设计了师资培训课程，进一步提升临床师资岗位胜任力。

（1）首先设定培训目标：针对前文所述住培师资岗位胜任力六大核心能力（职业道德、专业知识与临床技能、教学理念与带教能力、人际协调与沟通表达能力、信息化技术应用能力和科研能力），设计了职业道德、专业思维、专业能力、教学能力和人际沟通能力五大内容为主的课程（表 4-4），对住培师资培训课程进行了全方位的设计。

（2）确定培训需求：通过调研和评估，从带教老师和学生等多角度了解师资培训需求，确定亟需和需要或次要培训内容，将计划中的目标转化为可实现目标。

表4-4 基于岗位胜任力师资培训课程设计

| 岗位胜任力 | 五大领域 | 课程 |
| --- | --- | --- |
| 职业道德 | 个人素养 | 医德教育<br>医学人文精神<br>带教工作中有关的职业道德 |
| 创新能力 | 信息化技术应用,科研创新能力 | 培训基地循证医学与科研设计能力培养、科教信息系统使用 |
| 专业能力 | 专业知识与临床技能 | 一般体格检查带教、常用急救操作带教、病史采集与病例书写临床基本操作技能带教、临床思维训练 |
| 教学能力 | 包括教学理念与带教能力 | 培训基地教学工作的管理与质量评估、教学方法、培训基地教学工作案例与经验分享 |
| 人际沟通能力 | 人际协调,医患沟通,表达能力 | 医患沟通训练,讲课能力培训 |

(3) 确定培训内容:培训基地根据师资的不同层级和不同能力,设置不同的培训课程,督促师资定期参加相关学习与培训,强化师资教学意识与理念,注重教学方法与技巧的及时更新。所有带教师资必须具备基本的教学理念、教学规范和教学方法,包括教学查房、病历修改、课堂教学、床旁带教等,基本技能操作规范。高年资住培师资的教学能力须及时提升到能灵活应用各类教学方法,包括基于问题的学习(Problem Based Learning, PBL)教学法、基于案例的学习(Case Based Learning, CBL)教学法、情景教学、理论命题、迷你临床演练评估(Mini-Clinical Evaluation Exercise, Mini-CEX)和直接操作观察(Direct Observation of Procedural Skills, DOPS)等;对于部分热爱教学、教学能力突出、理论水平丰富的高层次带教师资,则应接受更高级别的师资培训,并开展相应的教学课题研究、文章撰写以及成果申报(表4-5)。

2. *师资培训的方式* 师资培训的方式应兼顾临床工作和医疗运行,保证听课效果,进行分层与分类,且要注意到成人学习的特点。

(1) 理论授课与实践教学相结合。医学是一门实践的科学,教学亦是一种实践形式,学科特点决定了师资培训要将理论授课与实践相结合,才能取得更好的培训效果,并应一定程度上提倡实践学习,而理论学习在实践的基础上进行,更有利于知识的巩固与提升。实际开展的方式可以包括:小组讨论、角色扮演、院内授课反馈等。

(2) 集中面授与远程教学相结合。集中面授具有良好的授课效果,教学

表 4-5　分层次师资培训课程内容

| 初级课程 | 中级课程 | 高级课程 |
|---|---|---|
| 住培政策解读与教学制度<br>人员职责与教学任务<br>基本教学理念<br>教学查房规范与实施<br>病历书写指导与修改<br>病例讨论规范与实施<br>小讲课规范与实施<br>床旁带教<br>门诊带教<br>技能带教<br>临床思维训练<br>教案撰写 | PBL 教学法<br>CBL 教学法<br>一分钟教学法<br>三明治反馈教学法<br>情景教学<br>住培课程设计<br>教学设计<br>模拟案例撰写<br>理论考试命题<br>Mini-CEX 设计与实施<br>DOPS 设计与实施 | 住培师资培训<br>教学研究<br>教学课题申请<br>教学论文撰写<br>教学成果申报 |

更为直接具体，但临床医师工学矛盾突出，往往很难集中大量人员进行授课，因此，须采取远程授课的方式进行补充，积极利用网络平台，整合教学资源，向师资提供培训资源。

（3）各种教学形式的结合。例如，互动授课、案例报告、自学、工作坊、情景教学、模拟教学、短期外出培训，长期进修等。

综上所述，尽管我们积极组织师资参加各类培训，但仍然存在一些问题。例如，师资参与培训时间难以保证，缺乏系统的教学理论和技能学习，教学方法仍需改进。为此，我们调整培训模式，灵活安排培训时间和方式，将自学与远程教学模式相结合，院内培训与院外培训相结合，国内培训与海外培训相结合，提高培训质量。

3. 培训对象　　全院晋升主治满 3 年的临床医师及全院住培带教老师，以及主治不满 3 年，但今后有住培带教意愿的青年医师。初级课程授课对象以青年师资为主；中级课程授课对象以骨干师资为主；高级课程授课对象以骨干师资和导师为主。

4. 以效果为导向的培训组织与管理

（1）培训师资导师的管理：师资导师指的是住培师资培训项目的老师。师资导师管理包括师资导师的遴选及师资导师队伍的管理。师资导师作为住培师资的老师，必须精通所教专业的基础理论、基本技能，具备良好的教学基本技能、教学研究技能，具有高度责任感和敬业精神，且长期从事教学工作、具备副主任医师以上职称。同时，建立相关导师制度以加强培训的管理，提高培训的质量，保证教学任务的顺利进行。

（2）教学的管理：通过集体备课会，根据培训大纲的要求，明晰培训要求，分析重点、难点，统一教学内容、教学形式。在师资培训实施过程中，可以通过对师资培训的各个环节的调查研究，不断完善教学内容及形式，以促进师资培训质量的提高。教学内容的性质决定了教学形式。师资培训中，理论内容采用"集中讲授"方法，实践内容采用"导师带培法"。"导师带培法"指的是选派资深师资进行指导，帮助其掌握带教技巧，把所学的知识技能用于教学实践。

（3）培训组织：住培师资培训由住培办组织，分为院级师资培训和省级及以上师资培训。院级师资培训每年举行2期（表4－6，表4－7），以初级和中级培训课程为主，邀请省内外知名住培专家，尤其是国家示范基地的住培教学专家或管理专家前来授课，或者请院内杰出的住培工作者进行示范及传授经验。培训面向全院住培师资以及有意向成为师资的临床医师。省级及以上住培师资培训则优先遴选骨干师资和导师参加培训。除了上述两级培训以外，住培办还不定期组织专题讲座，主要涉及高级师资课程。

**表4－6　宁大附院住培2017年度院级师资培训（第一期）安排**

| 培训内容 | 培训导师 | 培训地点 | 时　　间 | 参加人员 |
|---|---|---|---|---|
| 住院医师规范化培训带教指导 | 吴建胜<br>温州医科大学第一附属医院 | 神经内科 | 2017年5月26日<br>9:00～10:30 | 内科师资 |
| 住院医师规范化培训教学工作管理与质量评估 | 吴建胜<br>温州医科大学第一附属医院 | 学术报告厅 | 2017年5月26日<br>10:30～11:30 | 全体师资 |
| 如何开展病历书写指导 | 阮恒超<br>浙江大学附属妇产科医院 | 学术报告厅 | 2017年6月1日<br>13:30～14:30 | 全体师资 |
| 住院医师规范化培训职业道德指导 | 阮恒超<br>浙江大学附属妇产科医院 | 妇产科 | 2017年6月1日<br>15:30～17:00 | 妇产科师资 |
| 如何进行规范的教学查房 | 韩飞<br>浙江大学附属第一医院 | 学术报告厅 | 2017年6月2日<br>13:30～14:30 | 全体师资 |
| 住院医师规范化培训现场教学查房指导 | 韩飞<br>浙江大学附属第一医院 | 心内科 | 2017年6月2日<br>14:50～16:20 | 内科师资 |
| 如何进行临床循证医学与科研设计能力培养 | 韩飞<br>浙江大学附属第一医院 | 学术报告厅 | 2017年6月2日<br>16:20～17:00 | 全体师资 |

续表

| 培训内容 | 培训导师 | 培训地点 | 时　　间 | 参加人员 |
|---|---|---|---|---|
| 住院医师规范化培训工作经验分享 | 楼海燕<br>浙江大学附属第一医院 | 放射影像科 | 2017 年 6 月 2 日<br>13:30~15:00 | 放射影像科师资 |
| 住院医师规范化培训经验分享 | 楼海燕<br>浙江大学附属第一医院 | 超声科 | 2017 年 6 月 2 日<br>15:30~17:00 | 超声科师资 |

**表 4-7　宁大附院住培 2017 年度院级师资培训(第二期)安排**

| 培训内容 | 培训导师 | 培训地点 | 时　　间 | 参加人员 | 授予学分 |
|---|---|---|---|---|---|
| 临床技能操作的规范带教 | 李章平 | 门诊 4 楼报告厅 | 2017 年 11 月 30 日 14:30 | 全体师资 | 二类 0.5 |
| 国家住院医师规范化培训制度介绍与政策解读 | 戴盈 | 门诊 4 楼报告厅 | 2017 年 12 月 11 日 14:00 | 全体师资 | 二类 0.5 |
| 专业基地如何做好住院医师规范化培训 | 张新军 | 门诊 4 楼报告厅 | 2017 年 12 月 25 日 14:00 | 全体师资 | 二类 0.5 |
| 临床科研设计 | 蔡全才 | 门诊 4 楼报告厅 | 2017 年 12 月 26 日 14:00 | 全体师资 | 二类 0.5 |

5. *考试考核的管理*　　考核是保障培训质量的重要抓手。考核可以清楚了解培训质量,培训师资的培训目标是否达成,是否已经基本具备师资条件。抓好考核工作,可以防止培训流于形式。师资培训考核的重点是师资的教学理念形成、日常教学过程的设计及安排、带教技巧、考核技能、各种教学手段的应用等方面,采取面试、笔试等形式。考核结果作为合格师资的重要依据。宁大附院在每期院内师资培训后均进行考核,以评价培训效果。考核合格者发放院级师资培训证书(图 4-2)。只有参加过院级师资培训且合格者才能申请成为住培师资,在成为住培师资后每年仍要参加 2 学时或 4 学时以上的院级培训,以保证师资带教能力和进行知识更新。

6. *省级及以上住培师资培训*　　省级及国家级师资培训一般由各省的卫生行政部门和中国医师协会组织,委托国内知名医学院校及国家级示范基地实施。以我省为例,省级师资培训由浙江大学医学院和温州医科大学负责进行培训,以集中面授的形式进行培训,要求参加培训的人员为晋升满 3 年的主治医师。培训内容包括国家住培政策解读、基地评估指标解读、

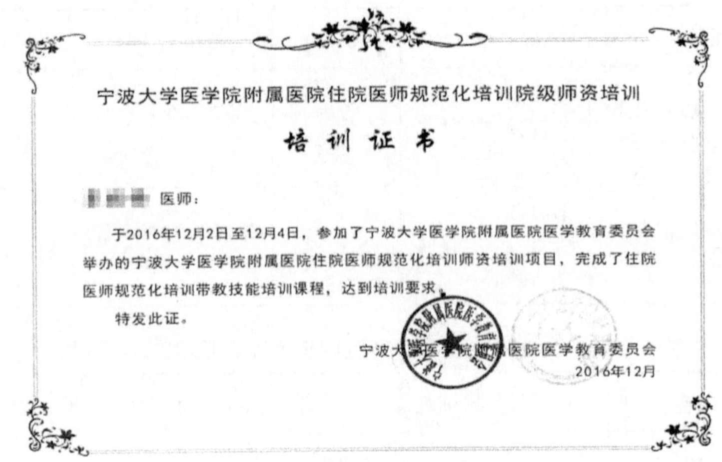
宁波大学医学院附属医院住院医师规范化培训院级师资培训

培训证书

医师：

于2016年12月2日至12月4日，参加了宁波大学医学院附属医院医学教育委员会举办的宁波大学医学院附属医院住院医师规范化培训师资培训项目，完成了住院医师规范化培训带教技能培训课程，达到培训要求。

特发此证。

宁波大学医学院附属医院医学教育委员会

2016年12月

图 4-2　宁大附院住培院级师资培训证书

培训管理经验分享、带教技能技巧传授等。

医院鼓励临床医师积极参加省级及以上的住培师资培训，也为进一步对外出培训的师资进行管理，具体审批流程如下。

(1) 住培办负责各级各类住培师资培训通知上挂院内网及微信群，由各专业基地负责将培训通知传达至各位带教老师。

(2) 有意向参加省级及以上住培师资培训的带教老师，须填写《宁波大学医学院附属医院参加院外住院医师规范化培训师资培训申请表》(表4-8)，并按表格要求签字，专业基地审核通过后方可参加培训。

**表 4-8　宁大附院参加院外住培师资培训申请表**

| 申请人 | | 科室 | |
|---|---|---|---|
| 职称职务 | | 专业基地 | |
| 师资培训名称 | | | |
| 举办单位 | | 举办地点 | |
| 起止日期：　　年　月　日~　　年　月　日 | | | 培训费用： |
| 科室意见 | | 科主任签字 | |
| 专业基地意见 | | 基地主任签字 | |
| 住院医师规范化培训办意见 | | 分管院长批示 | |

(3) 参加培训的老师应认真学习，及时总结，完成培训后须撰写不少于800字的培训小结。培训结束后将培训小结交至专业基地。住培办将根

据培训人数批次不定期组织师资培训汇报会。

（4）本院带教老师参加住培师资培训费由医院承担，参加培训的老师凭培训后撰写的《培训小结》及培训合格证复印件到住培办签字报销。因培训产生的交通费和住宿费按照财务科的相关规定报销。

（5）参加省级及以上住培师资培训并取得合格证（图4－3）是宁大附院晋升高级职称的必备条件。

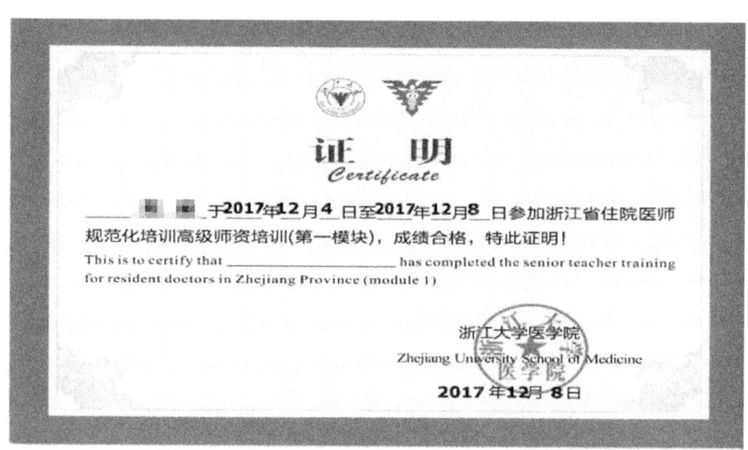

证　明

Certificate

______于2017年12月4日至2017年12月8日参加浙江省住院医师规范化培训高级师资培训(第一模块)，成绩合格，特此证明！

This is to certify that ______________ has completed the senior teacher training for resident doctors in Zhejiang Province (module 1)

浙江大学医学院

Zhejiang University School of Medicine

2017年12月8日

图4－3　浙江省高级师资培训证书样式

7. 实践体会　通过上述师资培训实施，极大提升了师资队伍的管理与教学能力。

（1）管理能力的提升：突出人员管理能力，将师资分层分类管理和学员针对性管理作为重点；突出质量控制管理，包括专业基地管理、技能中心管理、考核督察、绩效管理等；突出过程管理能力提升，包括入院教育、入科教育、分层递进教学设计、教学活动组织等；突出考核管理能力，包括出科考核管理、年度考核和结业考核管理等。

（2）提升了带教能力：强调各类教学活动带教能力，重点要求规范执行教学查房、大小讲课、病例讨论、医疗文书书写、教案撰写和模拟教学开展等；强调各类考核设计能力，包括命题能力、考核实施等；强调将各类教学技巧贯穿教学活动当中，提升教学质量；对于能力突出的师资提出教学研究、课题申请和成果转化等更高要求，旨在培养医学教育专家。

## 第三节　多层次师资队伍建设探索实例

宁大附院根据师资能力、资历将住培师资分为青年师资、骨干师资和导师三个层级，进行分层次培养与管理。

## 一、青年师资培养与管理

### （一）青年师资队伍建设与普及性培训

对于青年医师，他们的临床和教学经验相对薄弱，许多青年医师没有取得高校教师资格和住培师资资格，针对这一层次的师资，需要进行师资遴选、认定、管理和普及性师资培训。

1. 青年师资遴选与认定程序　　带教老师是住培工作的主要执行者，应具有以下基本条件。

（1）熟悉本专业的理论知识和操作技能，具有较丰富的临床经验和临床技能，没有责任医疗事故。

（2）具备一定的带教能力和教学经验。

（3）良好的医德医风，没有医疗服务方面的有效投诉。

（4）为人师表，以身作则，能认真履行各项教学工作职责。

（5）具有本科及以上学历，中级及以上的专业技术职称，要求晋升主治满 3 年。

符合基本条件的住培带教老师，由本人提出申请（填写申请表），科室主任和教学主任对申请人的临床能力、教学能力和沟通能力进行评估，择优筛选出初步名单，并向专业基地推荐。专业基地对科室推荐上来的人员进行考评，考评主要内容涉及对住培政策制度的了解程度、对培训大纲的掌握程度、教学技能、学员满意度、教学活动参与积极性等。然后专业基地将通过考评人员名单报至住培办，由住培办组织专家进行审核，最终报至医院教育委员会进行认定和聘任，聘期一般为 3 年。

2. 青年师资队伍管理　　专业基地和科室对带教老师实行信息登记和档案管理。对于认定为住培带教老师的师资，其档案内容包括：职称证书复印件，医师资格证书复印件，各种学术团体任职、各种技能证书复印件，教师资格证书复印件，浙江省住培师资培训合格证书复印件，教学职称证书复印件等。师资档案由教学秘书整理保存，每年更新 1 次。

基地要求青年住培带教老师每年须至少参加 4 学时的院级师资培训，在晋升高级职称前必须参加过省级住培师资培训。在住培师资聘任期间发生过教学事故者，取消其带教资格。

3. 青年住培师资岗位胜任力培训　　首先介绍一下何谓教师的岗位胜任力。迪纳克提出：教师的岗位胜任力是指教师的人格特征、知识和在不同教学背景下所需要的教学技巧及教学态度的综合。从教学层面而言，胜任力包括五个方面：专业知识（包括理论知识与运用技能）、教学技巧、教学态度、人格特质、职业价值。

根据教师的岗位胜任力一般要求，结合临床医学工作的特殊性，住培师资的岗位胜任力需要具备以下 5 个方面：职业道德素质、科研思维能力、临床专业能力、教学能力、人际协调能力，对住培师资培训课程进行了全方位地设计。

（1）职业道德素质：具体课程包括医德教育、医学人文精神、带教工作中有关职业道德的法律问题。多年来，我国临床教学师资培训多注重医学知识和技能本身的培训，而缺乏对医师职业价值、态度、行为及伦理与医患之间沟通的技艺内容与项目。师资培训课程设计时，开设医德教育、医学人文精神及带教工作中有关职业道德的法律问题等课程，培养提升带教师资的职业道德素质。宁大附院经常邀请两院院士、道德楷模和社会知名人士来讲授医学人文、职业道德等，如邀请优秀共产党员、眼科医学专家姚玉峰教授讲课，全院住培带教师资从他刻苦求学、廉洁行医、精益求精为病患服务的感人事迹中深受教育；邀请北京大学法学专家王岳教授来传授临床工作中有关职业道德的法律问题和伦理问题，提升师资的法律意识，更好地依法行医、依法从教；邀请郑树森、李兆申等院士谈医学人文精神。这些课程通常要求全院医护人员参加，提升整体医务人员的职业道德素质，对住培师资更具有现实意义，直接影响到临床教学质量和学生培养效果。

（2）科研思维与能力培养：具体课程包括科研思维训练、培训基地循证医学与科研设计能力的培养。科研思维是大学附属医院临床医生在诊疗过程中的重要思维，是指临床医生带着科研的思维进行临床诊疗，及时总结临床经验和教训，上升到理论，又用理论指导实践，提升临床决策水平和解决疑难疾病的能力。科研设计主要是培养带教师资利用循证医学相关理论进行科研设计，提高医学研究结论的可靠性和真实性。宁大附院经常邀请省市基金委专家来院讲解基金项目申报指南、申报技巧等，邀请医学院知名专家讲解科研设计和统计学知识，辅导标书撰写，这些措施对师资的科研能力培养具有重要意义。近年来，宁大附院师资获得的各级科研基金数量和质量都有了明显的提升，发表了一些较高质量的论文。科研思维和科研能力的培养同时带动了临床水平的提高，推动了一批新技术新项目的开展。

（3）临床专业能力、教学能力：具体课程包括培训基地常用的教学方法、病史采集与病历书写、一般体格检查带教、临床基本操作技能带教、常用急救操作带教、培训基地教学工作的管理与质量评估、培训基地教学工作案例与经验分享。

教师的岗位能力决定在教学方面只有具备相关学科的丰富的专业知识，才能根据知识特性选择适合的教学技巧将知识讲授出来传递给学生。

在知识传递过程中，教师的专业能力和教学能力相辅相成，相互促进。医学专业知识的特性决定其在传递过程中有着特有的教学方法和技巧。为此，师资培训特别设计的课程既涵盖了带教师资需讲解知识的重点难点，也囊括了这些知识传授特有的教学技巧，如一般体格检查带教这门课程的内容既包括了体格检查过程中需要注意的事项，也重点强调了带教师资在带教时需要运用的教学方法。专业能力和教学能力相结合是为了做到在理论培训的基础上，补充必要的临床带教技能培训课程，可以促进师资素质的全面提高。

此外，宁大附院还对带教老师进行住培专项课程，如住院医师管理经验，教学查房的规范与技巧，住培制度与政策解读等内容的传授。

(4) 人际协调能力：具体课程包括医患沟通和师生沟通训练。① 医院沟通训练。健康需求是人类永恒的需求，因而使医疗实践成为人类最重要的实践活动之一，伴随着医疗服务活动的医患关系也成为人类最基本的一种人际关系。目前，医患关系日益紧张。如何处理好医患关系，是带教师资本身必须掌握的技能，也是其必须要教给住院医师的技能之一。② 师生沟通训练。带教老师与住院医师之间的关系也是一种师生关系，建立和谐平等的师生关系对于临床教学非常重要。带教老师要学习师生沟通的技巧和方法，如倾听的技巧、将枯燥理论幽默化表达的能力及使用体态语言的技巧。只有老师热爱学生，与学生交朋友，懂得如何去与学生沟通，懂得如何去满足学生的需要，并引导学生懂得如何来满足教师的需要，师生之间才能建立相互信任、尊重，彼此接纳、理解的关系。一旦良好的师生关系建立，学生对临床工作产生兴趣，更容易接受新知识和技能，临床教学会变得更加轻松、有效。

上述住培师资培训课程的实施，需要考虑到临床工作的特点，结合师资队伍总体能力薄弱、需求紧张及工学矛盾突出的现状。因此，有些培训课程是邀请专家来宁大附院集中课堂面授，有些是派出去参加各类继续教育学习班，还有一些以微课堂形式推送学习资料，进行自学。通过脱产与自学相结合、集中教学与远程教学相结合、实践教学与理论教学相结合等多种方式开展培训。但在具体教学过程中存在着培训时间较短、内容过于紧凑等问题。这也提示在今后的住培师资培训过程中应进一步优化课程时间的安排，以达到更好地增强培训效果的目的。

每位参与培训的带教老师需在培训结束后参加考核，考核合格者发放院级师资培训证书。只有参加过院级师资培训且合格者才能申请成为住培师资，在成为住培师资后每年仍要参加 4 学时以上的院级培训，以保证师资带教能力和进行知识更新。

## 二、骨干师资培养与管理

### （一）骨干师资培训与管理

为适应新形势下住培工作对师资教学能力的更高要求，宁大附院对高年资主治和具备副高职称的教师实行“攀登计划”，通过送到国内外知名医学院校培训和大赛历练，学习先进的教学理念、教学方法和技能，使之成为住培教学骨干，并推进教学改革。这个阶段培训有以下几个特点。

1. 培训方式新颖，内容更丰富　骨干师资培训不同于青年师资，除了集体理论授课外，更重要的是参与相关专业基地临床教学一线进行实践和讨论，工作坊模式的教学培训效果更佳。以内科学专业的高级师资培训为例，其实践课程安排在医院临床科室进行，小组化模式，更好地保证的教学效果，老师安排了教学查房、病历书写批改等课程，现场演示了培训科室住培学员的入科教育。培训前半程集中授课，培训后半程则在附属医院的实操观摩加深印象，使教学效果更为直接有效，培训效果好。除了国内培训，宁大附院还派出优秀骨干师资赴国外知名医学院和医学中心进行专项培训。2013~2018 年，宁大附院共派出 40 多名骨干医师赴英国伦敦大学学院医学院、美国南加州大学医学院等学习西方发达国家先进的医学技能和临床教学方法。这些师资学成后带来了先进的教学理念，并在实践中进行应用和创新。

2. 授课师资要求高、针对性更强　宁大附院经常邀请浙江大学、协和医学院等知名大学附属医院中具有丰富的住培教学和管理经验的导师，包括部分国家级优秀住培管理者和名师来授课。培训内容涉及教学活动实施、先进教学方法介绍、住培管理、培训经验分享等方面，经常就如何规范教学查房、小讲课、病历书写等住培实践工作中的重要教学活动进行深入浅出的讲解。例如，宁大附院邀请浙江大学附属第一医院韩飞教授讲授“教学查房规范”这门课程，他在协和医院教学查房模式的基础上，进一步将分层次教学的理念贯穿查房始终，旨在引导学员建立临床思维。因此，对教学查房提出了更高、更规范的要求，也必然产生更好的教学效果，值得住培基地的老师学习和借鉴。浙江大学医学院附属妇产科医院毕业后医学教育办公室主任阮恒超从全国优秀住培管理者和国家示范培训基地的角度向大家传授培训创新又实用的管理经验。此外，宁大附院还就培训工作中暴露出的突出问题，开设专题研讨和讲座，邀请了国家示范基地专家进行经验分享，尤其是外科手术分层分级教学经验，给外科专业基地的老师提供了可借鉴的教学经验。

3. 培训更贴近实战，可操作性更强　骨干教师培训不是简单的理论学习,更加注重教学实操能力培养。培训前,要求提交参加师资培训的学员教学查房视频和教案,以及亲自批改的住培学员的病历。事实上,“教学作业”完成的过程也是对教学反思和能力提升的过程。例如,在教学查房视频录制过程中老师自己就很容易发现一些不规范的地方;在对住培学员病历批改的过程中,要求“言之有物”,老师势必再次复习病历书写规范。在国内外知名医学中心培训过程中,骨干师资经常观摩和参与这些医院日常住培带教活动,包括现场教学查房演示、小讲课等,通过导师现场点评和指导,迅速提升教学能力。每次培训后,宁大附院要求骨干师资撰写反馈意见与总结,通过反馈和反思,对培训所学内容进一步提炼和总结,先进的教学理念和规范的方法得到内化和升华。

## 三、住培导师培养与管理

近年来,教育部、卫健委等部委联合发出通知,要求专硕生培养与住培并轨,推进医教协同发展。以往硕士研究生培养,理论上学术型与专业型研究生培养的要求和目的不一样,但实际工作中,很多导师对两者培养方式相仿,多注重科研能力的培养,对临床技能和诊疗思维的培养缺乏一套系统的规划。实行并轨培养后,培养质量的提高不仅仅取决于研究生自身在思想道德、科研和临床能力等方面的努力,在研究生教育工作中,导师同样起着极其重要的作用。为了更好地发挥指导教师在研究生培养过程中的积极作用,宁大附院近年来在研究生指导教师的管理和培训方面做一些有益的尝试,归纳如下。

1. *完善导师遴选制度*　我国研究生培养模式中,导师负责制决定了研究生指导教师是研究生教育和培养的重要承担者。能否造就德才兼备的创新人才,很大程度上取决于导师队伍的专业素质和思想道德素质。因而,导师遴选工作是否完善直接决定着研究生的培养质量。宁波大学严格按照遴选程序进行审核、制定了《宁波大学硕士研究生指导教师遴选工作实施细则》,对于导师遴选具有量化指标。基本资格要从学术水平、科研项目和科研成果、培养研究生的经历等方面进行考查,这是为了保证研究论文具有一定水平和课题研究工作能够得以顺利进行。在2015年专硕生培养与住培并轨以后,宁大附院在宁波大学导师遴选标准基础上,增加了一条“硕士生导师应积极参与住院医师规范化培训教学和管理工作”,在实施过程中取得较好效果。

2. *建立竞争机制,实行招生竞争上岗制度*　为确保研究生的招生、培养质量,为社会输送合格的高级专门人才,在招生计划的分配上,在学科和个人之间引入竞争机制。对一些具有稳定的研究课题、充足的科研经费和合理的学术梯队的学科,在招生计划上做出倾斜。在招生计划规定的名额内由各学科中具有指导教师资格的人员竞争招生，并从科研经费、科研成果、研究生住培考核成绩等几个方面进行审核。专硕生导师考核办法里把学生的住培成绩作为重要的指标纳入其中。

3. *注重新增导师岗前培训*　为了保证新增指导教师在上岗之前对研究生教育培养的各个环节、导师在研究生培养中承担的责任和义务、研究生教育管理的各项规章制度等方面有一个全面、系统的了解，根据《宁波大学研究生指导教师遴选工作实施细则》的有关要求，在导师遴选之前对拟新增导师进行岗前培训。培训方式主要有以下两种。

（1）集中培训：由于新增导师对研究生培养过程生疏，通过集中培训，可以在短时间内使新增导师全面掌握研究生培养的各个环节，明确导师的主要职责和应达到的一些考核指标。建立清晰的奖惩制度，以提高导师的积极性和责任心。

（2）实践培训：让新增导师协助其他的导师指导研究生。在导师的任职条件中，规定了导师遴选者必须曾经指导或协助指导过相应的研究生，说明新增导师在培养研究生方面必须是具备一定经验的。这一要求需要指导教师在导师遴选的准备阶段自己有意识地完成，而作为研究生培养点的学科带头人，也应有计划地培养青年教师，加强师资梯队建设。集中培训虽然能使指导教师了解研究生培养过程中的基本环节，但并不能取代实践对拟增导师的锻炼作用，这对确保指导教师首届研究生的培养质量起了重要作用。

4. *新形势对导师的新要求*

专硕生培养模式与住培制度并轨，在有限的时间里要完成研究生和住院医师双重培训，改革的目的是培养具备一定科研能力的合格住院医师。这给导师提出新的更高的要求。一方面，要求住培师资达到的标准，导师必须达到，尽快适应新培养模式，转变观念，调整教学方法，科研和临床技能指导并重，确保研究生毕业时顺利获得四个证书。另一方面，实行“领军人才培养”计划，对导师进行更高层次的培训，在管理和教学理念方面引领专业基地住培工作向更高水平发展。

综上所述，宁大附院通过对“启明星计划”对青年师资进行普及性培训，使他们基本掌握规范的临床教学方法及技巧，明显提高教学岗位胜任力，逐步成为合格的住培带教老师。在此基础上，通过“攀登计划”对高年资医师培训，着重提升骨干师资的教学理念和临床技能，潜移默化地提升整体教学水平。针对研究生导师，我们通过严格的遴选、竞争机制、“领军人才培养”计划等方法，提升导师医教研管等各方面水平，引领专业基地学科发展。经过多年的实践，目前宁大附院逐步建立的多层次师资培养体系，为住院医师规范化临床教学培养了一支优秀的师资团队，有力保障了临床教学质量。

## 第四节　师资评价探索实例

宁大附院对带教老师建立全方位评价机制，不仅有自评、同行评议、上级评议、管理部门评议，还包含受训者评议，对带教教师的政治表现、业务水平、工作成绩等多方面进行综合考核，增强他们的责任心。制定科学的奖惩管理办法，逐步建立激励约束机制，对带教老师开展学术讲座给予一定酬金，奖励住院医师心目中的优秀教师，在评优评奖、科室奖金分配、职称晋升等方面应给予一定的权重考虑，激励科室内的优秀医师参与到住院医师培训工作中。

师资评价主要从医院、专业基地两个层面进行。医院对师资的评价每3年进行1次，由医院医学教育委员会进行考评。专业基地对专业基地内师资的评价每年进行1次，评价人员主要包括专业基地主任、教学主任和学员，评价对象为专业基地内住培带教师资。除去师资年度考评外，学员在出科前通过网络平台360度测评系统对带教老师进行评价。上述评价结果将直接运用到师资的评优评先中，对无教学责任心、教学工作完成较差的师资进行淘汰，并用于指导各类教学绩效的发放。本书重点介绍宁大附院专业基地的师资评价。

### 一、专业基地师资评价方案

#### （一）评价原则

（1）评价工作作为常规教学工作来实行，每年度进行1次，使之制度化、程序化、合理化。

（2）在评价前认真做好准备，对带教老师表现有充分了解。

（3）评价工作要认真仔细，从实际出发，公正、公平、公开评价带教老师的教学工作。

#### （二）评价内容

1. *教师道德*　为人师表，能够以身作则，具有良好的医德医风，关心爱护住院医师。能积极参与并认真履行各项教学工作职责。

2. *专业素质*　具有扎实的专业理论知识，能进行规范的临床技能操作。临床经验丰富，具有良好的职业道德、工作进取心和较强的责任心。

3. *带教能力*　具有较强的带教意识。熟悉《住院医师规范化培训内容与标准》，对不同专业、不同年级的住院医师进行分层次带教。对带教师资的理论授课/技能培训进行考核。

4. 教学工作量　根据专业基地和科室的要求，结合《住院医师规范化培训内容与标准》，在基地负责人、教学主任、教学秘书安排下完成一定教学工作量。

## （三）评价方式

（1）住院医师填写《宁波大学医学院附属医院住院医师规范化培训带教老师教学评估表》（表4－9），分数按40%比例计入评价总分。

表4－9　宁大附院住培带教老师教学评估表（住院医师评价）

| 指导老师姓名 | 职　　称 | 评价日期 | 学员专业年级 | |
|---|---|---|---|---|
| | | | | |
| 评　　价　　指　　标 | | | 分值 | 得分 |
| 具有良好的医德医风，关心爱护规培学员 | | | 10分 | |
| 提供详细的带教计划（包括教学查房、病例讨论、小讲课等） | | | 10分 | |
| 及时检查及审核住院医师需要完成的病例数、操作数和手术量 | | | 10分 | |
| 带领、指导住院医师完成日常医疗工作，医疗文书审阅修改仔细及时 | | | 10分 | |
| 指导临床技能操作时条理清晰、概念正确、操作规范 | | | 10分 | |
| 在保证医疗安全的前提下，尽可能地为住院医师提供临床实践机会 | | | 10分 | |
| 关心住院医师理论学习和知识更新，指导读书报告、综述和论文书写 | | | 10分 | |
| 就医疗安全、医患沟通等医学人文方面对住院医师进行指导 | | | 10分 | |
| 认真严格执行出科考试 | | | 10分 | |
| 网络信息系统审核及时 | | | 10分 | |
| 总分 | | | 100分 | |

（2）专业基地负责人、教学主任和教学秘书根据《宁波大学医学院附属医院住院医师规范化培训××专业基地带教老师教学评估表》（表4－10）对师资进行评价打分，分数按60%比例计入评价总分。

（3）个人自我总结。

（4）年度内出现过教学事故者考评不合格。

（5）根据总分高低进行排序。

表4-10 宁大附院住培专业基地带教老师教学评估表

带教老师姓名：　　　　　　职称：　　　　　　评估时间：

| 评价项目 | 评　价　内　容 | 分值 | 得分 |
|---|---|---|---|
| 教师道德与教学态度 | 带教意识强，有责任感，注重言传身教，展示教师自身的医疗技术水平，以身作则 | 10 | |
| | 关心住院医师思想动态，及时与科室与住院医师进行沟通与交流 | 10 | |
| 专业素质 | 具有扎实的专业理论知识，能进行规范的临床技能操作。临床经验丰富，具有良好的职业道德、工作进取心和较强的责任心 | 15 | |
| 带教能力与教学质量 | 熟悉《住院医师规范化培训内容与标准》的要求，并严格按照培训大纲要求进行全面带教指导 | 10 | |
| | 指导住院医师规范化培训学员接收新患者，认真指导采集病史、进行规范的查体，并对其诊断分析及时指导修改 | 5 | |
| | 指导住院医师规范化培训学员规范及时书写病历等各种医疗文书，并对其及时指导修改签字 | 5 | |
| | 指导住院医师规范化培训学员技能操作，严格操作规范，纠正错误。创造教学条件，完成教学任务（小讲课、病例讨论、教学查房等） | 5 | |
| | 带教中注意启发式、诱导式教学，结合临床实例，加强对住院医师规范化培训学员临床思维能力的培养 | 5 | |
| | 注重对住院医师规范化培训学员医德的培养，教学过程中穿插人文医学教育 | 5 | |
| | 对住院医师规范化培训学员严格管理，监督住院医师遵守医院劳动纪律及各项规章制度；客观、公正、及时地对住院医师规范化培训学员做出考核评价 | 5 | |
| | 授课内容实用、贴近临床；讲课方式生动活泼；认真备课，课后住院医师评价良好 | 5 | |
| 教学工作量 | 根据专业基地和科室的要求，结合《住院医师规范化培训内容与标准》，完成在基地负责人、教学主任、教学秘书安排下的教学工作 | 10 | |
| | 主动参与并履行各项教学工作，认真完成专业基地布置各项教学任务 | 10 | |
| 合计 | | 100 | |

加分项：

| 序号 | 内　　容 | 分值 | 得分 |
|---|---|---|---|
| 1 | 参加过省级及以上住院医师规范化培训师资培训 | 5 | |
| 2 | 获得院级及以上教学相关荣誉 | 5 | |
| 3 | 发表过教学相关论文或者主持教学相关课题、继教项目 | 5 | |
| 4 | 所带学员获得院级及以上荣誉 | 5 | |

### （四）评价结果

（1）以专业基地为单位，年度评价总分在前10%的师资评为专业基地优秀指导老师，每人奖励500元（由带教老师所在科室发放），并上报科教部参与年度院级优秀带教老师评选。

（2）对于评价成绩在后10%的师资根据情况予以通报。

（3）考评不合格者，上报科教部和宁大附院医学教育委员会，对其带教资格进行重新认定，再次认定后方可带教住院医师。

## 二、专业基地师资评价汇总

专业基地师资评价一般每年1次，经过上述评价打分后，由专业基地教学秘书对带教老师分数进行汇总，填表后报住培办（表4－11）。分数作为带教老师年度考评、评优评先的依据。

**表4－11　宁大附院住培某年度某专业基地师资评价汇总表**

| 序号 | 姓名 | 科室 | 职称 | 学员评分 | 专业基地评分 | 总分 |
|---|---|---|---|---|---|---|
| | | | | | | |
| | | | | | | |

# 第五节　教学管理团队构建探索实例

住培中核心教学团队包括专业基地负责人、教学主任、教学秘书和带教师资。其中，专业基地主任、教学主任、教学秘书作为住培师资的一部分，是专业基地教学管理团队，在住培教学开展中起到举足轻重的作用（表4－12）。根据前文的“齿轮说”，宁大附院构建如下教学管理团队。

**表 4－12　宁大附院住培教学管理人员申请表**

<table>
<tr><td colspan="2">姓　名</td><td colspan="2"></td><td>性别</td><td></td><td colspan="2">出生年月</td><td></td></tr>
<tr><td colspan="2">学　历</td><td colspan="2"></td><td>职称</td><td></td><td colspan="2">任现职年月</td><td></td></tr>
<tr><td colspan="2">毕业学校</td><td colspan="4"></td><td colspan="2">教师资格证</td><td>有/无</td></tr>
<tr><td colspan="2">联系方式</td><td colspan="3"></td><td colspan="3">是否有过教学秘书经历</td><td>是/否</td></tr>
<tr><td colspan="3">是否参加院级师资培训</td><td colspan="2">是/否</td><td colspan="3">是否参加省级及以上师资培训</td><td>是/否</td></tr>
<tr><td colspan="8">申请类别(教学主任/专业基地教学秘书/科室教学秘书)</td><td></td></tr>
<tr><td colspan="2">带教经历</td><td colspan="7"></td></tr>
<tr><td colspan="2">是否发生过教学事故</td><td>是/否</td><td colspan="5">与前任教学管理人员是否进行工作交接</td><td>是/否</td></tr>
<tr><td colspan="2">教学奖惩</td><td colspan="7"></td></tr>
<tr><td colspan="2">申请原因</td><td colspan="7"></td></tr>
<tr><td colspan="2">科室意见</td><td colspan="7"></td></tr>
<tr><td colspan="2">专业基地意见</td><td colspan="7"></td></tr>
<tr><td colspan="2">科教部审批</td><td colspan="7"></td></tr>
<tr><td colspan="2">医院审批</td><td colspan="7"></td></tr>
<tr><td colspan="2">申请人签名</td><td colspan="3"></td><td>申请时间</td><td colspan="3"></td></tr>
</table>

## 一、遴选一名优秀的专业基地主任

一名优秀专业基地主任是推动专业基地住培工作的首要条件，对教学管理团队建设的成败起着核心的作用，是管理团队目标的引领者，是团队角色分工的参谋者，是团队合作意识的促进者。要建设好教学管理团队，必须遴选一位优秀的专业基地主任，充分发挥其带头人的作用。专业基地主任必须对国内外住培理念和住培背景十分熟悉，掌握国内住培的最新制度和政策；热爱教学，有丰富的教学经验和娴熟的带教技巧，有顶级的临床能力和学术造诣，一般为所在培训基地该专业学科的领军人物。同时专业基地主任作为团队的领导者、建设者，必须品德高尚、治学严谨，具有较强的组织、管理和领导能力，具有决策力、担当力和创新能力，能够紧密联系团队成员，营造和谐愉快的工作氛围。

## 二、配备一位出色的专业基地教学主任

教学主任作为教学和管理专家，在整个专业基地核心教学管理团队中属于不可缺少和不可替代的角色，是团队的灵魂人物，是专业基地正常开展教学活动的必备条件。他既要服从与协助专业基地主任的领导，又需指导和管理

教学秘书、一线带教老师开展住培教学工作；既要制定与安排专业基地培训计划和日常教学事务，又要利用各种教学资源进行教学核心团队资源整合和互补。教学主任应了解国内外住培理念和住培背景，熟悉国内的住培动向和政策，掌握本专业基地培养方案和细则要求，同时对所在专业基地的各位带教老师的教学能力和特长十分了解。教学主任还应具备比较成熟的教育思想、较强的教学能力和一定的带教技巧，本身十分热爱教学。教学主任作为专业基地主任的得力助手，应有较强的领悟力、执行力和一定的管理能力、沟通协作能力及应变能力，带领整个团队较好完成专业基地的教学任务。

## 三、推选数位敬业的专业基地教学秘书

如果说专业基地主任和教学主任的工作一般是统筹性、决策性和全局性的，是专业基地的核心与灵魂，那么教学秘书则是整个专业基地核心教学团队中的中坚力量。教学秘书的工作十分琐碎，大到协助专业基地教学主任制定培训细则和教学计划，落实好每一项教学活动，做好教学档案收集、整理和问题反馈等工作，小到制定住院医师的轮转排班、完成住院医师的入科教育、日常考勤、出科考核等过程管理。教学秘书多为中青年骨干医师，本身热爱临床教学工作，具有一定的奉献精神，直接参与各类教学活动，具备一定的教学能力和教学技巧，及一定的协调与沟通协作能力。教学秘书作为参与住院医师日常生活与工作最密切的老师，还需具备一定的人文关怀能力，及时了解住院医师的心理变化，传播正能量，排解住院医师各种困惑，引导住院医师树立正确的人生观、价值观和良好的职业素养。作为住培教学管理工作中承上启下的重要角色，建立一支稳定、综合素质高、热心教学的教学秘书队伍对于住培工作的顺利开展至关重要。

### （一）教学秘书申请

培训基地以2年为一个周期，对教学秘书进行认定。教学秘书一般由科主任推荐，向科教部递交申请表（表4－13）。科教部对新任教学秘书进行理论培训和考核，以提高教学秘书岗位胜任力，保证住培工作有序、高效地开展。由医院认定的专职教学秘书，均经医院发文确认，住培办对教学秘书任期进行管理与备案。

### （二）教学秘书变更

教学秘书作为整个住培工作的一线管理人员，对于住培工作的实施和推进具有重要意义。管理事务繁多，教学资料庞杂，一旦出现人员交接，一定要做好交接工作，以免工作出现遗漏和耽误。因此宁大附院制定了《教学秘书变更申请表》（表4－14），对教学管理工作和教学台账的交接提出要求，

必须完成上述内容的交接，然后逐级审批签字，才能进行教学秘书变更。由此，保证科室及专业基地住培工作的顺畅进行。

**表 4－13　宁大附院住培教学秘书申请表**

| 姓　名 | | 性别 | | 出生年月 | |
|---|---|---|---|---|---|
| 学　历 | | 职称 | | 任现职年月 | |
| 毕业学校 | | | | 教师资格证 | 有/无 |
| 联系方式 | | | | 是否有过教学秘书经历 | 是/否 |
| 是否参加院级师资培训 | | 是/否 | | 是否参加省级及以上师资培训 | 是/否 |
| 带教经历 | | | | | |
| 是否发生过教学事故 | | | | | |
| 教学奖惩 | | | | | |
| 申请原因 | | | | | |
| 科室意见 | | | | | |
| 专业基地意见 | | | | | |
| 住院医师规范化培训办审批 | | | | | |
| 医院审批 | | | | | |
| 申请人签名 | | | 申请时间 | | |

**表 4－14　宁大附院住培教学秘书变更申请表**

| 科室 | | 专业基地 | |
|---|---|---|---|
| 原任教学秘书 | | 任期 | 年　月　日~　年　月　日 |
| 拟任教学秘书 | | 任期 | 年　月　日~　年　月　日 |
| 变更原因 | | | |
| 新老教学秘书是否做教学管理工作对接 | | 是　　否 | |
| 新老教学秘书是否做教学台账资料对接 | | 是　　否 | |
| 科主任意见及签字 | | | |
| 专业基地教学主任意见及签字 | | | |
| 科教部审批意见及签字 | | | |
| 分管院长审批意见及签字 | | | |
| 申请科室 | | 申请时间 | |

**表 4－15　住培内科专业基地台账资料标准**

| 专业基地评估指标 | | | 对应指标的台账资料制作标准 | | |
|---|---|---|---|---|---|
| 一级指标 | 二级指标 | 三级指标 | 佐证资料 | 备　注 | 更新周期 |
| 1. 基本条件 | 1.1 专业基地所在医院条件 | 1.1.1 专业基地总床位数 | 宁波大学医学院附属医院医疗业务报表 | 病案室统计全院 2016 年全年和 2017 年 1~5 月数据，2016 年一张表，2017 年一张表，标记出本专业基地数据 | 每年一次（遇到检查另行更新） |
| | | 1.1.2 年收治患者数 | | | |
| | | 1.1.3 年门诊量 | 宁波大学医学院附属医院门诊工作报表 | | |
| | | 1.1.4 年急诊量 | | | |
| | | 1.1.5 科室和实验室 | 医院营业执照 | 科教部提供 | |
| | | 1.1.6 轮转科室 | 各专业轮转安排 | 科教部提供，选取本专业学员打印存档 | 每年 9 月份更新 |
| | | 1.1.7 疾病种类和数量 | 信息科提取 HIS 系统内数据 | 根据 2016 年全年数据<br>填写专业基地评估指标中附表 1*（附表 1－1 至 1－8 分别为不同内科亚专业要求） | 每年一次 |
| | | 1.1.8 临床技能操作种类和数量 | | | |
| | | 1.1.9 医院设备 | 医院设备清单 | 设备科提供数据，科教部整理 | 每年一次 |
| | | 1.1.10 专业基地设备 | 设备清单 | 根据医院设备清单填写专业基地评估指标中附表 2* | 每年一次 |
| 2. 师资条件 | 2.1 师资情况 | 2.1.1 带教医师与培训对象比例 | 专业基地带教师资名单；在培学员名单，填写住院医师登记表并打印存档；带教老师职责 | 带教师资名单请定期更新；在培学员列表中包含单位/专业/级别/轮转时间等信息 | 每年一次 |
| | | 2.1.2 带教医师条件 | | | |
| | | 2.1.3 带教医师组成 | | | |

续表

| 一级指标 | 二级指标 | 三级指标 | 佐证资料 | 备　　注 | 更新周期 |
|---|---|---|---|---|---|
| 2. 师资条件 | 2.1 师资情况 | 2.1.4 专业基地负责人条件 | 专业基地负责人简历 | 请定期更新 | 每年一次 |
| | 2.2 师资建设 | 2.2.1 师资培训 | 1. 省级师资培训合格名单<br>2. 院级师资培训合格证书<br>3. 全国或国际师资培训证书复印件<br>4. 出国、进修证明复印件 | 省级培训名单由科教部提供，标注出亚专业科室；院级培训2016年的证已由科教部下发，17的证尚未下发<br>其他培训证书复印件由带教老师提供 | 每年一次 |
| | | 2.2.2 师资评价 | 专业基地师资评价方案<br>师资评价指标表格 | 根据评价方案对本基地所有带教师资进行评价，每年进行一次 | 根据科教部要求更新 |
| | | 2.2.3 激励制度 | 专业基地师资激励制度；科室绩效工资表 | 根据激励制度对本科室带教老师的教学情况进行奖励，绩效工资表中标注出奖励名目 | 根据科教部要求更新 |
| 3. 过程管理 | 3.1 培训制度与落实 | 3.1.1 主任职责 | 专业基地负责人职责 | 各级各类人员职责 | 根据科教部要求更新 |
| | | 3.1.2 教学主任 | 教学主任职责 | | |
| | | 3.1.3 教学秘书 | 教学秘书职责 | | |
| | | 3.1.4 教学小组 | 教学小组成员名单、教学小组职责及教学小组会议记录 | 教学小组由专业基地负责人/教学主任/教学秘书/其他组员组成，每季度召开一次教学小组会议<br>会议记录包括签到、内容记录、照片 | 每季度一次 |
| | | 3.1.5 轮转计划 | 专业基地培训内容与标准；各学员轮转计划和方案 | 按学员专业和年级不同要有层次区分 | 每学员一份 |

续表

| 一级指标 | 二级指标 | 三级指标 | 佐证资料 | 备　　注 | 更新周期 |
|---|---|---|---|---|---|
| 3. 过程管理 | 3.1 培训制度与落实 | 3.1.6 考勤制度 | 医院住院医师规范化培训学员考勤管理办法;学员排班表/考勤记录表/考勤汇总表 | 包括请假规定及请假条,有考勤时间及考勤者和学员的签名 | 每学员每月进行考勤 |
| | 3.2 培训活动 | 3.2.1 入科教育 | 入科报到单<br>入科教育 | 包括科室情况、科室纪律、培养计划与要求、医德医风、医患沟通等内容<br>有具体日期,实施者(如教学秘书)和学员的签名 | 每学员一份 |
| | | 3.2.2 教学查房 | 教学查房教案和教学查房记录 | 有教学活动计划与课程表,有教学活动通知和现场照片,有主讲课老师,具体日期和学员签到记录<br>教学查房有规培学员互动;小讲课记录有讲课内容概括,后面附讲课 PPT;疑难病例讨论有学员发言讨论记录 | 每周或每两周一次 |
| | | 3.2.3 小讲课 | 小讲课记录(附上讲课PPT) | | |
| | | 3.2.4 疑难病例讨论 | 疑难病例讨论记录 | | |
| | 3.3 过程考核 | 3.3.1 出科考核 | 月度三方考核表;<br>理论考核试卷;技能操作考核记录<br>技能操作评分表 | 考核有分层(分专业分年级):理论试卷成绩后有批改老师签名;技能操作考核有评分标准,有具体得分 | 每学员一份 |
| | 3.4 培训强度 | 3.4.1 管理病床数 | 经管床位记录表 | 由学员填写后老师签字,有具体时间 | 每学员一份 |
| | | 3.4.2 门急诊工作量 | 门诊日志<br>(现场拉门诊日志) | 通过学员和带教老师工号进入系统查询。评估时也会通过学员访谈进行了解 | 每学员一份 |

续表

| 一级指标 | 二级指标 | 三级指标 | 佐证资料 | 备　注 | 更新周期 |
|---|---|---|---|---|---|
| 4. 质量控制 | 4.1 带教医师教学质量 | 4.1.1 查房质量 | 现场进行教学查房，评分表 | 按教学查房评分表（专业基地评估指标中的附表3）现场考核 | |
| | | 4.1.2 技能操作安排情况 | 技能操作培训计划表<br>各科室需承担技能培训项目列表 | 根据不同专业培训内容与要求安排规定的技能操作培训，访谈<br>学员满意度 | |
| | | 4.1.3 技能操作带教情况 | 技能操作培训带教记录 | 包括操作前医患沟通，操作中存在问题及指导，操作后提问，操作的总体评价 | |
| | 4.2 培训对象学习效果 | 4.2.1 病历书写 | 1. 电子病历系统：有带教老师审核和批改的痕迹（每学员轮转期间要求每月书写电子病历至少12份）<br>2. 学员病历书写记录本：每月完成手写大病历1分，手写首次病程记录1份，有带教老师审核批改的痕迹并签名 | 按病历书写评分表（专业基地评估指标中的附表4*）现场抽取电子病历系统考核 | 每学员每月两份手写病历 |
| | | 4.2.2 技能操作 | 学员现场进行技能操作 | 按技能操作评分表（专业基地评估指标中的附表5*）现场考核 | |
| | | 4.2.3 完成培训内容与要求 | | 根据培训内容与要求现场核实完成情况 | |

* 附表为国家住培专业基地评估表中的附表，可在毕业后医学教育网站查询，本书不另提供。

### （三）专业基地标准化台账资料建设

1. 标准化台账建设意义　台账整理与住培资料存档是教学秘书的重要职责之一。住培专职秘书要做好住培管理与教学档案的汇总、书写和保存，汇总上级行政部门下发的各类通知、规章制度，本科室按要求完成情况，如每月本科室住培学员人数，本科室完成的教学查房、病例讨论、学术讲座，学员与带教老师互评表，带教研讨记录，教学整改方案等。将上述资料进行分类归档，以方便总结工作，及时分析提高住培质量。

教学台账资料也是专业基地住培工作开展情况最真实的反映。建设好专业基地住培工作台账，一方面帮助教学秘书梳理住培工作脉络，掌握培训工作的重点要点，有助于培训的规范化开展。另一方面，向教学秘书提供台账标准，以减轻教学秘书的工作负担，有利于教学秘书提高对住培工作开展的配合度；而台账资料模板的制作，有利于全院培训工作的规范化、统一化和标准化，有利于提升全院住培质量。

2. 标准化台账建设内容（以内科专业基地为例）　标准化台账资料模板的建设以中国医师协会《住院医师规范化培训评估标准》为依据，根据评估标准中各项指标要求和《住院医师规范化培训内容与标准（试行）》进行台账模板的设计和制作（表 4－15）。

学员从入科到出科，应包含入科报到单、入科教育、轮转计划、排班考勤、各类教学活动（教学查房、小讲课、疑难病例讨论），技能操作培训、管床和门急诊、病历书写指导、日常三方考核（科主任、护士长、带教老师）、出科考核（理论和技能）的完整过程。此过程管理的台账资料也是医院教学台账督导的重要内容。

良好的团队协助和相互支撑的环境才能诞生优质的住培教学，无论是专业基地主任、教学主任、还是教学秘书，在整个住培运行体系中，都承担了重要的管理与教学任务，扮演了重要角色，每个角色都是环环相扣的“齿轮”上的一环。只有每个“齿轮”在相应的位置保持相应的速度运转，整个团队才能良好运行，住培质量才能得以保证和提升。宁大附院在住培工作开展过程中，以构建住培教学管理团队为突破口，架起整个师资队伍，使培训工作得以有序、高效和高质开展。

## 第六节　教学激励机制实施探索实例

### 一、教学激励的内容

在宁大附院从事住培教学工作相关的人员包括专业基地教学主任、专业基地教学秘书、培训科室教学秘书和带教老师,以及学员导师。教学激励主要包括目标激励、薪酬激励、声誉激励、考评激励和晋升激励。薪酬激励包括基地提供的教学补贴和科室的教学绩效两部分。基地向上述人员提供的教学补贴包括:教学主任津贴、教学秘书津贴、导师津贴、带教老师的带教津贴和课时费、考务费等。对专业基地内各项教学活动(包括教学查房、小讲课、病例讨论和技能培训)及基地内各项教学活动,如教学督导、技能培训、理论授课、技能考核等按学时发放课时费。此外,科室给予科内带教人员一定额度的教学补贴,由各个科室根据绩效奖金额度每月自行发放。声誉激励与考评激励主要通过评优评先进行。基地每年评选优秀带教老师和优秀带教科室,每2年评选一次优秀教学秘书,并在每年的教师节大会上进行表彰。荣誉的授予是对教学工作的肯定,也能激励老师们更好地投身教学工作。在职称晋升方面,医院规定,成为住培师资、参加住培师资培训和每年达到一定授课学时数,是临床医师晋升高级职称的必备条件。教学激励方案具体见表4-16。

**表4-16 宁大附院师资激励方案**

| | | |
|---|---|---|
| 物质经济激励 | 教学绩效 | 每月科室绩效奖金的5%作为科室教学绩效,由科室根据教学情况进行分配。教学绩效按月发放 |
| | 带教补贴 | 各类教学津贴、带教费、课时费等教学补贴,则另外划拨经费,每月核算,按季度发放,未纳入绩效总额<br>分配方式:院部直接发放 |
| | 其　他 | 评优评先给予一定的奖金 |
| 荣誉精神激励 | 评先评优 | 根据评选办法,定期评选优秀带教老师、教学秘书和带教科室,定期评选住培工作先进个人和先进集体<br>每年召开教师节表彰大会进行上述奖项表彰,并发布光荣榜 |
| 职业发展 | 职称晋升 | 副高及以上职称考试报名必备条件:<br>(1) 须为医院发文认定的带教老师<br>(2) 参加过省级及以上住培师资培训<br>(3) 累计各层次授课至少达到20个学时;或担任教学主任、教学秘书等专职培训教学管理人员累计满2年;或获得院级及以上教学住培相关的各类奖励及荣誉者 |
| | 岗位聘用 | (1) 取得高校教师资格证书,并通过院级教学查房考核,无教学查房科室以小讲课考核形式代替执行<br>(2) 任现职期间,累计各层次授课平均每年达到20课时以上<br>(3) 任现职期间担任教学主任或教学秘书等专职培训教学管理人员连续满2年以上<br>(4) 任现职期间获得宁波大学校级或省市级以上教学住培相关的各类奖励及荣誉者 |

续表

| | | |
|---|---|---|
| 职业发展 | 岗位聘用 | (5) 任现职期间以第一或通讯作者在国内一级期刊(浙江省高级专业技术资格医学卫生刊物名录)、宁波大学主要学术期刊目录发表住培或教学相关期刊论文<br>(6) 在国内出版社(宁波大学主要学术期刊和出版社目录)主编出版且字数不低于20万字的住培或教学相关著作<br>副高人员聘用须满足上述6条中的4条;正高人员聘用须满足上述6条中的5条 |
| | 行政任职 | 设置专职教学岗位,包括教学秘书和教学主任。教学主任原则上从教学秘书中遴选,且担任住培带教老师须满3年;科主任候选人须有5年以上教学秘书或3年以上教学主任工作经历,担任专业基地教学主任者优先考虑 |
| | 人才培养 | 住培相关的短期进修与培训,相关费用全部由医院承担<br>住培工作积极,教学贡献突出的师资优先考虑选派到海外进行培训进修<br>医院设立青苗基金,用于青年教学人才培养支持 |

## 二、教学补贴发放与考核标准

住培带教考核包括培训计划制定和实施、各类报表和数据上报是否及时、台账资料的整理管理、对学员书写的病历进行管理和审批、住培信息管理系统审核、学员满意度调查、学员理论与技能操作掌握情况、教学质量督导等。通过考核情况对带教科室和老师进行评价、发放教学补贴和教学津贴(表4-17)。

**表4-17　宁大附院住培教学补贴发放标准**

| 补贴类别 | 补　贴　额　度 | | 发 放 依 据 |
|---|---|---|---|
| 带教津贴 | 150元/月/学员 | 每位带教老师不超过3个学员 | 根据所带学员满意度、出科考核成绩、病历书写审批情况、技能操作培训情况进行考核发放 |
| 教学主任津贴 | 300元/月 | ≤8个学员 | 根据教学计划提交情况、教学活动实施情况、教学活动响应情况、教学督导评分等进行考核发放 |
| | 500元/月 | 9~15个学员 | |
| | 800元/月 | ≥16个学员 | |
| 教学秘书津贴 | 300元/月 | ≤8个学员 | 根据教学台账整理归档情况、教学活动响应情况、月度考勤考核及学员教学活动出席情况是否按时上交以及教学督导评分等情况考核发放 |
| | 500元/月 | 9~15个学员 | |
| | 800元/月 | ≥16个学员 | |

续表

| 补贴类别 | 补 贴 额 度 | | 发 放 依 据 |
|---|---|---|---|
| 课时费 | 120元/课时 | 包括小讲课、技能培训、教学查房、疑难病例讨论等 | 根据学员到课率、授课质量督导情况、学员反馈进行考核发放 |
| 科室绩效 | 由科室发放 | | 学员医师资格考试、结业考核通过率与科室绩效相挂钩 |
| 评优评先 | 奖励500~2 000元不等 | | 定期评选优秀带教科室、优秀教学秘书和优秀带教老师 |
| 人事晋升 | | | 成为住院医师规范化培训师资和参加过省级以上住院医师规范化培训师资培训是晋升高级职称的必备条件 |

实施教学绩效考核之前,基地内存在科室和带教老师带教不积极、重临床、轻教学的现象。而医院建立的基于岗位胜任力的教学考核,同时对住培学员和带教老师和科室进行考核,提高了带教积极性,也让住培学员和住培带教老师的考核互为映证,使考核更有指向性,考核评价也更为公正合理。通过强化学员和带教老师的考核,极大提高了各个专业基地带教积极性,各类住培教学活动有序开展。学员满意度不断提高,结业考核通过率持续上升,确保了培训质量。

师资队伍建设是一项系统工程,设计师资准入、退出、培训、考核、评估、激励和管理等方面,需将医院的战略发展与人才培养目标相结合全方位统筹师资队伍建设,积极探索与研究如何建设高质量、标准化的住培师资队伍,以有效支撑住培制度的可持续发展。

# 第五章 培训基地基于岗位胜任力的学员考核体系建设

## 第一节 制度设计思考

学员培训期间的考核分为过程考核与结业考核，过程考核又包括出科考核、年度考核、日常考核等，过程考核合格且取得医师资格是参加结业考核的必备条件。通过结业考核是取得住培合格证的必备条件。住院医师培养目标的实现，需要培训基地、带教老师对学员细心负责的临床知识和技能的传授与指导，同时需要切实有效的培训考核体系来把握培训的“出口关”。以确保培训质量，实现住院医师的培养目标。

### 一、培训基地学员考核的存在问题

1. *过程考核一刀切，缺乏针对性*　　现行的住培考核分为过程考核和结业考核。过程考核主要包括出科考核和年度考核。而住培学员分不同专业，处于不同的培训年度，往往不同的学员具有不同的专业知识架构，临床能力亦有高低。而现有的过程考核，对不同的学员采用同样的考核内容与题目，虽然体现了某种意义上的“公平”，却很难区分不同专业学员专业知识掌握情况，也不能很好的检验学员的实际临床水平，从而无法真实的反映培训效果。

2. *考核方式不够规范完整，缺乏统一的考核标准*　　繁重的医疗工作，严重影响了住培学员的带教培养，带教时间和精力的不足，导致带教科室在执行教学计划时缺乏系统性，日常考核具有较大的随意性和盲目性。由于缺乏科学明晰的统一标准，使不同的科室之间的考核没有可比性，无法进行统一的评判和考量。培训中传统的考试往往是理论和技能两部分内容，侧重住院医师基本知识和基本技能，忽视了对住院医师临床能力和科研外语能力的考核。

3. *考核结果应用不够，缺乏反馈效果*　　住培考核结果在体现学员学习效果的同时也检验了带教老师和科室的教学质量，也为住培学员和带教科室的评优评先提供依据,更是学员参加结业考核的重要条件。但是,科教部和专业基地对于考核结果缺乏统计分析和深度应用。往往考完了事,既没有对结果进行认真分析、总结,也未将各类考核结果与学员及专业基地的绩效考核相挂钩,从而使得考核的力度大打折扣,未能充分发挥其促进培训的效果。

4. *考核组织管理与考官队伍建设有待加强* 由于职能部门对考核管理不严,监督不到位,导致各科室过程考核缺乏计划性,在实施过程中随意性较大,从而影响了考核的整体质量与效果。住培考核由于专业性较强,且技能考核复杂而全面,考核要求又往往高于医学生考试等,上述因素对执考考官提出了较高要求。专业的考官除了应具有丰富的理论知识和扎实的临床基本功外,还需要较强的表达能力、应变能力以及考试规则与标准的掌握能力。而此前,各基地并没有专业的考官队伍,由科室随意安排人员执考,从而影响了考核的质量。近年来,各地逐渐意识到考官队伍建设的重要性,积极开展了一些培训工作。但总体而言,考官培训尚未形成体系。因此,建设一支临床经验丰富,考试规则熟悉,技能操作标准的考官队伍,对于提高考核质量,完善住培考核体系建设是很有必要的。

## 二、基于岗位胜任力的多层次学员考核体系建设与制度设计

根据国家对住培考核的要求和培训目标,结合上文所述的住培考核中存在的问题,宁大附院进行了基于培训目标的多层次住培考核体系设计,制定了《宁波大学医学院附属医院住院医师规范化培训考核管理办法(试行)》,对不同年级不同专业的住培学员设置了不同的考核要求,如要求学员在培训第一年结束时须通过医师资格考试,在培训第二年结束时须通过岗位胜任力考核,考核的内容不光对理论知识和技能操作进行考核,还有英语与科研能力的考核。此外,还将考核结果应用于学员绩效奖金发放中,提升了学员学习的积极性,充分发挥了考核的效用,为住培考核在宁大附院实施提供了制度保障。

### (一) 明确组织管理体系

没有科学严谨的考核组织管理,效度再高的试卷也不可能达到考核的预期目标,因此考核的组织管理是考核可行性和有效性的保证,具有重要意义。宁大附院在住培领导小组指示下,由住培办对住培考核工作进行全面统筹规划和管理,专门负责落实院级层面的考核工作并监督各个专业基地考核工作的实施情况。各个培训科室成立考核小组,专门负责住培考核实施,负责出科考核的命题、执考等。住培办则负责组织实施年度考核、岗位胜任力考核等院级层面的考核。医院教学督导委员会下设有出科考核督导

小组，每季度一次对全院住培出科考核进行监督和指导，促使考试规范化进行，确保考核质量。从而形成领导小组—住培办—专业基地—培训科室多级考核管理体系，确保考核工作规范化开展。

### （二）确定考核标准

住培考核应建立在统一标准的基础上，才能客观、真实地反映培训效果。国家《住院医师规范化培训考核实施办法（试行）》（国卫办科教发［2015］49号）规定，住培考核包括过程考核和结业考核，以过程考核为重点。过程考核是对培训对象在培训期间临床能力水平与素质的动态评价，由培训基地组织实施，主要包括日常考核、出科考核和年度考核，内容涉及医德医风、临床职业素养、出勤情况、临床实践能力、培训指标完成情况和参加业务学习情况等方面。通过过程考核和医师资格考试是参加结业考核的必备条件。《住院医师规范化培训内容与标准（试行）》中明确指出，住培的目标是为各级医疗机构培养具有良好的职业道德、扎实的医学理论知识和临床技能，能独立、规范地承担本专业常见多发疾病诊疗工作的临床医师。

根据国家考核实施办法规定和住培目标，在临床实践中不断完善，经过反复论证，确定了对住院医师的考核标准，即依据《住院医师规范化培训内容与标准（试行）》和宁大附院住培学员培养目标，按照岗位胜任能力所包含的内容进行考核，包括职业道德、专业知识、患者照护、人际沟通与团队合作、教学科研能力与学习能力。具体涉及的内容为医德医风、劳动纪律、职业素养、临床实践能力、培训指标完成情况、业务学习、科研英语水平、带教能力和人际沟通合作能力等。考核标准的建立和内容的确定有助于前面客观的评价住培学员的综合素质与临床能力。

### （三）完善考核内容和方式

1. *考核内容*　有的培训基地把考核重点放在最后的结业考核，而轻视了过程管理。因此，对于建立完整的考核体系，有必要强化过程的严格管理。执行严格、规范的过程考核有助于加强过程管理。合理的考核应该是定性评价、定量评价、主观评价和客观评价的综合设置。宁大附院在六大核心能力考核的基础上，增加了过程管理的一些内容，使考核更具有可操作性。具体如下。

（1）职业道德：医学教育，德育为先。要将医德和职业素质培养列为医学教育人才培养的重要内容。良好的职业道德也能规避不必要的医患纠纷。年轻医师应该具备良好的医德医风，树立良好的职业形象，恪守为人民健康服务的宗旨和救死扶伤的社会责任，为今后的职业生涯打下好的基础。

(2) 劳动纪律：学员培训期间应该遵守医院和科室的劳动纪律，不得迟到早退，不得旷工。应实行严格的考勤管理制度，出勤情况每月由轮转科室上报住培办，有事请假，期满销假，对于违反劳动纪律者，实行一定的惩罚措施。

(3) 培训内容完成情况：按照各专业培训内容细则要求，学员要及时在省住培信息管理系统内填写轮转信息，包括病例病种、技能手术完成情况，教学查房、小讲课和病例讨论等教学活动参加情况，病历书写完成情况及学术活动参加情况。

(4) 临床能力评价：重点考核内容。包括本专业和相关专业常见病、多发病的病因、发病机制、临床表现、诊断与鉴别诊断、处理方法和临床路径，危急重症的识别和紧急处理技能，基本药物和常用药物的合理使用。掌握临床通科常用基本知识与技能，如合理用血原则、抗生素使用、心肺复苏术、传染病防治知识和处理流程。能够熟练并规范书写病历。

(5) 科研英语水平：随着科学技术迅猛发展，我国医学模式、医疗保健服务方式发生了巨大变化。科研实践的价值在于培养一批既能掌握现有知识，又能探索新的医学领域、新的诊疗方法的新型医学人才。因此，在住培阶段进行适当的临床科研能力培养是有必要的。住培学员应该掌握循证医学的理论和方法，具备阅读和分析专业性期刊(包括外文期刊)的能力。

(6) 带教能力：教学能力作为住院医师应具备的核心能力之一，体现在临床工作中的各个方面，包括对实习生带教，高年资住院医对低年资住院医带教，对患者或群众进行健康宣教，住院医师科普知识宣传，以及对患者或同行予以专业指导，因此有必要培养学员的带教能力。

(7) 沟通合作能力：良好的沟通是构建和谐医患关系的前提，而不良沟通往往是造成医患纠纷的主要原因。因此，在年轻医师职业生涯起始阶段，培养医患沟通能力非常重要；住院医师在临床中，是以团队的形式进行工作的，包括上下级医师、带教老师和护士，团队合作能力对于临床工作开展与个人能力提升均非常重要。因此，沟通合作能力是考核的重要内容之一。

2. *考核方式*　考核方式包括行为考核和能力考核。传统的考核往往过分强调能力考核而忽略了行为考核。而宁大附院实行的住培考核体系，不光重视能力考核，更加关注对住培学员良好行为习惯的培养。

(1) 行为考核

1) 月度岗位考核：每月底由住院医师轮转所在科室对其进行月度岗位考核。由科主任、带教老师和护士长三方根据住院医师当月工作情况进行考评，考核内容包括劳动纪律、安全医疗、敬业精神、遵纪守法、服务态度、医德医风、临床思维能力、临床实践能力、工作量和学习态度 10 项内容。以百分制评分表形式进行打分。考核结果报住培办存档，并作为当月学员绩效奖金核算的重要依据。

2）各类出勤率：学员自入科之日起便纳入科室的考勤系统，由考勤员对学员出勤情况进行记录汇总。月考勤，按天计算，缺勤者按天计算扣罚一定比例奖金。各类教学活动、院级学术讲坛、科教部组织的学术活动要求100%出勤率，按次计算，缺席一次扣一定数额的奖金。

3）360度测评：由围绕学员的人员，包括护士长、带教老师、医学生、其他住培学员、患者、科主任、住培管理部门等对学员进行全方位的评价，评价内容包括职业精神、知识与技能、医患沟通、学习态度、医疗服务、团队精神与沟通能力等，设置一定分数，最后根据网络系统测算出得分。360度测评每月评估1次，在出科前必须完成当月评估。

4）综合素质：包括是否出现各种违反医院规章制度和住培规章制度的行为；是否按轮转计划进行轮转，各类考试中是否有弄虚作假、徇私舞弊情况，沟通与合作，医疗安全，是否按时在省住培系统中录入轮转信息，中期考核是否按期完成等，上述考核结果与月绩效奖金挂钩，一旦出现上述情况，影响绩效奖金发放。

（2）能力考核

1）出科考核：在科室考核小组的统一组织管理下，在学员出科前一周内实施。主要进行本专业理论知识、基本技能考核，采用笔试、机考、床边患者接诊、临床技能操作、病历书写评价、模拟病例考试等多种形式进行考核，同时对住培学员的科研能力、教学能力和学习能力进行评价，以百分制进行打分。考核结果记录在省住培信息管理系统中，同时记录到出科表中，上交至住培办汇总存档。出科考核不合格者给予一次补考机会，补考仍不及格者，重新轮转该科室。

2）中期考核：有住培办统一组织，每年7月实施。以撰写报告形式上交至科教部，内容包括专业读书笔记、临床个案分析、英文文献翻译和临床综述等。对不同年级的学员实施不同的报告书写内容。侧重考察学员的科研思维、文献检索和外语能力，以及分析总结能力。

3）年度考核：由市卫计委统一组织，制定年度考核方案，住培办负责落实，组织基地内考核专家制定临床能力考核内容。重点考核住院医师该年度的临床能力、职业道德和培训内容完成情况，考核结果分为合格和不合格，成绩记录在省住培信息管理系统中。考核结果由住培办整理存档。年度考核作为过程考核的重要内容，不合格者将影响结业考核报名。

4）岗位胜任力考核：由住培办组织，制定考核方案，由各个专业基地负责命题和实施，旨在考核培训满2年的住培学员的临床岗位胜任能力，考核内容包括理论知识、技能操作、医患沟通、医疗核心制度、急危重症处理与决策。考核结果与绩效奖金挂钩，通过考核者，进入高年资住院医师阶段，授予独立值夜班能力、医嘱权限、一线抗生素使用权和一类手术主刀权限等相应的医疗权限。

5）其他专项考试：住培学员应在第一年通过病历书写考试和体格检查专项考试，住培办组织实施，以百分制打分，不合格者视为当月岗位考核不合格及当年年度考核不合格。参加医院组织的"三基"考试，不合格者视为当月岗位考核不合格及当年年度考核不合格。培训第一年学员应该参加医师资格考试，不合格者视为当月岗位考核不合格，且绩效奖金系数不上调至培训第二年水平。单项技能考核，由临床技能中心负责组织实施，不合格者视为当月岗位考核不合格。

### （四）构建规范化过程考核体系

相比较结业考核，过程考核与住培学员学习过程紧密结合，对学员培训效果的反馈更为及时，通过过程考核，学员能从考核结果的反馈中，了解到自己对知识的掌握程度，及时改进学习方法，提高学习能力；带教老师可以从中了解培训效果，总结经验教训，及时调整培训计划，改进培训方法，掌握教学平衡；管理者可以从中了解专业基地和培训科室的教学情况，为指导培训提供重要依据（表5－1）。通过考核—反馈—反思—改进的流程，不断提升培训质量，增强培训效果。因此，过程考核的规范化，直接关系到住培质量的好坏，关系到培训基地的长远发展。

**表5－1　宁大附院住培考核体系**

| 考核方式 | 考核项目 | 考核内容 | 考核部门 | 结果应用 |
|---|---|---|---|---|
| 行为考核 | 月度岗位考核 | 劳动纪律、安全医疗、敬业精神、遵纪守法、服务态度、医德医风、临床思维能力、临床实践能力、工作量和学习态度 | 轮转科室 | 与月度绩效奖金挂钩 |
| | 出勤情况 | 通过考勤记录、签到打卡记录进行统计 | 轮转科室住院医师规范化培训办 | 与月度绩效奖金挂钩 |
| | 360度测评 | 网络测评系统测评 | 轮转科室 | 与月度绩效奖金挂钩，是否进入下一个轮转科室 |
| | 综合素质 | 科室评价 | 轮转科室 | 是否进入下一个轮转科室 |

续表

| 考核方式 | 考核项目 | 考核内容 | 考核部门 | 结果应用 |
|---|---|---|---|---|
| 能力考核 | 出科考核 | 包括综合素质与专业能力（理论知识、技能操作、病历书写和临床思维） | 轮转科室；住院医师规范化培训办 | 与月度绩效奖金挂钩，是否进入下一个轮转科室 |
| | 中期考核 | 读书笔记、临床个案分析、英文文献翻译和临床综述等 | 住院医师规范化培训办 | 与月度绩效奖金挂钩，决定是否能参加年度考核 |
| | 年度考核 | 理论知识，临床实践能力 | 市卫健委，住院医师规范化培训办 | 与月度绩效奖金挂钩，决定是否能参加结业考核 |
| | 岗位胜任力考核 | 理论知识、技能操作、医患沟通、医疗核心制度、专业急危重症处理与决策能力 | 专业基地，住院医师规范化培训办 | 与月度绩效奖金挂钩，与年度考核成绩相关，决定下一年度奖金基数 |
| | 专项考核 | 病历书写考试，单项技能操作，医师资格考试等 | 住院医师规范化培训办 | 与月度绩效奖金挂钩，是否能够参结业考核 |

1. *分层次安排考核内容*　除了不同专业的差异性以外，由于开始培训的年限和轮转计划安排的差异，医院内在住培第一年和第二年的培训过程可能完全不同，临床能力有高低，知识结构也有区别，故而安排不同年级和不同专业的学员参加同一考试不能完全反映出培训效果，缺乏科学性。因此，宁大附院对出科考核、中期考核和年度考核实行分层次考核。特别是出科考核，在同一科室轮转的不同专业、不同年级的学员采取不同的考试内容。分层次考核能够有效实现对培训效果的针对性评价。

2. *规范化命题*　命题是考核的中心环节，试题设置是否合理关系到考核的信度和效度，是考核是否科学规范的关键。命题包括理论考试命题和技能考试命题。

（1）理论考试命题：理论考试主要测评学员对知识的掌握程度，试题包括固定问答题型即客观题，如单项选择、多项选择、不定项选择、判断题；自由回答题型即主观题，如简答题和病例分析。首先，理论考试的命题应有针对性，以针对住培为主，而非用“三基三严”、“职称考试题”和医学生题目来代替；其次，命题应契合培训内容与要求，根据学员的培训年级和专业进行区分，而非所有学员一刀切。

目前理论考试的命题有人工命题和机器命题。人工命题由于需要印刷试卷、人工阅卷、成绩统计和分析、试卷装订与保存等步骤，整个考试周期长，临床教师需要付出更多的精力在考试上面，耗费大量的人力、物力和财力，效率低下，影响考试的实施。临床医生工作繁忙，工教矛盾非常突出，为了节约各种成本，节省临床教师的时间，题库系统的使用应运而生。一个合格的题库系统必须对住培考试是有针对性的，可以为试题设置提供良好的基础。然而，在实际操作过程中，应避免完全用机器设置试卷，在机器组卷之后，由教师对题目进行审核，避免出现不合适的题目和偏题怪题，影响考试科学性，使试卷更加贴合实际需求。宁大附院目前的做法是根据“机器组卷、教师审核”的原则，采用“医视界”开发的“医学电子书包”软件作为考试系统（图 5－1）代替了以往的纸质考试。该系统针对性强，题目更新快，学科设置符合住培各专业轮转科室要求，通过软件进行考试，操作方便，经 1 年多的应用，收到了良好的效果。

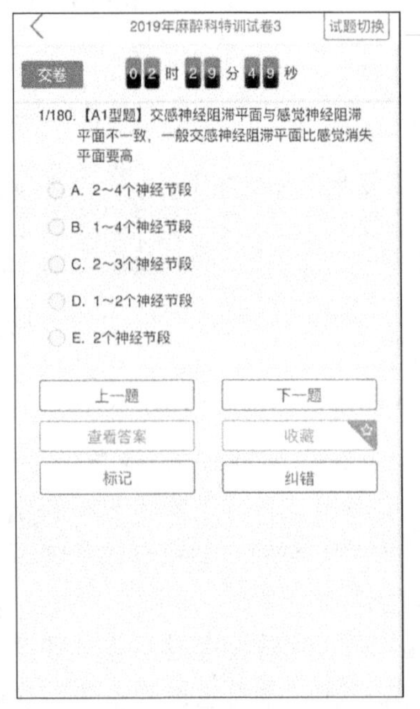


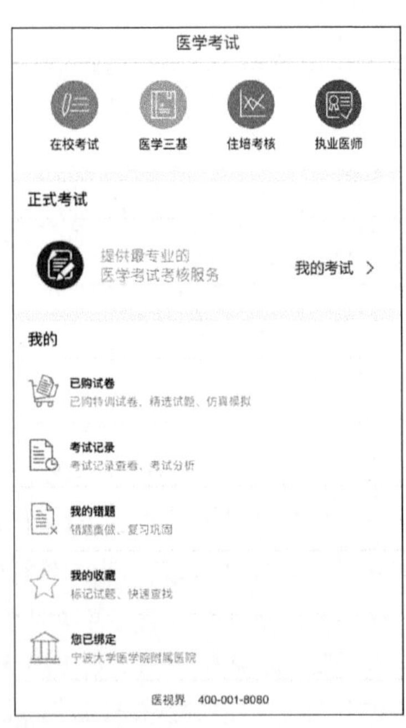


图 5－1 “医学电子书包”手机端 app 操作界面

（2）技能考试命题：技能考试主要在模拟或真实的医疗环境中测评学员的临床技能和临床思维能力，主要分为患者接诊、病历书写、技能操作、临床思辨和辅助检查结果判读。与理论考试相比，技能考试的形式和内容与临床的关系更加密切，因此，命题以临床常见病、多发病，临床常规操作为基本范围。同时，技能考试评分的主观因素更大，从而要求考核评分标准必须细化。患者接诊、技能操作与病历书写已形成成熟的评分标准,而临床思辨考核要求较高,需要规范化制定评判标准。临床思辨考核中住培学员除了要根据病历提供的信息作出诊断及鉴别诊断等临床分析外,还需要回答考官的提问,因此要求出题者提供标准答案和相应的得分点,还要规范考官的提问范围,尽量减少由于考官提问难易程度不同导致的评分差异。

命题应严格按流程进行,考核小组专家讨论组卷后,组长对题目进行审核,要杜绝将出题任务交给教学秘书一人负责,以免考试流于形式。

3. *考官培训*　与传统笔试相比,技能考核内容复杂,形式多样,评分的主观因素较大,因此,训练一批临床经验丰富、熟悉考试内容和规则的技能考官队伍具有重要意义。考官培训的内容主要包括:提高对考试重要性认识,公平公正执考重要意义的理解;熟悉考核方案;掌握考核内容与流程;考试评分表的解读等。通过考官培训,以实现住培学员临床实践能力考核同质化,保证考核公正、规范地实施。

### (五)考核结果应用

考核结果的计算方式分为百分制和非百分制。百分制的考核结果分为"优秀"(≥90分)、"良好"(<90,≥80分)、"中等"(<80,≥70分)、"及格"(<70,≥60分)、"不及格"(<60分)五种,非百分制的考核结果分为"合格"与"不合格"两种。宁大附院现行的住培考核体系不仅在考核内容、考核标准、考核组织管理等方面做了较大的调整与完善,更是将考核结果与住培学员的绩效奖金相挂钩,与培训延展过程相关联,还与带教老师的教学绩效关联。

1. *与学员的绩效奖金挂钩*　住培学员的奖金、补贴等待遇由住培办会同财务科、人事科统一管理、核算和发放。每项考核的结果都与学员的绩效奖金挂钩,旨在运用绩效这一杠杆有效提高住培学员的培训热情,以达到提高培训质量的效果。百分制计算的考核成绩与绩效关系为:优秀,100%奖金;良好,80%奖金;中等,70%奖金;及格,60%奖金;不及格,当月奖金扣发。非百分制的考核结果,不合格者当月奖金扣发。

医师资格考试未通过者,奖金基数停留在培训第一年水平;岗位胜任力考核未通过者,奖金基数停留在培训第二年水平。执业地点未注册在本院者,奖金系数为0.8;注册在本院者,奖金系数为1.0。年度考核不合格者,培训最后一年每月奖金扣500元。

2. *与教学绩效挂钩*　带教老师所带的学员有任何一项考核不合格者,当月带教津贴停发。结业考核或岗位胜任力考核有学员不通过者,扣发当月专业基地负责人、教学主任和教学秘书的津贴分别为800元、500元和300元。

3. 与培训延展过程相关联　出科考核和360度测评未通过者，将无法进入下一轮转科室进行轮转；中期考核未通过者，不能报名参加年度考核；培训期间医师资格考试和年度考核未通过者，不能报名参加结业考核；结业考核未通过的专硕生，当年无法取得学位证书；3年内结业考核未通过者，要重新进行住培。

住培的目的是培养高水平、高素质的临床医师。为实现这一目标，提高住培学员的学习积极性和主动性，即学习的内在促动因素是关键，将考核与绩效挂钩，能够极大地刺激学员培训的积极性和热情，也能最大限度的提升培训质量。宁大附院在实行考核与绩效奖金挂钩之后，结业考核通过率、医师资格考试通过率持续上升，收到较好的培训效果。

## 第二节　培训基地学员考核实施探索实例

### 一、新学员招录考试

每年7月份进行，主要考核临床知识和综合素养，通过笔试和面试的方式进行，由科教部、人事科和专业基地组织实施。详见本书第三章第二节。

### 二、新学员摸底考核实施

为了解新入基地学员的专业知识和技能的基础情况，以更好地因材施教和分层次教学，宁大附院对每年对新学员实施摸底考核，作为基线水平考核，了解学员临床能力的基础情况。

#### （一）摸底考核的内容

1. 理论考试　因来宁大附院的新学员学历以临床医学专业本科生为主，另有部分口腔、麻醉和影像专业的学员。主要根据学员本科毕业的专业，从题库中选取临床、口腔、麻醉和影像专业知识题目，以选择题为主，基础难度，以机考的方式，主要考核本科基本专业知识掌握情况。

2. 技能考试　主要考核基本技能掌握程度，包括两方面内容，一是基本急救技能考核，包括心肺复苏和电除颤。二是无菌操作技能，无菌观念及规范的无菌操作技能是临床医师的基础技能。这两项技能都是一个临床医师应该也必须掌握的技能，贯穿医师生涯，医院对此进行摸底，了解学员掌握的情况。同时，对于操作较差的学员进行现场纠正。

3. 考试安排　新学员一般在8月下旬完成报到和入院教育，摸底考试一般在入院教育之后进行，8月底至9月初左右。

### （二）摸底考核的实施意义

1. *对学员而言*　通过摸底考试，可以进一步了解专业知识与技能方面的不足，对培训的重要性有更进一步的了解，引起重视，并通过之后的培训补齐不足，建立更加扎实的专业知识体系，提高动手能力。也有一部分学员，通过摸底考试，建立了学习的信心、端正了学习的态度，在培训之初建立一个良好的开端。

2. *对专业基地而言*　通过摸底考试，对学员的基础水平进行评估，为进一步有针对性的培训指导提供依据。另外，通过摸底考试，对学员的程度有一个总体的了解，程度欠佳的学员情况，对今后的知识与能力上欠缺进行重点补齐，有助于培训同质化开展，也能实现规范化培训的意义。此外，对于部分有减免培训年限要求的学员，通过摸底考试了解学员的能力，有助于专业基地核定该学员的培养年限。

3. *对培训基地而言*　摸底考试的成绩用于指导学员导师的分配，基础弱的学员会安排带教经验相对丰富的指导老师，以帮助学员在培训期间更好地进步，最终形成同质化输出。此外，对部分有减免培训年限要求的学员，协同专业基地作为核定学员的培养年限的参考。

## 三、月度岗位考核实施

宁大附院住培月度岗位考核实施经历了两个阶段，传统纸质三方考核和通过手机端软件操作的360度评估。

### （一）三方考核

在实施之初，主要通过科主任、护士长和带教老师每月对学员进行涵盖职业道德、临床能力、劳动纪律等10个方面进行评价。每月底由科室主任、护士长和带教老师对学员的10个方面（表5-2～表5-4）进行打分，满分100分，次月5日之前由科室教学秘书将分数汇总后发给住培办，没有护士的科室则由教学秘书完成考核。由住培办根据学员的考核分数核算学员的绩效奖金。

### （二）360度评估

随着住培工作不断深入和细化，我们逐渐发现原有的三方考核中考核内容并不完善，月度岗位考核侧重于考核学员日常工作表现，而住院医师作为被评价对象，科主任在日常工作中与学员接触并不多，以科主任作为评价者不够合理，而学员本身在工作中不仅仅与带教老师、护士长和科主任有联系，与患者、同级住院医师、责任护士和上下级医师同样存在交流与联系。因此,原有的考核方法和内容具有一定的片面性。随着360度评估系统引入国内并逐渐在一些示范基地开展,以及医院住培管理信息化建设的推进,宁大附院于2018年开始对学员进行360度评估,并以此代替之前的三方考核。

**表5-2　宁大附院月度岗位考核带教老师考核表**

| 宁波大学医学院附属医院二〇　　年　月住院<br>医师规范化培训学员岗位考核表(带教老师) | | | | | | | | |
|---|---|---|---|---|---|---|---|---|
| 科室: | | | | | 填写日期:20　年　月　日 | | | |
| 姓名 | 所在科室 | 学员年级 | 专业 | 考核内容(每项10分,共计40分) | | | | 合计分 |
| | | | | 临床思维能力 | 临床实践能力 | 工作量 | 学习态度 | |
| | | | | | | | | |
| | | | | | | | | |
| 备注:<br>1. 此表必须认真填报。<br>2. 临床思维能力:专业理论知识的掌握、分析和结合能力。病例分析中思维方法的正确性和逻辑性。临床观察中的判断力以及清晰的诊断思路。<br>3. 临床实践能力:客观详细采集病史,正确规范的体格检查,病历和医嘱的规范书写。对常见病诊断、治疗水平及医嘱处理的正确性。对危重患者抢救能力和诊疗技术掌握能力。<br>科教部2015年8月制 | | | | | | | | |

**表5-3　宁大附院月度岗位考核护士长考核表**

| 宁波大学医学院附属医院二〇　　年　月住院<br>医师规范化培训学员岗位考核表(护士长) | | | | | | | |
|---|---|---|---|---|---|---|---|
| 科室: | | | | | 填写日期:20　年　月　日 | | |
| 姓名 | 所在科室 | 学员年级 | 专业 | 考核内容<br>(每项10分,共计30分) | | | 合计分 |
| | | | | 遵纪守法 | 服务态度 | 医德医风 | |
| | | | | | | | |
| | | | | | | | |
| 备注:<br>此表必须认真填报。<br>科教部2015年8月制 | | | | | | | |

**表 5-4　宁大附院月度岗位考核科主任考核表**

<table>
<tr><td colspan="8">宁波大学医学院附属医院二〇　　年　月住院<br>医师规范化培训学员岗位考核表(科主任)</td></tr>
<tr><td colspan="2">科室:</td><td></td><td></td><td colspan="4">填写日期:20　年　月　日</td></tr>
<tr><td rowspan="2">姓名</td><td rowspan="2">所在科室</td><td rowspan="2">学员年级</td><td rowspan="2">专业</td><td colspan="3">考核内容<br>(每项 10 分,共计 30 分)</td><td rowspan="2">合计分</td></tr>
<tr><td>遵纪守法</td><td>服务态度</td><td>医德医风</td></tr>
<tr><td></td><td></td><td></td><td></td><td></td><td></td><td></td><td></td></tr>
<tr><td></td><td></td><td></td><td></td><td></td><td></td><td></td><td></td></tr>
<tr><td colspan="8">备注:<br>此表必须认真填报。<br>科教部 2015 年 8 月制</td></tr>
</table>

1. 360 度评估起源　360 度评估起源于英特公司,通过从所有角度如主管、同事、下属、客户等得到信息,尽可能判定一个员工的能力或工作绩效,并逐渐应用于其他企业员工评估。20 世纪 70 年代,360 度评估开始用于住院医师考核,且评价价值逐渐被证实。2002~2006 年,ACGME 将 360 度评估应用于评估住院医师的六大核心能力。2007 年,ACGME 将网络化的 360 度评估系统上线,360 度评估正式成为住院医师岗位胜任能力评估的重要手段并广泛地应用于各个住院医师项目评估。

2. 360 度评估内容(表 5-5~表 5-10)　宁大附院采用的 360 度评估主要从带教老师(上级医师)对学员的评价、其他住院医师(同级医师)对学员的评价、实习生(下级医师)对学员评价、护理部对学员评价、患者对学员评价及学员对带教老师的评价 6 个维度进行。带教老师对学员的评价包括问诊、查体、诊治、服务意识、专业知识、学习能力、教学能力等方面。同级医师对学员的评价包括专业精神、尊重、沟通、合作、医学知识等方面。下级医师对学员的评价包括专业精神、沟通能力、医学知识等方面。护理部对学员的评价包括了尊重、沟通、合作、专业能力、职业道德等方面。患者对学员的评价包括专业精神、患者照护、医学知识等方面。学员对带教老师的评价包括医疗服务、医学知识、临床技能、带教能力、医患关系、专业性和同情心等方面。每个维度采用 5 级量表形式,从“1”到“5”分别代表“不合格”“需改进”“合格”“良好”和“优秀”。

3. 评估实施　评估操作通过手机端小程序进行,现场评估,于每月 25 日开放评估系统,各个科室在月底之前完成测评,逾期未评者当月测评成绩缺失。住培办从管理端提取测评数据,并进行信息化统计分析。

### （三）结果应用

月度岗位考核每月考核一次，通过360度测评进行考核，对于学员的评价成绩折算成百分制，用于学员绩效奖金的核算，详见本书第三章第三节“待遇保障”。360度测评中学员对带教老师的评价成绩经住培办统计分析后，用于核算带教老师的带教费、教学绩效发放，并作为年度师资评价和评优评先的依据。

360度测评表包含6张子表，分别包括《患者对住院医生满意度调查表》（表5－5）、《护理部对住院医生满意度调查表》（表5－6）、《医学生对住院医生满意度调查表》（表5－7）、《住院医生相互满意度调查表》（表5－8）、《住院医生对主诊医生（带教）评价表》（表5－9）、《主诊医生对住院医生评价表》（表5－10）。

**表5－5 Patient Satisfaction to Residents Questionnaire**
**患者对住院医生满意度调查表**

Dear patients and family members,

We would be grateful if you could spare a few minutes to complete this questionnaire, in order to improve quality of Residents medical service and create better medical service environment. Thank you for your support! May you recover soon!

Please tick the appropriate box to indicate your degree of satisfaction. 1 = unsatisfactory, 2=needs improvement, 3 = satisfactory, 4= good, 5 = excellent

尊敬的患者及家属：

为了提高住院医生医疗服务品质，营造更好的医疗环境，非常感谢您能抽出宝贵的时间填写这份问卷。感谢您的支持！祝您早日康复！

请在下表的合适栏中打上记号。1=不满意，2=有待改善，3=基本满意，4=良好，5=优秀

**Name of Resident（住院医生姓名）** ____________________

| | Items | 1 | 2 | 3 | 4 | 5 |
|---|---|---|---|---|---|---|
| **1** | The resident treated me with courtesy and respect.<br>住院医生对您礼貌而尊敬（专业精神）。 | | | | | |
| **2** | The resident showed me kindness and compassion.<br>住院医生对您表示善意与同情（专业精神）。 | | | | | |
| **3** | The resident listened to what I had to say.<br>住院医生倾听您的诉说（患者照护）。 | | | | | |
| **4** | The resident answered your questions in words that I could understand.<br>住院医生用您能理解的词句回答您的问题（患者照护）。 | | | | | |
| **5** | The resident appeared knowledgeable.<br>住院医生知识丰富（医学知识）。 | | | | | |

| | Items | 1 | 2 | 3 | 4 | 5 |
|---|---|---|---|---|---|---|
| **6** | The resident respected my body privacy when performing a physical examination or procedure.<br>住院医生在进行体格检查和其他操作时尊重您的身体隐私(专业精神)。 | | | | | |
| **7** | How satisfied are you with this resident's overall care?<br>您对该住院医师医疗服务的总体满意度。 | | | | | |
| **Comments(评语):** | | | | | | |
| A. | Your Name(您的姓名,也可匿名): ______________<br>Floor(楼层): ______________ | | | | | |
| B. | Date Completed(日期): ______________ | | | | | |

**表 5-6 Nursing Satisfaction to Residents Questionnaire**
**护理部对住院医生满意度调查表**

| | | | | | | |
|---|---|---|---|---|---|---|
| Dear nursing staff,<br>We would be grateful if you could spare a few minutes to complete this questionnaire, in order to improve quality of Residents medical service and create better medical service environment. This questionnaire would help us evaluate practice of our residents. Thank you for your support!<br>Please tick the appropriate box to indicate your degree of satisfaction. 1 = unsatisfactory, 2 = needs improvement, 3 = satisfactory, 4 = good, 5 = excellent<br>尊敬的护理部同事:<br>为了提高住院医生医疗服务品质,营造更好的医疗服务环境,请您填写这份调查表,以有助于我们对住院医师的临床工作进行调查评估,感谢您的合作与支持。请在下表的合适栏中打上记号。1=不满意,2=有待改善,3=基本满意,4=良好,5=优秀 | | | | | | |
| Name of Resident(住院医生姓名) ______________ | | | | | | |
| | Items | 1 | 2 | 3 | 4 | 5 |
| 1 | Residents treated patients and their families with respect and kindness.<br>住院医生尊重和善待患者和家属。 | | | | | |
| 2 | Residents communicated well with patients and their families.<br>住院医生与患者和家属沟通良好。 | | | | | |
| 3 | Residents were knowledgeable and exercised good judgment.<br>住院医生具备丰富的知识和训练良好的判断力。 | | | | | |

| | Items | 1 | 2 | 3 | 4 | 5 |
|---|---|---|---|---|---|---|
| 4 | Residents communicated well with the nursing staff.<br>住院医生与护理部沟通良好。 | | | | | |
| 5 | Residents were readily available and easily approachable to the nursing staff.<br>住院医生与护理部相处融洽。 | | | | | |
| 6 | Residents demonstrated ethical and professional behavior throughout their time on this rotation.<br>住院医生在轮转期间表现出良好的品德和职业化的举止。 | | | | | |
| 7 | If this resident were your physician, how would you rate his/her overall performance?<br>如果他/她是医生,您的总体评分是。 | | | | | |
| Comments(评语): | | | | | | |
| A. | Your Name(您的姓名,也可匿名): ________________<br>Floor(楼层): ________________ | | | | | |
| B. | Date Completed(日期): ________________ | | | | | |

**表 5-7 Student Satisfaction to Residents Questionnaire**
**医学生对住院医生满意度调查表**

| | | | | | | |
|---|---|---|---|---|---|---|
| Dear medical student,<br>We would be grateful if you could spare a few minutes to complete this questionnaire, in order to improve quality of Residents medical service and create better medical service environment. This questionnaire would help us evaluate practice of our residents. Thank you for your support!<br>Please tick the appropriate box to indicate your degree of satisfaction. 1 = unsatisfactory, 2 = needs improvement, 3 = satisfactory, 4 = good, 5 = excellent<br>尊敬的医学生:<br>为了提高住院医生医疗服务品质,营造更好的医疗服务环境,请您填写这份调查表,以有助于我们对住院医师的临床工作进行调查评估,感谢您的合作与支持。请在下表的合适栏中打上记号。1=不满意,2=有待改善,3=基本满意,4=良好,5=优秀 | | | | | | |
| Name of Resident(住院医生姓名) ________________ | | | | | | |
| | Items | 1 | 2 | 3 | 4 | 5 |
| 1 | The resident treated me with respect and kindness.<br>住院医生对您友善而尊敬(专业精神)。 | | | | | |
| 2 | The resident treated patients with respect and kindness.<br>住院医生对患者友善而尊敬(专业精神)。 | | | | | |

| | Items | 1 | 2 | 3 | 4 | 5 |
|---|---|---|---|---|---|---|
| 3 | The resident took time to teach me and answer my questions.<br>住院医生抽出时间对您进行教学并回答您的疑问(沟通能力)。 | | | | | |
| 4 | The resident stimulated me to learn.<br>住院医生激发您的学习兴趣(沟通能力)。 | | | | | |
| 5 | The resident appeared knowledgeable.<br>住院医生学识丰富(医学知识)。 | | | | | |
| 6 | The resident gave me feedback about my performance and how to improve.<br>住院医生对您的表现有反馈意见和改善建议(沟通能力)。 | | | | | |
| 7 | The resident behaved in a professional and ethical manner throughout the rotation with me.<br>住院医生对待您的方式专业而有礼(专业精神)。 | | | | | |
| 8 | How would you feel if this resident were your Physician?<br>如果该住院医生是您的医生,您作何评价? | | | | | |
| 9 | Overall satisfaction with this resident as a teacher & role model?<br>您对该住院医生作为老师和榜样的总体满意度。 | | | | | |
| Comments(评语): | | | | | | |
| A. | Your Name(您的姓名): ______________ Floor(楼层): ______________ | | | | | |
| B. | Date Completed(日期): ______________ | | | | | |

**表 5-8 Residents Peer Satisfaction Questionnaire**
**住院医生相互满意度调查表**

| Dear resident,<br>We would be grateful if you could spare a few minutes to complete this questionnaire, in order to improve quality of Residents medical service and create better medical service environment. This questionnaire would help us evaluate practice of our residents. Thank you for your support!<br>Please tick the appropriate box to indicate your degree of satisfaction. 1 = unsatisfactory, 2 = needs improvement, 3 = satisfactory, 4 = good, 5 = excellent<br>尊敬的住院医生:<br>为了提高住院医生医疗服务品质,营造更好的医疗服务环境,请您填写这份调查表,以有助于对住院医师的临床工作进行调查评估,感谢您的合作与支持。请在下表的合适栏中打上记号。1=不满意,2=有待改善,3=基本满意,4=良好,5=优秀 |
|---|
| Name of Fellow Resident(所评价住院医生姓名) ______________________ |

续表

| | Items | 1 | 2 | 3 | 4 | 5 |
|---|---|---|---|---|---|---|
| 1 | The resident treated patients with respect and courtesy.<br>该住院医生对待患者尊重而礼貌。 | | | | | |
| 2 | The resident treated fellow residents with respect and courtesy.<br>该住院医生对待其他住院医生尊重而礼貌。 | | | | | |
| 3 | The resident treated the nursing and hospital staff with respect and courtesy.<br>该住院医生对护理人员和医院其他员工尊重而礼貌。 | | | | | |
| 4 | The resident communicated well with his fellow residents.<br>该住院医生与其他住院医生沟通良好。 | | | | | |
| 5 | The resident was dependable, on time and reliable.<br>该住院医生可靠而守时。 | | | | | |
| 6 | The resident appeared knowledgeable with good clinical judgment.<br>该住院医生学识丰富,临床判断准确。 | | | | | |
| 7 | The resident behaves in a professional and ethical manner.<br>该住院医生的表现专业而得体。 | | | | | |
| 8 | How would you feel if this resident were your physician?<br>如果该住院医生是您的医生,您作何评价? | | | | | |
| Other Comments(其他评语): | | | | | | |
| A. | Your Name(您的姓名,也可匿名): ______________<br>Resident Year(第几年住院医): ______ | | | | | |
| B. | Date Completed(日期): ________________ | | | | | |

**表 5-9 Resident Evaluation of Attending Physician**

**住院医生对主诊医生(带教)评价表**

| Please complete this sheet to evaluate the work of your attending and fellow during rotation. This sheet will be kept in secret in Research & Education department.<br>Please use the following scale to rate your attending on each of the following items:<br>1=did not accomplish, 2= needs improvement, 3=satisfactory, 4=good, 5=excellent<br>请填写下表以评价你的上级医生工作情况,此表将绝对保密,保存在科教部。<br>请在下表的合适栏中打上记号。1=不满意,2=有待改善,3=基本满意,4=良好,5=优秀 |
|---|
| Attending name(所评价主诊医生姓名) ____________________________ |

续表

| Items | | 1 | 2 | 3 | 4 | 5 |
|---|---|---|---|---|---|---|
| 1 | Medical Care 医疗服务 | | | | | |
| a | Attending demonstrated bedside medical interviewing and physical exam.<br>主诊医生展示了床边问诊、查体技能。 | | | | | |
| b | Attending Physician explained clinical problem solving, rationale for judgment decisions and management plans.<br>主诊医生合理地解释了临床判断、问题的解决方案和临床决策。 | | | | | |
| 2 | Medical Knowledge 医学知识 | | | | | |
| a | Attending Physician demonstrated an extensive breadth and depth of knowledge in their designated specialty.<br>主诊医生展示了在其专业领域知识的广度和深度。 | | | | | |
| b | Attending Physician willingness to acknowledge his/her own limitations and when they did not know and demonstrated how to find answers.<br>主诊医师在有所不知的情况下，愿意承认自己知识的局限性并积极寻求答案。 | | | | | |
| 3 | Interpersonal and Communication Skills 沟通技巧 | | | | | |
| | Attending Physician demonstrated effective communication and professional relationships with patients and families.<br>主诊医生展示了与患者及家属有效的沟通和专业的医患关系。 | | | | | |
| 4 | Professionalism 专业性 | | | | | |
| | Attending Physician demonstrated integrity, honesty, compassion, empathy, commitment and responsiveness to the needs of patients.<br>主诊医生正直、诚实、热情、同情、守信且重视患者的需求。 | | | | | |
| 5 | Teacher & Role Model 教师与榜样 | | | | | |
| a | Attending Physician demonstrated effective communication and professional relationships with residents. Attending physician was a committed and effective teacher for learners.<br>主诊医生展示了与住院医生有效的沟通和专业关系，是良师益友。 | | | | | |
| b | Attending physician gave constructive feedback to help improve your performance.<br>主诊医生对您的表现给出了建设性的反馈意见。 | | | | | |

续表

| | Items | 1 | 2 | 3 | 4 | 5 |
|---|---|---|---|---|---|---|
| 6 | Did the Attending Physician provide an orientation and expectations of learners at the start of the rotation?<br>主诊医生在轮转开始时提供了基本的培训,提出了具体的学习要求。 | | | | | |
| 7 | Overall evaluation of attending physician:<br>对该主诊医生的总体评价。 | | | | | |
| What did the attending do to most help your learning?(主诊医生对您学习最大的帮助是): | | | | | | |
| What else could the attending do or change to improve their teaching of future residents?(主诊医生在住院医生教学方面需要改进的是): | | | | | | |
| Other comments(其他评语) | | | | | | |
| A. | Resident Name(住院医生姓名,也可匿名): ____________<br>Resident Year(第几年住院医): ______ | | | | | |
| B. | Dates of Rotation(轮转日期): ____________ | | | | | |

**表 5-10 Attending (adviser) Evaluation of Resident**
**主诊医生(带教老师)对住院医生评价表**

| | Items | 1 | 2 | 3 | 4 | 5 |
|---|---|---|---|---|---|---|
| Please complete this sheet to evaluate the work of your resident during rotation. This sheet will be kept in Research & Education department.<br>Please use the following scale to rate your resident on each of the following items:<br>1=did not accomplish, 2= needs improvement, 3=satisfactory, 4=good, 5=excellent<br>请填写下表以评价你的住院医生工作情况,此表将保存在科教部。<br>请在下表的合适栏中打上记号。1=不满意,2=有待改善,3=基本满意,4=良好,5=优秀 | | | | | | |
| Resident name(所评价住院医生姓名): ________________ | | | | | | |
| 1 | Medical Care 医疗服务 | | | | | |
| a | Resident Physician demonstrated bedside medical interviewing and physical exam.<br>住院医生展示了床边问诊、查体技能。 | | | | | |
| b | Resident Physician explained clinical problem solving, rationale for judgment decisions and management plans.<br>住院医生合理地解释了临床判断、问题的解决方案和临床决策。 | | | | | |
| 2 | Medical Knowledge 医学知识 | | | | | |

续表

| | Items | 1 | 2 | 3 | 4 | 5 |
|---|---|---|---|---|---|---|
| a | Resident Physician demonstrated an extensive breadth and depth of knowledge in their designated specialty.<br>住院医生展示了在其专业领域知识的广度和深度。 | | | | | |
| b | Resident Physician willingness to acknowledge his/her own limitations and when they did not know and demonstrated how to find answers.<br>住院医生在有所不知的情况下,愿意承认自己知识的局限性并积极寻求答案。 | | | | | |
| 3 | Interpersonal and Communication Skills 沟通技巧 | | | | | |
| | Resident Physician demonstrated skills for communication and professional relationships with patients, families, and other hospital personnel.<br>住院医生展示了与患者、家属及医院同事有效的沟通和专业的医患关系。 | | | | | |
| 4 | Professionalism 专业性 | | | | | |
| a | Resident Physician demonstrated integrity, honesty, compassion, empathy, commitment and responsiveness to the needs of patients.<br>住院医生正直、诚实、热情、同情、守信且重视患者的需求。 | | | | | |
| b | Resident Physician's dress and appearance were appropriate at all times.<br>住院医师总是穿着得体,仪表整洁。 | | | | | |
| c | Resident Physician responded appropriately and timely to constructive feedback.<br>住院医师及时合适地响应上级医师给予的建设性意见。 | | | | | |
| 5 | Teacher & Role Model 教师与榜样 | | | | | |
| | Resident Physician served as a role model and teacher for medical students and other residents.<br>住院医生向医学生和其他同事展示了教师的榜样形象。 | | | | | |
| 6 | Overall evaluation of resident:<br>对该住院医生的总体评价 | | | | | |
| Areas of strength (优点): | | | | | | |
| Areas to strengthen or improve (不足之处): | | | | | | |
| Other comments(其他评语) | | | | | | |
| A. | Attending Name(住院医生姓名): ______________<br>Resident Year(第几年住院医): ______ | | | | | |
| B. | Dates of Rotation(轮转日期): ________________ | | | | | |

## 四、出科考核实施

出科考核是住培学员按照培养方案和轮转计划，在既定科室内完成培训内容后，由培训科室按照相应学科的培训内容与标准组织的考核。出科考核作为住院医师培训质量控制的中间环节，对整个培训过程起到重要的反馈评估与监督控制作用。它是检验轮转科室的教学效果和培训质量，检验住培学员的学习情况、培训内容完成情况、职业道德、医学人文、临床能力等各项职业素养的重要手段之一。

### （一）出科考核内容与安排

宁大附院住培出科考核一般安排在出科前1周内进行，由科内考核小组组织实施，内容包括综合素质考核、专业能力考核。

1. 综合素质考核　此部分占出科考核总分的30%，考核指标包括培训大纲完成情况；专业基地教学活动参加情况；科研外语及教学能力；劳动纪律与出勤情况；医患沟通与合作能力和医疗质量安全与服务（表5－11）。考核由住培学员的带教老师完成打分，侧重职业道德考核评价、教学能力评价、科研和外语学习能力评价。职业道德评价包括对住培学员在该科室培训期间的医德医风和医学人文精神进行考核评估，是否发生违反职业道德、医疗差错或违规等不良事件等。教学能力评价包括对科室内见习/实习医师和低年资住院医师的带教指导情况。科研和外语能力评价，要求学员在出科前1周完成查阅本科室专业领域的英文原文文献1篇，并进行摘要的翻译，原文和译文上交给科室教学秘书。

**表5－11　宁大附院住院医师规范化培训出科考核——综合素质考核**

| 姓名： | 考核科室： | 考核日期：　　年　月　日 | | |
|---|---|---|---|---|
| 培训专业： | 轮转时间：　　年　月　日　至　　年　月　日 | | | |
| 考核内容 | 考　核　要　求 | 分值 | 得分 | 扣分原因 |
| 培训大纲完成情况 | 临床实践时间、疾病种类、数量、操作或手术数量>大纲要求85% | 5 | | |
| | 省住院医师规范化培训信息系统录入完整情况 | 3 | | |
| 教学活动参与情况 | 科室各种形式学习　　次；<br>专业基地教学活动参加率应该80%以上 | 5 | | |
| 劳动纪律 | 是否全勤，是否有迟到早退现象 | 4 | | |

续表

| 考核内容 | 考　核　要　求 | 分值 | 得分 | 扣分原因 |
|---|---|---|---|---|
| 科研教学与外语能力 | 参与科研活动情况 | 2 | | |
| | 文献检索能力及专业文献阅读翻译能力 | 1 | | |
| | 对实习生及低年资住院医师带教情况 | 2 | | |
| 医疗质量安全与服务 | 医德医风，职业素养，是否有医疗差错事故 | 4 | | |
| 沟通与合作 | 沟通表达能力，包括医患沟通是否顺畅 | 2 | | |
| | 团队合作能力，领导力 | 2 | | |
| 总分 | | | | |
| 综合评价 | | | | |
| 考官签字 | | | | |

注：综合评价是对上述内容的概括和分项内容未涉及内容的补充。

2. 专业能力考核　包括专业理论考试、技能操作考核、病历书写质量和临床诊治能力考核。

（1）理论考核：通过闭卷笔试的方式评价学员对本科室专业的基本理论和基本诊疗知识的掌握情况，重点考察临床常见病、多发病及危急重症的掌握程度。理论考核成绩占出科考核总分的40%。由住培办统一组织考试。培训科室考核小组依托考试软件，根据出科学员的年级、培训专业和轮转科室培训的大纲从各科题库中选题，分层次确定出科考核试卷，试题经考核小组审核后，由住培办统一设置考务，统一时间和统一地点进行考试。专业理论考试一般安排在每月25号左右，具体时间提前通知。专业理论考试不合格，需要进行补考。

（2）临床操作考核：占出科考核总分的10%。临床操作考核包括技能操作考核（表5－12）和手术操作考核（表5－13）。手术相关专业学员在2~3年级时安排手术操作考核，其他则由科室安排技能操作考核。通过抽考一项本科室常规操作或手术进行评价。考核安排在真实患者或者模拟人身上进行，旨在考核学员的技能操作的动手能力。

（3）病历书写考核：占出科考核总分的10%。病历书写能力是临床医师的基本功，一份好的病历往往能体现住院医师的临床思维能力与医患沟通情况。为此，对于住培学员进行病历书写考核是有必要的，通过随机抽取学员在本科室培训期间所写的电子病历1份，根据病历书写评分表进行打分评价（表5－14）。

**表 5-12　宁大附院住培出科考核——技能操作考核**

<table>
<tr><td colspan="4">姓名：　　　考核科室：　　　考核日期：　　　年　月　日</td></tr>
<tr><td colspan="4">培训专业：　　轮转时间：　　年　月　日　至　　年　月　日</td></tr>
<tr><td colspan="4">诊断：　　　操作名称：　　　住院号：</td></tr>
<tr><td>考　核　指　标</td><td>分值</td><td>得分</td><td>扣分原因</td></tr>
<tr><td>操作目的和适应证的掌握</td><td>5</td><td></td><td></td></tr>
<tr><td>禁忌证的掌握</td><td>5</td><td></td><td></td></tr>
<tr><td>操作前准备(包括掌握病情、与患者交流、体位、检查项目的选择和相应准备)</td><td>10</td><td></td><td></td></tr>
<tr><td>知情同意</td><td>10</td><td></td><td></td></tr>
<tr><td>操作步骤和手法正确规范</td><td>30</td><td></td><td></td></tr>
<tr><td>熟练程度</td><td>5</td><td></td><td></td></tr>
<tr><td>掌握可能出现的并发症及相应处理措施</td><td>10</td><td></td><td></td></tr>
<tr><td>掌握操作后注意内容和处理方法</td><td>10</td><td></td><td></td></tr>
<tr><td>无菌观念与爱伤意识</td><td>10</td><td></td><td></td></tr>
<tr><td>操作记录书写规范</td><td>5</td><td></td><td></td></tr>
<tr><td>总分</td><td colspan="2">折算后得分</td><td></td></tr>
<tr><td>考官签字</td><td colspan="3"></td></tr>
</table>

注：技能操作考核成绩按照10%计入出科考核总分。

**表 5-13　宁大附院住培出科考核——手术操作考核**

<table>
<tr><td colspan="4">姓名：　　　考核科室：　　　考核日期：　　　年　月　日</td></tr>
<tr><td colspan="4">培训专业：　　轮转时间：　　年　月　日　至　　年　月　日</td></tr>
<tr><td colspan="4">诊断：　　　手术名称：　　　住院号：</td></tr>
<tr><td>考　核　指　标</td><td>分值</td><td>得分</td><td>扣分原因</td></tr>
<tr><td>手术适应证的掌握</td><td>5</td><td></td><td></td></tr>
<tr><td>术前处理原则、知情同意书与告知</td><td>10</td><td></td><td></td></tr>
<tr><td>消毒、铺巾等无菌观念，操作原则</td><td>10</td><td></td><td></td></tr>
<tr><td>术中轻柔操作</td><td>10</td><td></td><td></td></tr>
<tr><td>手术的基本要素掌握(分离、止血、缝合、打结)</td><td>10</td><td></td><td></td></tr>
</table>

续表

| 考　核　指　标 | | 分值 | 得分 | 扣分原因 |
| --- | --- | --- | --- | --- |
| 解剖层次清晰,手术野显露清楚 | | 10 | | |
| 探察脏器有序 | | 10 | | |
| 手术熟练程度,器械熟练程度 | | 10 | | |
| 应变能力敏捷,突发情况的处理 | | 10 | | |
| 术后处理原则 | | 10 | | |
| 手术记录规范 | | 5 | | |
| 总分 | | 折算后得分 | | |
| 考官签字 | | | | |

注:手术操作考核成绩按照10%计入出科考核总分。

**表5－14　宁大附院住培出科考核——病历书写考核**

| 考核内容 | 考核内容及评分标准 | | 扣分 | 满分 | 得分 |
| --- | --- | --- | --- | --- | --- |
| 一、主诉(5分) | 1. 主要症状及或患病时间有错误 | 扣2分 | | 5 | |
| | 2. 主要症状及或患病时间有遗漏 | 扣1分 | | | |
| | 3. 主诉叙述不符合要求(如主诉用诊断用语,主诉过于烦琐) | 扣2分 | | | |
| 二、现病史(20分) | 1. 起病情况及患病时间叙述不清,未说明有无诱因与可能的病因 | 扣1~2分 | | 20 | |
| | 2. 发病经过顺序不清,条理性差或有遗漏 | 扣1~2分 | | | |
| | 3. 主要症状特点未加描述或描述不清 | 扣3~5分 | | | |
| | 4. 伴随症状不清 | 扣1~2分 | | | |
| | 5. 有关鉴别的症状或重要的阴性症状不清 | 扣1~3分 | | | |
| | 6. 诊疗经过叙述不全面 | 扣1~3分 | | | |
| | 7. 一般状况未叙述 | 扣1~2分 | | | |
| | 8. 现病史与主诉内容不一致 | 扣2~5分 | | | |
| 三、其他病史(5分) | 1. 项目有遗漏者 | 扣1~3分 | | 5 | |
| | 2. 有关阴性病史未提及 | 扣1分 | | | |
| | 3. 顺序错误 | 扣1分 | | | |

续表

| 考核内容 | 考核内容及评分标准 | | 扣分 | 满分 | 得分 |
|---|---|---|---|---|---|
| 四、体格检查（15分） | 1. 项目有遗漏者 | 扣1~2分 | | 15 | |
| | 2. 重要阳性、阴性体征遗漏 | 扣2~5分 | | | |
| | 3. 顺序错误 | 扣1分 | | | |
| | 4. 结果错误 | 扣2~5分 | | | |
| | 5. 重要体征特点描述不全或不确切 | 扣2~5分 | | | |
| | 6. 专科情况描述不全或不确切 | 扣2~5分 | | | |
| 五、辅助检查（5分） | 血尿便常规、重要化验、X线、心电图、B超等相关检查遗漏或表达不正确 | 每项扣1~2分 | | 5 | |
| 六、病历摘要（5分） | 1. 入院主要症状（原因）与时间/一般情况/重要的既往史/阳性体征及主要辅助检查 | 遗漏1项扣1分 | | 5 | |
| | 2. 叙述过繁、过简、语句不通顺 | 扣1~2分 | | | |
| 七、诊断（10分） | 1. 主要诊断及主要并发症有错误或有遗漏、不规范（如甲亢、风心病等） | 扣2~5分 | | 10 | |
| | 2. 次要诊断遗漏或有错误，不规范 | 扣1~3分 | | | |
| | 3. 诊断主次顺序错误 | 扣1~2分 | | | |
| 八、诊断分析（13分） | 1. 诊断依据不足 | 扣2~5分 | | 13 | |
| | 2. 未做必要的鉴别诊断及或缺少鉴别的依据或方法 | 扣2~5分 | | | |
| | 3. 仅罗列书本内容缺少对本病倒实际情况的具体分析与联系 | 扣2~5分 | | | |
| 九、诊疗计划（7分） | 1. 有错误、有遗漏分别 | 扣2~5分 | | 7 | |
| | 2. 有无实际内容空间笼统的描述 | 扣1分 | | | |
| | 3. 针对性差 | 扣1~2分 | | | |
| 十、病程记录（10分） | 1. 病程记录不及时，入院后3天无病程记录，长期住院患者超过一周无病程记录 | 扣2~5分 | | 10 | |
| | 2. 病程记录不能反映上级医师查房的意见（三级查房） | 扣2~5分 | | | |
| | 3. 病程不能反映病情变化，无病情分析、对重要化验及其他辅助检查结果无分析评价、未记录病情变化后治疗措施变更的理由 | 扣1~3分 | | | |
| | 4. 危重症病例无抢救记录或记录不及时、不准确 | 扣2~5分 | | | |
| | 5. 长期住院患者无阶段小结 | 扣2分 | | | |

续表

| 考核内容 | 考核内容及评分标准 | | 扣分 | 满分 | 得分 |
|---|---|---|---|---|---|
| 十一、其他（5分） | 1. 无交接班记录或书写不正规 | 扣1~2分 | | 5 | |
| | 2. 实习医生书写病历上级医师无签名 | 扣1分 | | | |
| | 3. 会诊记录单及各种记录检查单填写有缺项的(如姓名、病历号、日期、诊断、签名等) | 扣0.5~1分 | | | |
| | 4. 各项化验单粘贴不整齐,标记不清楚(异常用红笔标记) | 扣0.5~1分 | | | |
| | 5. 病历格式不规范,医学术语不规格,书写字迹潦草,有涂改,错别字 | 扣0.5~3分 | | | |
| 总分 | | | | 100 | |

注：本部分考核成绩按照10%计入专业能力评价。

（4）临床诊治能力考核：占出科考核总分的10%。通过随机选取科内病例,考核学员病史采集、体格检查、病例分析和诊疗能力等(表5－15)。侧重于临床思维与决策能力考核。

**表5－15　宁大附院住培出科考核——临床诊治能力考核**

| 姓名： | 考核科室： | 考核日期：　　年　　月　　日 | | |
|---|---|---|---|---|
| 培训专业： | 轮转时间：　　年　　月　　日　至　　年　　月　　日 | | | |
| 病种： | | 住院号： | | |
| 考核内容 | 考　核　要　求 | 分值 | 得分 | 扣分原因 |
| 病史采集 | 系统性、全面性、正确性、病史叙述简要与完整 | 10 | | |
| 查　　体 | 查体手法规范,按顺序进行,重要体征无遗漏 | 10 | | |
| 辅助检查 | 实验室及器械检查的选择合理,结果分析和判断正确 | 10 | | |
| 诊　　断 | 正确性、完整性 | 15 | | |
| 鉴别诊断 | 鉴别诊断合理、全面 | 10 | | |
| 治疗水平 | 治疗原则<br>具体治疗顺序和实施方案,如药物选择剂量、给药途径、疗程等<br>观察疗效和副作用<br>治疗方法先进性 | 20 | | |

| 考核内容 | 考　核　要　求 | 分值 | 得分 | 扣分原因 |
|---|---|---|---|---|
| 理论水平 | 临床基础理论<br>专业知识<br>对学科发展动向的了解与掌握 | 10 | | |
| 医患沟通 | 注意与患者保持沟通和体现保护患者的态度 | 5 | | |
| 临床思维及表达能力 | 临床资料的分析与综合能力<br>反应能力及表达能力 | 10 | | |
| 总　分 | | 折算后得分 | | |
| 综合评价 | | | | |
| 考官签字 | | | | |

注：本部分考核成绩按照10%计入出科考核总分。

3. 人际沟通与团队协作能力评价　包括沟通、交流能力和团队合作精神，能向患者提供准确合理的健康指导和医疗保健知识。此项评价通过每月在科教信息平台/省住培平台上的360度测评系统完成（表5－5～表5－10），同时在出科综合素质测评中会涉及相关内容评估。宁大附院360度测评系统采用了浙江大学医学院附属邵逸夫医院住培项目中360度测评所用的表格，测评要点为住院医师基于岗位胜任力的六大核心素养。通过宁大附院科教平台/省住培网络平台对出科学员进行全方位测评。

4. 考试组织　临床操作考核、病历书写考核和临床诊治能力考核，由轮转科室进行，教学秘书负责组织，考核小组参与考核，考核小组一般由3名带教老师组成，要求晋升主治满5年及以上职称者担任，人员相对固定，并熟悉考核流程与内容。教学秘书在考核前将考核时间、地点安排上报住培办，住培办安排教育督导小组予以随机督查。

5. 考试流程　首先由带教老师审核学员手写病历手册与浙江省住培信息管理系统内轮转信息录入情况，教学秘书完成出科审核；通过审核者由教学秘书将出科学员名单上报住培办；同时由带教老师完成学员综合素质考评；住培办根据科室上报名单统一组织出科理论考核，对于完成前面步骤者，开放理论考试端口，学员可按期考试；理论考核结束后，由科室考核小组对学员进行临床实践能力考核（包括病历书写、技能操作、诊治能力等）。最后进行成绩的统计和分析反馈，完成出科表的填写，并由学员将出科表交至住培办，完成整个出科流程。

## （二）考核成绩汇总反馈与结果应用

1. *考核结果登记*　出科考核满分 100 分，由科室教学秘书将考核成绩填入学员出科表（表 5－16），签字登记后，将表格交至住培办，纳入学员个人档案。同时，由科室教学秘书将出科学员的成绩信息记入浙江省住培信息管理系统。出科考核任意一项不及格者或出科考核总成绩不及格者，视作出科考核未通过，给予 1 次补考机会。补考未通过者，仍按期出科，但需择期在该科室重新培训。重新培训在轮转计划全部完成后进行。随着我院科教信息化平台建设不断完善，出科考核评价和登记逐步取代纸质材料，在手机端小程序内即可完成，学员和带教老师可以及时得到反馈信息。

**表 5－16　宁大附院住培轮转出科表**

| 姓　　名 | | 培训专业 | |
|---|---|---|---|
| 年　　级 | | 轮转科室 | |
| 轮转时间 | 年　月　日～　年　月　日 | | |
| 轮转小结（培训情况总结，100 字左右） | | | |
| 以上由住院医师规范化培训学员填写 | | | |
| **考　核　内　容** | | **分值** | **得分** |
| **第一部分：综合素质**（表 1） | 培训大纲完成情况 | 5 | |
| | 省住院医师规范化培训平台信息录入情况 | 3 | |
| | 专业基地教学活动参加情况 | 5 | |
| | 科研外语及教学能力 | 5 | |
| | 劳动纪律与出勤情况 | 4 | |
| | 医患沟通与合作能力 | 4 | |
| | 医疗质量安全 | 4 | |
| **第二部分：专业能力** | 专业理论考试 | 40 | |
| | 临床操作考核（表 2） | 10 | |
| | 病历书写考核（表 3） | 10 | |
| | 临床诊治能力考核（表 4） | 10 | |
| **总　分** | | 100 | |
| 考核结果 | □ **优**（>90 分）　□ **良**（80 分～90 分）　□ **中**（70 分～80 分）<br>□ **及格**（80 分～90 分）　□ **差**（<60 分） | | |

续表

| 出 科 意 见 | | 科主任签字 | |
|---|---|---|---|
| 带教老师签字 | | 教学秘书签字 | |
| 学员本人签字 | | 填表日期 | |

注：本表由学员交至住院医师规范化培训办。

2. 成绩反馈　　住培办汇总统计后，将出科考核成绩和出科考核督导情况向各个学员和专业基地反馈。考核成绩与学员绩效挂钩，同时将出科考核成绩与带教老师的带教补贴挂钩，不断督促学员根据考试反映出的薄弱环节进行查漏补缺、促进各科室对住培工作的重视和改进，以利于及时有效的提高住培教学质量。

3. 考核结果应用

（1）出科考核未通过者，将在该科室重新轮转。

（2）出科考核成绩与绩效奖金挂钩，出科考核不通过者，将扣发当月绩效奖金。

（3）出科考核作为过程考核的一部分，在学员年度考核与结业考核报名前仍有一个或多个科室的出科考试未通过，则不得报名参加年度考核或结业考核。

（4）考核成绩与教学补贴挂钩，考核成绩不合格学员的带教老师扣发考试当月的带教津贴，一年内所带学员出现 3 次以上考核不合格者，将停止带教 3 个月，并经考核后重新认定。

## 五、中期考核实施

### （一）考核目的

年度考核重点考察学员的专业知识掌握情况和临床实践能力，对于临床科研、外语和写作能力的考察则没有涉及。为了解住培学员日常培训学习情况，督促住培学员临床知识和专业英语的学习，提高学员文献检索与阅读能力，督促学员对培训学习情况进行自我评价与阶段性小结，查找问题和分析对策，以便更好地安排后续的培训。宁大附院设计了学员的中期考核，作为年度考核的补充。中期考核在每年 7～8 月进行，这个时间对于 9 月进入基地的学员而言，刚好培训满一年，中期考核旨在作为培训阶段小结，考察学员对培训的心得体会、外语能力和科研协作能力。

### （二）考核对象与内容

1. 考核对象　　所有在培学员。

2. 考核内容　　对培训满 1 年、培训满 2 年和培训满 3 年的学员分别考核不同内容。

（1）培训体会：所有参加考核的学员均已在宁大附院接受一段时间的培训，必然有一定的心得体会。因此，宁大附院要求培训满1年和满2年的学员撰写一篇1 000~2 000字的自我评估和分析的书面报告。侧重考查学员经过1年和2年的培训后所学知识、所掌握技能的自我评估和分析，总结成绩和收获，提出不足与缺陷，对未来的培训进行构想，并立下努力的目标，在总结中进步。自我评估报告要求学员的导师进行批改和审阅。对于培训满3年的学员，则要求撰写一篇《我心目中的好老师》记叙文，篇幅2 000字左右，对培训期间遇到的任意一位带给学员积极指导、正向能量、帮助个人成长的老师进行记录与感恩。通过培训记录撰写，维系情感，建立培训基地与学员文化的共鸣与归属感。

（2）科研与写作能力考核：住培学员参与科研计划，提升自身科研能力对培养复合型医学人才具有重要意义。在培训期间进行科研能力培养与考核，能促进循证医学理念的普及，增加住培学员逻辑思维能力与分析能力等。为此，除了轮转期间对学员的科研能力培养外，宁大附院对学员的科研能力进行阶段考核，考核分读书笔记和专业综述2个层次进行，对于1、2年级的学员，我们要求写一篇“专业读书笔记”，旨在增加学员专业书籍阅读的积极性，并在阅读后总结提炼，写成书面感想，形成有效阅读。对培训最后一年的学员（即结业学员），要求撰写一篇3 000字左右的综述。完成综述需要阅读大量文献，并进行归纳和总结，这有利于提高学员文献阅读能力，了解本专业领域内的最新进展与前沿知识，还有利于培养学员科研论文的写作能力。

（3）外语能力考核：专业外语的学习贯穿于日常培训的过程中，在培训期间的各类教学活动中均会有所涉及。在中期考核中，外语能力考核部分旨在检查学员培训日常专业外语掌握的程度与学习情况。主要通过翻译专业外文文献进行，要求学员结合平时阅读的外文文献，进行全文翻译，通过文献翻译，提升学员的外语水平和掌握专业词汇，一方面培养学员对专业外语的兴趣，另外一方面能促进科技文献阅读水平，进而了解相关领域的研究进展。

（4）中期答辩：将培训体会通过答辩的方式展示出来，除了上述考查内容之外，同时考查学员讲课能力、表达能力和现场演示能力。此项内容由住培办组织，各专业基地负责落实，学员导师和专业基地考核小组专家参与。中期答辩对学员的综合素质提出较高要求。

### （三）考核结果应用

中期考核作为年度考核的补充，作为培训的阶段小结，以文字报告（图5－2）和口头答辩的形式进行。学员根据考核要求，撰写书面材料，递交给

宁波大学医学院附属医院住院医师规范化培训

# 2018年度中期考核

专业：影像医学与核医学

姓名：______________

年级：___2016级___

## 可预测去骨瓣减压术后临床预后的影像学参数

重度大脑中动脉（MCA）梗塞或创伤性脑损伤（TBI）引起的颅内压增高（ICP）的患者的治疗管理中去骨瓣减压术（DC）是挽救生命的最后手段，尤其是在其他治疗方式对于颅压升高不再凑效的时候。目前少有对的重度 MCA 梗塞和 TBI 患者行 DC 后的临床预后进行评估的临床研究。

为此，来自德国汉堡埃普多夫大学医学中心神经外科的 Sauvigny 医师开展了此项研究，其目的在于探究对预后（关于上述颅内压增高后行 DC 患者的功能性预后）有参考价值的影像学特征，研究重点更是放在了重度 MCA 梗塞和 TBI 间影像学表现和预后的区别。

Sauvigny 等对 113 名相关患者的临床进展进行了分析，他们将每位患者术前和术后 CT 扫描的影像学特征与其临床预后（由格拉斯哥预后评分（GOS）评估所得）联系起来，并测量和计算了术前术后 CT 扫描中的两组特殊数据：

1．中线移位（ΔMLS）的变化（图 1）

2 患侧半球直径与健侧半球直径的比率（HDratio）的变化（图 1）

宁大附院住培 2018 年度中期考核第 2 页

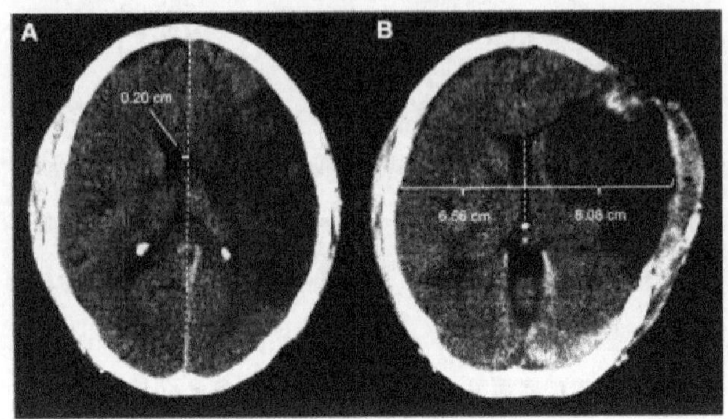


图 1 影像学参数的测量方法（A）透明隔层面的中线移位 （B）室间孔层面患侧半球和健侧半球的直径

Sauvigny 等对所得数据进行 Spearman 相关性分析后发现，ΔMLS（MCA 梗塞组）和术后 HDratio（TBI 组）与患者的临床预后高度相关，后进行二项逻辑回归模型进一步分析它们对临床预后的预测价值，得出重度 MCA 梗塞组的 ΔMLS 的预测价值（OR，0.715；CI，0.551～0.865），TBI 组的术后 HDratio 的预测价值（OR，0.620；CI，0.384～0.901）。

最后，Sauvigny 等得出结论，对重度 MCA 梗塞的预后预测时，ΔMLS 是一个客观的参考值，相反，ΔMLS 对 TBI 患者没有预测价值。而对 TBI 患者的预后来说，术后 HDratio 可以作为一个良好的预测指标。

图 5－2 培训基地住培学员中期考核报告

住培办。住培办组织学员导师和临床专家进行审阅。根据考核完成质量，决定学员是否能参加年度考核。中期考核未通过者，扣发当月绩效奖金，并不得报名参加当年的年度考核。对于中期考核报告完成优秀的人员，住培办定期将考核优秀的文章在科教部微信公众平台上进行展示。

## 六、年度考核实施

年度考核作为住培中重要的阶段性过程考核，对于检验培训基地教学质量、评估学员临床能力具有重要意义，是学员培训期间重要性仅次于结业考核的考核之一。宁大附院根据宁波市卫计委《关于开展宁波市住院医师规范化培训年度考核工作的通知》要求和《住院医师规范化培训内容与标准(试行)》，于每年10~11月份安排住培学员的年度考核。

### （一）年度考核的要求与内容

年度考核要求培训满1年，且考核报名前日常考核、出科考核和中期考核合格的学员才能参加。重点考察年度培训质量，了解学员对本专业理论知识掌握程度，以及临床实践能力，考核学员的临床分析和思维能力，检验住院医师独立处理相关学科常见病与多发病的诊治能力。

1. *理论考核*　理论考核由市卫生计生委组织统一考试。分为第一年度(培训满1年的学员)和第二年度(培训满2年或培训已结束尚未参加结业考核的学员)两个层次。第一年度学员重点考核医学“三基”(基本理论、基本知识、基本技能)以及医学法律法规、医学人文知识等，分为临床和口腔两个专业。第二年度学员考核内容以专业知识为主，公共知识占一定比例。考核通过笔试进行，题型以单项选择题、多项选择题和案例题为主。大市内统一考试。

2. *临床实践能力考核*　由培训基地组织考试。分为第一年度和第二年度两个层次(具体同上)进行。第一年度住培学员侧重于考察患者接诊能力、基本技能操作等临床基本能力的考察；第二层次学员除考察临床基本能力以外，还需考核临床思维与决策能力、专业技能等进阶的临床能力。采用客观结构化临床考试(Objective Structure Clinical Examination, OSCE)方式进行，共安排6个考站。旨在综合评估住培学员综合应用医学知识和分析判断疾病特征的能力、医患沟通的能力、临床基本技能操作掌握情况，人际沟通与写作、临床决策能力等。

(1) 考站一：患者接诊，包括病史采集、体格检查、病历书写和诊疗方案等，根据学员专业安排模拟临床考核，考核住培学员对医学知识的掌握和综合应用，高效采集病史、完成体检，接受患者咨询应用沟通技巧等能力。本考站上述第一年度和第二年度学员均参加。

（2）考站二：医疗文书书写，包括大病历和首次病程记录两部分。大病历，由基地从省住培信息管理系统中随机抽取进行评分，此部分内容由住培办负责抽取大病历，质管办对大病历进行评分。首次病程记录，根据考站一接诊的病例进行现场书写。考试时间15分钟。其中口腔专业学员考核门诊病历书写，放射、超声专业学员考核诊断报告书写，主要考核住培学员的临床思维和知识应用能力，以及对病情资料的组织概括和文书表达能力。本考站第一年度和第二年度考生均参加。

（3）考站三：基本技能操作，从心肺复苏和气管插管中抽取1项进行考核。本考站第一年度和第二年度考生均参加。考核住培学员对临床基本技能的掌握情况。考试时间8分钟。

（4）考站四：专科技能操作，根据考生专业在医学教学模型上进行1项操作考核。考核住培学员对培训专业的专科技能掌握情况。本考站第二年度考生参加。考试时间10分钟。

（5）考站五：辅助检查结果判读和报告分析，通过笔试进行考核，主要包括放射读片、检验检查报告分析、心电图判读等内容。考核住培学员对医学知识的应用和本专业常见疾病特征的诠释能力。本考站第一年度和第二年度考生均参加，分不同难度进行考核。

（6）考站六：临床思维与决策能力考核。考试时间15分钟。考核住培学员对疾病的诊断、鉴别诊断、处置、预后判断过程中的临床思维与决策、总结概括、语言表达等能力。本考站第二年度考生参加。

上述六站考试，除考站五为60分及格以外，其余每站在80分以上方可算作通过该考站，所有考站均通过方可算作临床实践能力考核通过。理论和实践能力考核均通过，方可算作本年度年度考核通过。

### （二）考官培训

年度考核，特别是临床实践能力考核部分，考试规模大，考核内容多，且分层次、分专业实施，对执考考官的临床能力和教学能力提出一定要求。为此，宁大附院每年10月初进行年度考核考官培训。

（1）考官要求：担任主治满5年，或具备副高以上职称，必须为住培带教老师。

（2）培训内容：考核内容，考站要求，考试流程，评分细则解读。

（3）免培训条件：3年内参加过省级及以上临床实践能力考核考官培训的可以免培训。

通过考官培训，使考官对自己所执考的考试内容、要求与如何评分有了详细了解，使得考试更加公平、公正的实施。也进一步保证考核的规范进行。

### （三）考核结果应用

（1）通过年度考核，阶段性检测了学员的培训效果与专业基地带教质量，为接下去的住培开展提供方向，做到有的放矢，保证同质化的培训效果。

（2）宁大附院将年度考核与绩效奖金挂钩，未通过年度考核者，扣发当月绩效奖金。年度考核成绩纳入年度优秀住院医师评选方案中，与评优评先挂钩。年度考核成绩还纳入专业基地工作评价与师资评价中，与优秀专业基地评选和优秀带教老师评选直接挂钩。

（3）年度考核安排补考一次，补考未通过者按照当年年度考核未通过计入档案，该学员将无法按期参加结业考核，直至连续 2 次年度考核通过方可报名参加结业考核。

## 七、岗位胜任力考核的实施

宁大附院住培学员的培养目标是培养学员具备六大核心岗位胜任能力。岗位胜任力考核作为过程考核之一，旨在对高年资住培学员的临床能力进行评估考核，并根据考核结果进行分层，不同能力学员给予不同医疗权限，一方面保证医疗质量安全，另一方面激发学员的荣誉感和学习积极性，以进一步提升培训质量。

### （一）考核对象

岗位胜任力考核属于过程考核，但不同于出科考核或年度考核，属于进阶考核。考核建立在学员已具备一定的临床能力基础上，宁大附院的岗位胜任力考核主要针对培训满 2 年，且通过医师资格考试的学员。主要目的是考核高年资住培学员独立执业能力，考核合格授予一定的独立医疗权限，并提高院级绩效。

### （二）考核时间

于每年 9 月份组织首次考核，12 月份组织第二次考核，两次考核时间不同，题目不同，但要求相同，当年首次考核未通过或未参加者，可选择在 12 月份参加第二次考核。

### （三）考核内容

1. 专业理论知识　主要考核住培学员对本专业医学知识及理念的掌握程度，以笔试形式进行，包括选择题等客观题和病例分析等主观题，涵盖《住院医师规范化培训内容与标准（试行）》掌握的临床知识和临床岗位必须掌握的专科知识。本项内容由住培办组织统一考核。

2. 临床技能操作评估　　根据临床专业医疗岗位的能力要求建立技能考核方式,在模拟或真实的医疗环境中测评住院医师实践技能水平和工作态度,包括问诊查体、病历书写、临床技能操作、临床思维和辅助检查结果判读,在形式与内容上与岗位能力紧密联系,贴近实际工作的要求。本项内容由住培办协同专业基地对学员进行考核。

3. 临床实践能力评估　　通过本专业相关急症综合处理能力的考核,重点考察住院医师面对临床复杂、紧急情况时的独立处理能力。本项内容由专业基地负责实施考核。

4. 医患沟通能力测评　　通过模拟临床情景设计考题,考察学员医患沟通水平、交流表达能力,以及工作态度、服务意识等能力。

5. 医疗核心制度测评　　主要评估学员对医疗核心制度掌握情况,以及临床工作中制度的执行情况。通过笔试方式进行,包括选择题和案例分析题。本项考核由医务科协助住培办共同实施。

### (四) 考核结果应用

1. 医疗权限　　通过岗位胜任力考核者,进入高年资住院医师阶段,授予独立值夜班和开具医嘱的权限,并在医务科登记备案。经学员本人申请,参加医务科组织的考试,通过者具备一线抗生素使用权和一类手术主刀权。

2. 绩效考核挂钩　　通过岗位胜任力考核的学员,绩效奖金基数上调至培训第三年水平;未通过者,绩效奖金基数维持第二年水平,同时扣发当月绩效奖金。

宁大附院的岗位胜任力考核是一项创新,有力推动住培医师独立执业能力提升,也一定程度提高了我院的结业考核通过率。2017 年和 2018 年,我院连续两年结业考核通过率在市内排名第一,引起省内主管部门和同行的关注。

## 八、结业考核实施

结业考核作为住培最重要的终结性考核,是检验培训基地培训质量的重要途径,是检验住院医师综合能力的最后关口,是用来指导住培过程的终结标准。结业考核分为理论考核和技能考核两项,理论考核每年 5 月和 10 月组织两次全国统考,浙江省首次考试安排在 5 月份参加全国统考,技能考核由浙江省统一组织,安排在每年 6 月进行。作为住培学员培训期间最后一次考核,也是最重要的一次考核,住培办每年安排长达 4 个月的时间对学员进行辅导和模拟考核。具体实施过程如下。

### （一）启动与报名阶段

1. 理论摸底　每年2月底，宁大附院住培办按专业、根据结业理论考试大纲进行组卷，试卷难度较高，对预期当年参加结业考核的学员进行理论摸底考试，了解学员基本情况。要求不及格学员对考试成绩进行分析，并制定复习计划。同时成绩通报专业基地，要求专业基地对成绩后进的学员加强督促与培训指导。

2. 组织报名　每年3月，浙江省发布当年结业考核实施方案，根据方案中的时间节点，宁大附院组织符合报考条件的学员报名参加结业考核。

3. 考前动员大会　在浙江省结业考核实施方案发布后，住培办组织全体考生召开考前动员大会，会上进行集中动员和宣传。大会对结业考核流程、考核时间节点、考核要求、复习建议进行介绍与部署，强调结业考核的重要性与意义所在，以引起学员的重视。至此开始进入全面准备结业考核阶段。

### （二）理论考核准备

由于理论考核为全国统考，考试时间为每年5月份，考前准备主要以考生自主复习为主。每年3月至5月上旬，住培办将安排3~4次结业理论考核的模拟考，以督促学员备考，掌握考生复习情况。对模拟考成绩不理想的学员重点关注成绩，并进行预警沟通，包括向专业基地和学员进行预警，由专业基地安排一对一辅导老师进行专业知识辅导，个别成绩不理想的学员由住培办老师安排面对面沟通与交流，提出困难，给予帮助。

### （三）技能考核考前准备

技能考核一般在6月进行，在理论考核结束至技能考试大约有1个月的复习准备时间，这1个月内，住培办根据考试大纲，有针对性地对考生进行考前强化辅导。

（1）技能中心全天候面向考生开放，考生可根据自己的时间在技能中心训练。

（2）专项技能强化训练，对各个专业均涉及的考试内容，如病史采集、体格检查、病历书写、心肺复苏和气管插管等内容，住培办组织经验丰富的老师对考生进行指导和培训，要求考生人人过关。

（3）安排既往参加过结业考核技能考试执考的老师对考试要点、难点、易犯错误以及注意事项进行专题辅导。

（4）安排已通过结业考核的往届考生分享考试经验。

### （四）考前提醒

根据全省统一部署，不同专业的学员临床实践能力结业考核安排在不同培训基地进行考核，因此，住培办须反复向学员提醒考试地点、考试时间、需携带的考试物品，以免发生找不到考点等类似影响考试的情况。同时，向学员进行考试纪律的宣教，严肃考纪，保证考试顺利进行。

## 第三节　考核体系建设实践效果评价

### 一、考核体系建设成效

医院以考核管理为抓手，以质量督导、组织学员考试为手段，运用岗位胜任力考核体系，用考核结果对住培学员和带教老师、带教科室及专业基地进行评价、人事决策和绩效奖励分配，以激发学员培训学习的积极性和各专业基地的培训热情，最终提高培训质量。

（1）通过建立完善的出科考核机制保证了学员的出勤率和到课率，确保培训内容有效实施。同时也使学员更加体会到作为一名年轻医师，职业道德是不可或缺的基本素质。

（2）严格有序的过程考核是阶段性评价学习效果和培训质量的重要手段，能从中及时发现培训过程的不足，通过考核结果分析能进一步改进培训方法，提高培训质量。

（3）现有考核体系更加注重临床能力的培养和综合素质的提升，对学员的临床技能和临床思维能力的培养提出了更高的要求，也更符合住院医师培养要求。

（4）严密组织和合理规划是住培过程考核规范进行的基础和保证。考核中对结果的分析反馈和激励是考核行之有效的关键环节，对于培训质量的提升起到事半功倍的作用，也是住培职能部门用好考核指挥棒的关键所在。

总之，通过完善的日常考核、出科考核、年度考核和结业考核，将考核结果与绩效奖金挂钩，使培训过程更加系统化、严格化，形成一套标准的学员考核评价体系。3 年来宁大附院的结业考核通过率和医师资格考试通过率持续上升，2017 年的结业考核通过率为 100%，2018 年的通过率为 98.2%，位列宁波市国家住培基地第一。考核体系建设效果明确。

### 二、对现有考核体系的思考

（1）完善的考核体系建设对住培管理也提出了更高的要求。考核带给住培主管部门较大权限,也承担了更多工作,对于传统仅依赖于科教部门的个别人员负责住培管理的基地,可能难以承担复杂的考核任务,须成立专门的办公室并安排多个专职人员负责培训管理工作。

(2) 现行的考核体系对于考官能力提出了更高的要求,也因此要求培训基地进行一定数量的考官储备。目前急需一支经过系统培训的考官队伍,可以胜任住培学员的临床实践能力考核。对于采用标准化患者(standard patient, SP)问诊考核的培训基地,也要求训练和配备相应的SP。

(3) 严格执行和落实考核制度,是做好培训工作的重要基础,但考核往往带有一定程度主观判断的成分,由此影响到最后评定结果、学员绩效及带教奖励。如何公平公正地开展考核,对管理者提出了较高的要求,要求具备一定的专业能力,需要政策进行正确指导,同时需要加强与质量监管部门的通力合作,把此项工作更好地开展下去。

# 第六章 培训基地培训教学质量控制体系建设



## 第一节　制度设计思考

### 一、概述

培训质量是住培工作的生命线，是可持续发展的根本保证。与院校教学相比，临床医学教学要复杂得多，教学场所涉及门诊、病房、手术室和实验室等多个场所，培训学科又涵盖内、外、妇、儿以及医技学科。在复杂的临床教学环境中，如何使各项教育教学改革和教学管理制度得到有效的落实，全方位提升带教老师教学水平和住院医师培训效果是当前住培工作面临的挑战。教学质量控制体系是对教学工作的全过程进行监督、控制、评价和反馈的复杂系统。建立一套科学的、切实可行的教学质量控制制度是保证住培教学质量控制体系有效运作的重要保障。

住培教学质量管理体系的建设，要与医院总体的教学质量控制体系相协调，又要与医院外部的教学质控体系相协调。宁大附院从以下几个方面进行住培教学质量控制。

#### （一）提高思想认识，营造强化教学质量氛围

教学质量控制工作的目的是促进专业基地教学质量，是手段和方法。各专业基地主任、带教老师的思想观念的转变直接关系到教学质量监控工作的开展和成效。近几年来，每一次督导评估都经过宣传发动、培训学习，使教职员工对教学督导评估工作达成共识。一是教学质量控制是住培工作发展的一种趋势，是教育行政管理部门管理方式由微观的过程管理向宏观的目标管理转变的必然趋势，是依法治教的实际举措。二是教学质量控制是一种手段。将教学质量作为医院对专业基地住培工作的一次检阅和提升。通过营造良好的教学质量控制氛围，有效推进教学督导评估工作。

### （二）建立健全临床教学质量监控管理机构

宁大附院建立了院、科两级教学质管理和监控组织架构，建立了由督导委员会、督导专家、带教老师、学生信息员共同组成的全员、全方位的教学质量管理和监控体系。

### （三）完善临床教学质量控制制度

为使住培教学工作科学化、规范化、程序化，根据住培教学大纲的要求、结合医院和科室实际制定了学员管理制度、师资管理制度，建立目标责任制，基地院长与专业基地主任签订目标责任状。

### （四）通过教学督导与评估手段达到质量控制目的

这部分是本节主要内容，下面分教学督导检查制度设计、教学评估制度设计两个方面详细论述。

## 二、教学督导检查制度

### （一）教学督导的性质与定位

教学督导是住培基地为适应住培制度改革和发展的需要，从学校基础教育的督导机制引入的，对住院医师临床教学工作实施监督与指导的一项制度，是确保教学目标实现和教学质量提高的重要举措，是临床教学质量控制体系中一系列管理行为组合的基本部分。加强对教学督导行为的研究，对于提高其行为的科学性和职能的效益性，具有非常重要的现实意义。

一方面，教学督导不仅具有巡视、检查、监督、评价的职能，而且具有反馈、指导、咨询、服务的职能。“督、评、导、服”是宁大附院住培教学督导的主要四项功能。其中，监督的目的在于明了教学的实况，评价的目的在于判断教学的水平，而指导的目的则在于改进教学现状，服务的目的是督导中发现好的教学经验和做法推广，为提升同质化水平提供咨询服务和帮助。当前住培教学监督和评价应把重点放在未来，重在调动临床一线教学团队改革现状潜在的积极性。从教学督导的含义中反映出，监督和评价是督导工作的手段，指导和帮助是督导工作的目的。通过督导了解临床教学现状，为临床专业基地管理和教师成长提供服务，促进临床教师的潜能发挥，激励和引导教师成长。因此，坚持以“导”和“服”为主是教学督导的本意所在。

在住培基地医院层面建立教学督导制度，可以更好地、客观地、公正地实现住培教学评价，充分发挥评估的监督作用，促进教学质量的提高。

### (二)教学督导制度设计

由于住培工作刚刚起步,一些基地临床教学督导在实施过程中存在督导队伍不够合理、督导范围不够广泛、督导内涵不够深入等问题,通过加强临床教学督导委员会和督导队伍建设、拓展督导内涵、完善督导职能等途径,逐步构建临床学院有效的教学督导新机制。

教学督导系统包括组织管理系统、督导专家系统、信息收集系统、评估分析系统、信息反馈系统等五个子系统。在住培管理实践中,组织管理系统和督导专家系统最为关键,发挥着至关重要的作用,是信息收集系统、评估分析系统、信息反馈系统建设和实施的核心。下面对督导组织管理系统和督导专家系统进行论述。评估系统将在本节第二部分详细论述。

1. 组织管理系统　宁大附院教学督导委员会是督导工作的指挥系统,由院长任督导委员会主任。委员会成员由分管副院长、科教部主任、资深专业基地主任和教学主任组成。督导委员会负责督导制度顶层设计和实施过程指导,对督导组反馈的重要问题进行研判,推进整改落实。

2. 督导专家系统　住培教学督导委员会下设各 7 个督导小组,由组长负责。督导专家必须具备副高以上职称、参加过省级及以上住培相关的培训、具备多年临床带教经验、熟悉住培工作。专家组以教学质量监督和考核管理为抓手,对教学资料、技能培训、教学查房、小讲课、病例讨论和出科考核等 7 个方面进行全程质量监督、指导和服务。通过定期督导,发现问题、亮点,形成督导结果,及时提交督导委员会。督导委员会将督导结果与师资绩效考核、师资评价挂钩,形成问题—督导—反馈—整改的 PDCA 循环,逐步提高培训质量。

为规范督导行为,提高督导效果,宁大附院设计和制订了《宁波大学医学院附属医院住院医师规范化培训教学督导实施细则》。住培作为国内一项新兴制度,对许多培训基地而言,规范地实施尚处于起步阶段,更何况培训的质量控制体系建设。宁大附院在这方面亦缺乏经验。面对这项新教学任务,督导委员会通过集体研讨,提出"从顶层框架到内容"的推进思路,即先从培训基地顶层建立规范框架,再逐步提升专业基地内涵。规范框架的建立,形式上主要反映在教学台账方面,宁大附院以台账资料规范化为抓手和起点,采用追踪法进行教学督导。根据国家《两个标准》,以及中国医师协会制定的《住院医师规范化培训评估指标》,根据这"两个标准、一个指标"建立了一套《宁波大学医学院附属医院住院医师规范化培训台账资料清单与模板》,模板内容包括医院和科室的基本条件(病例病种、床位数、仪器设备等),住培师资档案(师资信息登记表、师资履历、师资各级各类证书、师资评价等)、住培各级各类人员职责、住培科室轮转计划、住培学员相关档案(学员信息表、考勤记录表、经管床位记录表、考核与轮转记录表,出科考核试卷及记录等)、教学活动资料(教学查房、病例讨论、小讲课、技能培训等各类教学活动年度安排、通知、教案、记录和签到、PPT 模板等)。医院要求各个专业基地根据模板要求的内容展开规范教学活动,并把教学资料整理成住培台账资料。通过标准化台账建设,在医院层面形成了统一的住培教学形式与台账标准内容。同时,以标准台账为框架和准绳,使专业基地教学管理人员和带教老师在教学工作中有了参考依据。在建立标准化台账的基础上,教学质量与内涵建设的推进就比较顺利了。

## 三、教学评估制度

目前,住培基地(医院)层面缺乏统一、系统的针对各专业基地的临床教学评估体系,评估标准不明确,内容和方法较为单一。

从宁波市部分住培基地检查和调研的情况看,大部分培训基地采用传统终端评估指标来评估教学结果,内容和方法简单。虽然各个培训基地也开始通过同行评议、专家评议、管理者评议及学生评价等方式来评估与监督教师的教学质量。但对教学过程的评估仍然较少。尤其是对学生的评估较少。而且从目前的情况看,国内大部分医院对各专业基地缺乏独立的教学评估方法,基本上都是从属于医院整体的教学评估框架,从评估方法上,不能充分体现各专业基地特点和教学特色。

评估技术手段落后。伴随着统计学技术的发展,我国医学教育教学质量评估技术手段的研究也取得了较大的发展。很多国外先进的技术手段也被国内的学者大量引进和研究,并取得了一定的研究成果。但是,这些最新的研究成果并没有被很好地运用到我国的住培教学质量监督与评估的体系之中。住培教学质量的评估主要还是使用传统的定性分析方法,所使用的定量分析方法也较为初级,几乎没有全方位的定量分析。同时,由于缺乏统一的住培基地教学评估标准和评估方法,因此在一些指标的设计、界定和理解方面也存在歧义,很难有效地进行评估结论的横向和纵向比较。同时,目前我国缺乏第三方的住培教学质量评估机构,缺乏职业化的评估人员。许多从事住培教学质量监督与评估的工作人员都是由各医院或医学院校的教师或部分管理人员兼任。一方面这些人员的精力有限,另一方面这些人员在有关评估技术手段的掌握方面也有待提高,因此,很难将专业化的评估手段大量地使用到实际的评估过程中。

建立科学、合理的高等医学院校临床教学基地评价体系,开展基地评价,能够改变临床教学中领导重视不够、临床教师投入不够的现状。能够缓解重理论、轻实践,重医术、轻医德的矛盾;能够较好的帮助国家教育行政部门、卫生部门实现对社会临床教学基地的管理。总体说来,一套科学合理的住培基地评价体系,是开展专业基地教学评价工作的基础。

### （一）住培评估体系功能定位

新建立的住培评估标准体系将包括以下功能。

1. 导向功能　通过评估指标体系及配套激励机制，有效地实现住培的基本要求，对各专业基地临床教学行为进行规范。

2. 监督功能　一方面通过对各专业基地教学现状和结果的描述，反映各专业基地的整体教学状况，另一方面又通过对原因的深层次分析，为改进住培教学提供指导。

3. 反馈功能　通过归纳对专业基地临床教学的评估结论及其分析，结合多次评估的反馈，探索提高住培基地教学质量的有效途径。

4. 激励功能　由于评估结论直接体现各专业基地对住院医师培养的情况。因此评估结论提供给相关的服务对象后，在一定程度上能够影响各专业基地在各项资源获取方面的机会和能力，从而对住培教学质量起到一定的激励作用。

### （二）住培评估体系实施原则

在制定住培基地教学评估标准的过程中应遵循以下四项原则。

1. 客观性原则　在评估指标体系的构建中，充分考虑到在实地评价的过程中，抽调的评估专家与临床教学基地中的从业人员有千丝万缕的联系，有校友、同学、同行等。从测量的标准和方法上，应该符合客观实际，不能掺杂个人感情和主观臆断。

2. 指导性原则　在评估指标体系的构建中，以发展的眼光看待评估，带有目的性地制定评估标准，希望通过完成标准而达到什么样的教学状态，或者使评价者明确今后的努力方向。比如，为了解决实习生的住宿问题，将学生住宿设为核心指标，不达标者评估不合格。

3. 可测性原则　为了使在实地评估的过程中有良好的可操作性，在指标体系中充分考虑到如何查、查什么。设定详细的检查方法，并使各级指标可以直接量化的尽可能量化，明确结论，力求价值判断的有效性和可靠性。

4. 原则性与灵活性相结合的原则　在评估指标体系的构建中，充分考虑近年来医院高速发展，在一些教学条件上短期内出现的欠缺，结合医院实际情况，原则性与灵活性相结合，最客观地反映各专业基地的实际教学状况。

### （三）住培基地教学评估标准

宁大附院住培基地教学评估体系主要包括教学条件、教学状态、教学效果等 3 项一级指标，学科等级、师资队伍、在训学员数量及规模使用率、教学组织建设、教学基本建设、教学过程、教学效果等 7 项二级指标以及 20 项三级指标，每项三级指标都有明确的观测点和评分标准。

1. 教学条件　教学条件包括专业基地学科（包括实验室、专科）建设情况（省级重点10分，市级重点8分，校级重点5分，相应等级扶持学科分别为8分、6分、3分），师资队伍建设（5分），在训学员数量及规模使用率（5分）等3项二级指标，共20分。

2. 教学状态　教学状态包括教学组织建设（5分）、教学基本建设（20分）、教学过程（20分），共45分。

（1）教学组织建设：主要指专业基地住培教学组织管理架构，包含基地主任、教学主任、教学秘书配备与资质符合情况等3项三级指标，共5分。

（2）教学基本建设：包括教学计划实施（10分）、教学档案管理（5分）、医德医风建设与考勤（5分）等4项三级指标。其中，教学计划实施为教学基本建设中的重点，主要是了解到目前一些专业基地临床教学不能按照住培教学大纲和计划进行教学，并随意更改教学计划，或以台账资料代替实际教学活动。

（3）教学过程：包括临床带教情况、教学查房、医疗文书的修改、典型病例的收集与讨论、临床专题讲座、学员分管床位数等6项三级指标。有的专业基地临床带教及教学查房存在不规范和次数不足的情况，甚至有极少数带教老师对住培教学查房的规范和要求不清楚，只是在自己医疗查房的时候让住培学员跟着，随机问几个问题就认为是教学查房，有的带教老师把住培教学查房与医疗三级查房混淆。为了加强过程管理，使专业基地在各个教学环节达到教学要求，培养合格的住院医师，在教学过程的一、二级指标中，将带教情况、教学查房列为核心指标，要求严格按照住培教学大纲进行带教，并有合格的教学查房、教学读片等。这一部分评估通过住培信息网络、教学督导专家现场督导和学员反馈等形式完成。

3. 教学效果　教学效果中包含的二级指标只有1个，共35分，分为科教部日常考核（10分）、学生评教与教师评学（5分）、各类考核成绩10分（技能考核、年度考核、医师资格考核、岗位胜任力考核和结业考核）、师生科教成果和荣誉获得情况（10分）等4项三级指标。为了强化过程管理，指标体系中将日常考核列为核心指标，要求必须有出科理论、技能考核及出科鉴定，并有教学档案可查。以科教部管理人员日常监督及督导组定期现场督查作为主要评估形式，促使各专业基地重视教学实效，保证临床教学的质量。对于专硕生，科研指标也要纳入考核体系中，以保证医教协同发展。

临床教学督导工作与教学评估不是对立的两项工作，而是相辅相成的关系。两者都是以提高临床教学质量为目标，是目标管理工作的两种手段。从工作特点看，督导工作侧重于对教学工作的运行状况进行督促、检查，促使其向预期的目标前进，是持续循环的过程；教学评估主要对某一时间内教学工作的建设情况进行评价，是对督导结果的评价。两者的关系是：① 督导工作是评估工作的前提，教学督导有利于了解教学工作的基本情况，掌握第一手资料，为评估工作提供丰富的参考信息。它使评估工作更加实事求是，评估结果也较为客观。② 督导工作同时也是评估工作的延续，教学评估的目的在于建设，通过评估发现存在的问题并提出整改方案，在投入整改的过程中，加强动态管理才能有效地实现评估目标，教学督导工作正好满足这一客观要求。

## 四、问题与对策

通过全面实施教学督导和评估，统一了思想、形成了标准，看到了成绩，发现了问题，提出改进建议，以督导评估促进专业基地各项制度完善和执行，不断推进住培工作向更高层次发展，有效提高住院医师培训质量。

在督导评估过程中各专业基地存在以下共性问题：① 督导队伍不够合理。宁大附院大部分的教学督导委员会专家来自临床，缺少真正的教学管理专家。这些临床专家是临床工作的中坚力量，但在教学督导方面的经验和能力还需加强。在医院目前工学矛盾非常突出的前提下，督导专家和被督导的培训科室和带教老师均有非常繁重的医疗工作任务，因此使得教学督导不能充分进行，督导强度不够，往往会影响督导效果。② 实施教学督导评估，需要将督导结果及时反馈给接受督导的专业基地和带教老师，并要求专业基地进行整改，但是问题指出了，专业基地对于问题的整改却无法得到及时有效的进一步的跟踪和监测，使得督导意见不能完全得到落实。③ 不同督导评估小组开展工作不平衡。宁大附院刚推出督导评估方案时，教学查房督导组督导工作做得比较好，经常深入科室对教学查房进行一对一的指导，有效提升了医院教学查房水平。但有的督导小组工作开展不尽人意，尚未充分理解这项工作，还需要科教部门推动。④ 督导评估职能单一。督导评估体系主要涵盖“督、导、评、服”四个方面的职能，在实际工作中督查和监管的职能加强，而服务职能较弱，临床一线带教老师对该项工作有一定的负面情绪。针对上述问题，宁大附院的改进措施是：① 优化督导评估团队。邀请知名高校和医院临床教育专家担任督导组长，这些专家视野宽广、熟悉国家住培政策，保证督导评估的客观公正性，有利于引领和把握宁大附院住培发展方向。同时，把本院退休的老专家纳入督导委员会，这些专家往往具有较为丰富的临床、教学经验，时间较为充裕，能使教学督导更为充分的执行。② 强化贯彻实施督导评估的反馈与整改，将督导评价结果和整改效果纳入科室和带教老师的绩效考核体系，以真正形成以督导促进提高的良性循环。③ 根据临床实际情况，不断调整和完善督导评估内容，对督导专家的督导评估方法和技能安排专题学习培训，不断提高督导评估专家能力和水平。④ 积极转变督导评估职能。在住培工作起步阶段，督导评估更需要从

"导"和"服"上下功夫,消除专业基地带教老师的对立情绪,通过指导和服务激发带教老师潜能,提升师生教学积极性。

宁大附院通过对住培各项教学制度和活动督导评估,取得了实效:① 统一思想,形成标准。通过督导评估活动,专家与带教老师经常切磋交流教学方法,及时发现问题、解决问题,逐步明晰住培教学要求、目标和标准,切实有效地提升了专业基地教学水平。以教学查房为例,最初很多带教老师对教学查房流程和评分规则掌握不够,概念不清晰,把教学查房和医疗三级查房混淆。通过每季度一次的全院教学查房督导,目前宁大附院所有师资都能够熟练按规范化流程进行教学查房。而且,查房主题明确、针对性强,在 2017 年浙江省专家对宁大附院住培基地的督导评估过程中,宁大附院的多个科室教学查房获得了专家一致好评。② 通过督导评估工作,逐步培养了一支具有丰富经验的督导评估专家团队。督导本身也是一项非常专业的工作,专家们也需要接受督导技巧和方法的培训。很多督导专家在督导实践过程中,注重取长补短,总结经验,提炼问题,寻找方法,不断创新,并指导和服务于临床一线,使督导成效不断提高。督导工作使住培教学工作更加规范,有力提升了临床教学水平和培训质量。

总之,通过加强临床教学督导评估,形成了一支专业的督导评估专家团队、拓展督导评估内涵和方法、转变了督导评估职能,逐步构建了一套有效的住培教学督导评估新体系和新运行机制,有力促进住培教学工作向更高层次迈进。

## 第二节 教学督导实施探索实例

### 一、教学督导委员会建立

住培教学质量管理体系的建设,要与医院总体的教学质量监控体系相协调,又要与医院外部的教学质量监控体系相协调。因此,宁大附院建立了院、科两级教学质量管理和监控架构,建立了由督导委员会、督导专家、带教老师、学生信息员共同组成了全员、全方位的教学质量管理和监控体系。在实践中,宁大附院教学督导委员会和督导专家发挥了关键作用。宁大附院成立的住培教学督导委员会,院长任督导委员会主任,委员会下设各督导小组,教学督导委员会由具备副高及以上职称、参加过省级及以上住培相关的培训、具备多年临床带教经验、熟悉住培工作的专家组成。委员会成员担任各督导小组组长,包括教学资料、技能培训、教学查房、小讲课、病例讨论和出科考核等 7 个小组。督导小组以质量监督和考核管理为抓手,对教学查房、病例讨论、小讲课、技能培训和出科考核等各类教学活动进行全程质量监督和指导。同时，将督导结果与师资绩效考核、师资评价挂钩，形成问题—督导—反馈—整改的良性闭合环，逐步提高培训质量。为规范督导行为，提高督导效果，宁大附院设计和制订《宁波大学医学院附属医院住院医师规范化培训教学督导实施细则》。

## 二、教学督导实施

宁大附院作为一家年轻的附属医院，与北京协和医院、四川大学附属华西医院、浙江大学附属第一医院等传统教学医院相比，缺乏悠久和深厚的教学底蕴。特别是住培这项新制度，并没有太多的经验可循。实施住培这项新教学任务，我们对标新的标准与要求，通过集体研讨，瞄准问题，聚焦难点，提出"从框架到内容"的推进思路，即先从培训基地顶层建立规范框架，再逐步提升专业基地内涵，形成从制度到内涵建设的思路。教学台账是培训工作的记录，而培训工作是否规范开展，一定程度上看可以通过教学台账来反映。通过查阅既往台账即可追溯前一段时间内住培教学实施情况。从规范教学台账这个点开始，建立规范的培训实施体系，是符合宁大附院实际情况的。因此，台账资料督导成了教学督导的首要内容。

首先，宁大附院根据国家《两个标准》，以及中国医师协会制定的《住院医师规范化培训评估指标》，根据这"两个标准、一个指标"建立了一套《附院住院医师规范化培训台账资料清单与模板》，模板内容包括医院和科室的基本条件（病例病种、床位数、仪器设备等），住培师资档案（师资信息登记表、师资履历、师资各级各类证书、师资评价等）、住培各级各类人员职责、住培科室轮转计划、住培学员相关档案（学员信息表、考勤记录表、经管床位记录表、考核与轮转记录表，出科考核试卷及记录等）、教学活动资料（教学查房、病例讨论、小讲课、技能培训等各类教学活动年度安排、通知、教案、记录和签到、PPT 模板等）。医院要求各个专业基地根据模板内容准备住培台账。一方面，统一了形式与标准内容；另一方面，在准备台账过程中，让专业基地带教老师明白住培实施需要做些什么，具体如何开展。标准化形式的建立，有利于教学质量与内涵建设的进一步推进。为了在全院范围内使用统一的模板，台账资料督导小组做了大量的工作。每次督导前，发布本次的督导要求，根据督导要求设计评分表，然后根据评分表进行督查，最后将检查结果统计汇总，公布分数，并将问题反馈给各个专业基地，通知科室及时整改，层层推进台账资料的监督管理工作。通过近两年的台账资料督导，宁大附院已建立了一套完整的台账资料清单与模板，也为住培实施及进一步提升教学内涵与质量打下了坚实的基础。

## 三、教学督导流程

各督导组组长根据各专业基地的教学计划安排组内专家的督导计划，

专家根据组长安排对相应的教学活动进行督导,督导结果现场反馈,督导后将督导结果汇总到组长处,组长整理后交至住培办,由住培办在医院内网及周会上汇报督导结果,并将结果发给各专业基地。专业基地及培训科室形成反馈意见进行整改。以下对督导流程进行阐述,并附上一次台账资料督导的完整内容。

### (一) 督导前通知

(1) 督导组内讨论,确定督查重点。督查重点一般是上一轮督查中发现的问题较为集中的部分,然后根据科室整改意见,进行重点检查。

(2) 确定时间,每次督导一般提前 1 周通知到各科教学秘书处,由教学秘书负责通知到科内相关人员。

(3) 安排督查顺序,因为检查的科室众多,临床医生上班时间并不固定,有门诊、手术、夜休等,为此,专门安排 2 名秘书对接各个培训科室,安排检查时间,在督导组确定的时间段内,合理安排被督查的科室、老师的时间,汇总成检查表格(表 6-1)。随着科教信息化平台建设的不断完善,宁大附院各个专业基地的教学活动已通过手机端小程序发布,相关的督导组就根据已发布的教学活动信息安排督导时间。

**表 6-1 宁大附院培训基地 2018 年第四季度教学查房督导安排表**

| 序号 | 专业基地 | 科 室 | 时 间 | 查房老师 | 督导专家(☆为组长) |
|---|---|---|---|---|---|
| 1 | 内科 | 心内科 | 15 号 14:00~15:00 | 略 | 丁群力☆ 应仲飞、张海强、王占华、刘青、倪曙民 |
| 2 | | 呼吸内科 | 15 号 15:00~16:00 | 略 | |
| 3 | | 消化内科 | 15 号 16:00~17:00 | 略 | |
| 4 | | 肾内科 | 15 号 14:00~15:00 | 略 | |
| 5 | | 脑血管介入 | 15 号 15:00~16:00 | 略 | |
| 6 | | 内分泌科 | 15 号 16:00~17:00 | 略 | |
| 7 | | 血液肿瘤科 | 15 号 14:00~15:00 | 略 | |
| 8 | | 神经内二科 | 15 号 16:00~17:00 | 略 | |
| 9 | 外科 | 胸外科 | 16 号 15:00~16:00 | 略 | 丁群力☆ 应仲飞、王占华、汪丽、张晓群、毛海蛟 |
| 10 | | 肛肠外科 | 16 号 16:00~17:00 | 略 | |
| 11 | | 肝胆外科 | 16 号 14:00~15:00 | 略 | |
| 12 | | 甲乳外科 | 16 号 15:00~16:00 | 略 | |
| 13 | | 脊柱一 | 16 号 16:00~17:00 | 略 | |

续表

| 序号 | 专业基地 | 科　室 | 时　　间 | 查房老师 | 督导专家（☆为组长） |
|---|---|---|---|---|---|
| 14 | | 关节 | 16 号 14:00~15:00 | 略 | 丁群力☆　应仲飞、王占华、汪丽、张晓群、毛海蛟 |
| 15 | | 创骨 | 16 号 15:00~16:00 | 略 | |
| 16 | | 脊柱二 | 16 号 16:00~17:00 | 略 | |
| 17 | | 手外 | 17 号 14:00~15:00 | 略 | 戴盈☆　沈巍、王占华、汪丽、刘青、刘丽红 |
| 18 | | 泌尿外一 | 17 号 15:00~16:00 | 略 | |
| 19 | | 泌尿外二 | 17 号 16:00~17:00 | 略 | |
| 20 | 儿科 | 儿科 | 17 号 14:00~15:00 | 略 | |
| 21 | | 神经外科 | 17 号 15:00~16:00 | 略 | |
| 22 | 皮肤科 | 皮肤科 | 17 号 16:00~17:00 | 略 | |
| 23 | 检验科 | 检验科 | 17 号 14:00~15:00 | 略 | |
| 24 | 妇产科 | 妇一 | 17 号 15:00~16:00 | 略 | |
| 25 | | 产一 | 18 号 14:00~15:00 | 略 | 戴盈☆　胡巧霞、王占华、吕一枝、汪丽、张晓群 |
| 26 | | 产二 | 18 号 15:00~16:00 | 略 | |
| 27 | ICU | 急诊病房 | 18 号 16:00~17:00 | 略 | |
| 28 | 急诊科 | 急诊病房 | 18 号 14:00~15:00 | 略 | |
| 29 | 耳鼻咽喉科 | 耳鼻咽喉科 | 18 号 15:00~16:00 | 略 | |
| 30 | 外科 | 胃肠外科 | 18 号 16:00~17:00 | 略 | |
| 31 | 全科 | 全科 | 18 号 14:00~15:00 | 略 | |
| 32 | 康复科 | 康复科 | 18 号 15:00~16:00 | 略 | |
| 33 | 妇产科 | 妇二 | 22 号 14:00~15:00 | 略 | 毛海蛟、王占华 |
| 34 | 内科 | 感染科 | 22 号 15:00~16:00 | 略 | |
| 35 | 神经内科 | 神经内一科 | 22 号 16:00~17:00 | 略 | |

## （二）督导结果反馈与整改

1. 成绩汇总与反馈　专家根据上述安排表到各培训科室进行督导，并根据打分表对检查科室和相关老师的表现进行打分评价，并注明扣分原因，在打分表中记录问题与亮点，教学活动结束后由督导专家进行现场反馈。督导之后，由组内秘书将成绩进行汇总（表 6－2），在医院内网公布，反馈给各个科室。

**表 6-2　培训基地 2018 年第四季度教学查房督导成绩与问题汇总表**

| 序号 | 专业基地 | 科　室 | 查房老师 | 得分 | 反馈建议 |
|---|---|---|---|---|---|
| 1 | 内科 | 心内科 | 略 | **84.5** | 1. 未表达查房目的　2. 查房时间太短 |
| 2 | 内科 | 呼吸内科 | 略 | **91** | 1. 未与患者核实补充病史　2. 学生提问少　3. 专业英语词汇应用不多 |
| 3 | 内科 | 消化内科 | 略 | **93** | 1. 有口头禅　2. 学员提问少　3. 注意点交代不够 |
| 4 | 内科 | 肾内科 | 略 | **87.5** | 1. 专业英语词汇缺少　2. 学生提问少 |
| 5 | 内科 | 内分泌科 | 略 | **92.8** | 1. 引导问题少　2. 专业英语词汇少 |
| 6 | 内科 | 血液肿瘤科 | 略 | **92.5** | 1. 出入病房顺序不对，站位不对　2. 未核实病史　3. 点评病例不足　4. 学员提问不够 |
| 7 | 内科 | 感染科 | 略 | **90.5** | 1. 未对学员书写的病历进行指导　2. 床旁时间略长 |
| 8 | 外科 | 胸外科 | 略 | **91.5** | 1. 学生洗手不规范　2. 缺少教案和通知以及学员介绍 |
| 9 | 外科 | 肛肠外科 | 略 | **90** | 1. 缺少学员介绍和教案　2. 查房阶段无学员补充病史　3. 老师讲述时间过长，与小讲课混淆。 |
| 10 | 外科 | 肝胆外科 | 略 | **86.3** | 1. 未介绍自己与规培生　2. 规培生主动提问欠缺　3. 流程不够熟练 |
| 11 | 外科 | 甲乳外科 | 略 | **92** | 1. 未与患者核实补充病史 |
| 12 | 外科 | 脊柱一 | 略 | **82** | 1. 未交代注意事项　2. 知识点结合病例不多　3. 类似于小讲课 |
| 13 | 外科 | 关节 | 略 | **91.5** | 1. 床边时间太短　2. 互动不够(个别学生不发言) |
| 14 | 外科 | 创骨 | 略 | **87** | 1. 查房准备不够　2. 资料解读不够 |

续表

| 序号 | 专业基地 | 科 室 | 查房老师 | 得分 | 反馈建议 |
|---|---|---|---|---|---|
| 15 | 外科 | 脊柱二 | 略 | **92** | 1. 时间安排欠合理 |
| 16 | 外科 | 手外 | 略 | **89.5** | 1. 讲病史声音不够响;2. 学员提问欠缺;3. 分析症状没有结合患者 |
| 17 | 外科 | 泌尿外一 | 略 | **87** | 1. 未涉及专业英语单词讲授;2. 学员互动不够,未充分调动学员积极性 |
| 18 | 外科 | 泌尿外二 | 略 | **87.5** | 1. PPT 内容没有结合临床;2. 查房前未介绍 |
| 19 | 儿科 | 儿科 | 略 | **94.5** | 1. 缺少通知;2. 作业未分专业;3. 查房时间略短 |
| 20 | 外科 | 神经外科 | 略 | **92** | 1. 缺学员介绍,缺教案和通知;2. 未点评学员病历书写;3. 避免授课模式 |
| 21 | 皮肤科 | 皮肤科 | 略 | **92** | 1. 未介绍护理人员;2. 缺学员提问;3. 参考文献不具体 |
| 22 | 检验科 | 检验科 | 略 | **94** | 1. 老师未示范;2. 文献不够;3. 学员未提问;4. 未授专业术语;5. 无会诊训练 |
| 23 | 妇产科 | 妇一 | 略 | **91.5** | 1. 学员提问不够;2. 未点评病例书写;3. 查房准备欠充分 |
| 24 | 妇产科 | 产一 | 略 | **92** | 1. 七步洗手法;2. 互动少;3. 英语词汇少 |
| 25 | 妇产科 | 产二 | 略 | **96** | 1. 手卫生;2. 作业分层 |
| 26 | 急诊科 | ICU | 略 | **88** | 1. 临床护士未参加;2. PPT 字不多 |
| 27 | 急诊科 | 急诊病房 | 略 | **95.5** | 学生不够活跃 |
| 28 | 耳鼻咽喉科 | 耳鼻咽喉科 | 略 | **97.5** | 学员未主动提问 |
| 29 | 外科 | 胃肠外科 | 略 | **92.5** | 学员发言不够,查房前应有介绍 |
| 30 | 全科 | 全科 | 略 | **97** | 1. 学员声音太轻;2. 查体可以做一些指导讲一下要点 |

续表

| 序号 | 专业基地 | 科　室 | 查房老师 | 得分 | 反 馈 建 议 |
|---|---|---|---|---|---|
| 31 | 康复科 | 康复科 | 略 | **95** | 1. 建议优化幻灯片动画展示效果;2. 影像学片子可以由学员进行解读 |
| 32 | 妇产科 | 妇二 | 略 | **96** | 1. 需启发学员独立思考问题;2. 学员提问欠主动 |
| 33 | 神经内科 | 神经内一科 | 略 | **90** | 1. 时间控制尚欠佳;2. 书籍文献、参考资料可以增加 |
| 34 | 神经内科 | 神经内二科 | 略 | **98** | 整体流畅,步骤到位 |
| 35 | 神经内科 | 脑血管介入 | 略 | **88.3** | 1. 未提到医学进展;2. 没有专业英语词汇教授 |

2. *整改*　培训科室和专业基地根据督导专家的反馈意见,针对主要问题回复整改思路。在本轮督导中发现的问题,督导组在下一轮对该科室督导时将重点检查,以明确整改效果。

**附 6－1:宁大附院 2017 年第四季度台账资料督导流程**

(一) 宁大附院 2017 年第四季度住院医师规范化培训台账资料督导要求

此次督导按照 2017 年 6 月底发布的全院标准模板,主要检查 2017 年 7 月~10 月期间轮转学员从入科到出科的全过程,包含以下十方面内容。

1. 入科报到单和入科教育　入科教育包括科室情况、科室纪律、培养计划与要求、医德医风、医患沟通等内容,必须有实施教育的具体日期,实施者(如教学秘书)和学员的签名。

2. 轮转计划　根据专业基地培训内容与标准,不同专业和不同年级的学员有各自的轮转计划和方案(不能照搬培训内容与标准,需另外制定),且严格按照此计划和方案实施。

3. 日常考勤和考核　学员轮转有排班表和月度考勤记录表,每月有科主任、护士长和带教老师的三方考核表。考勤汇总表和考核汇总表的电子版每月上报科教部,不属于此次台账检查内容。

4. 小讲课记录和讲课 PPT　小讲课记录有标准模板,包括讲者信息、讲课时间、参加人员签名、讲课题目及内容概括、教学主任签名等。在记录后面附上打印的讲课 PPT。

5. 教学查房教案和记录　　内容和格式有标准模板，教学查房过程有学员互动，记录有学员手工签名。

6. 疑难病例讨论记录　　疑难病例讨论以学员讨论发言为主，记录有学员手工签名。

7. 技能操作培训计划和带教记录　　除了小讲课等理论教学活动外，还需制定技能操作培训计划，并在实施当日有具体的技能操作培训带教记录，包括操作前医患沟通，操作中存在问题及指导、操作后提问、操作的总体评价等。培训计划和带教记录均有标准模板，记录有学员手工签名。小讲课、教学查房、疑难病例讨论和技能操作培训等所有教学活动的预告通知、现场照片及讲课 PPT 等缺一不可。

8. 教学活动评估表　　无标准模板。实施各类教学活动时，现场需进行当日当次教学活动评估，要求附在该教学活动记录之后。可采取现场随机发放若干份评估表的形式，由学员和其他老师打分，作为年底师资评价的参考依据之一。请各专业基地即日起将此项纳入台账资料中。此次台账检查如缺此部分，会提示，但不作扣分。

9. 经管床位记录表　　由学员填写后老师签字，要有具体时间。

10. 出科理论和技能考核　　考核有分层（分专业分年级），理论试卷成绩后有批改老师签名；技能操作考核有评分标准，记录表有具体得分，以后出科考核请附上照片，此次检查会提示，但不作扣分。

（二）培训基地教学督导委员会 2017 年第四季度住院医师规范化培训台账督导检查成绩汇总表（部分科室，无病房的科室经管床位记录表资料不作扣分）

| 科室 | 入科报到单和入科教育 | 轮转计划 | 排班表、考勤记录表和三方考核表 | 小讲课记录和讲课PPT | 教学查房教案和记录 | 疑难病例讨论记录 | 技能操作培训计划和带教记录 | 教学活动评估表 | 经管床位记录表 | 出科理论考试、技能考核评分标准和技能考核记录表 | 总分 |
|---|---|---|---|---|---|---|---|---|---|---|---|
| 急诊科 | 10 | 9 | 14 | 10 | 8 | 10 | 10 | 有 | 10 | 15 | 96 |
| ICU | 7 | 7 | 15 | 5 | 8 | 8 | 5 | 无 | 10 | 8 | 73 |
| 儿内科 | 10 | 10 | 12 | 10 | 10 | 10 | 10 | | 10 | 14 | 96 |

**续表**

| 科室 | 入科报到单和入科教育 | 轮转计划 | 排班表、考勤记录表和三方考核表 | 小讲课记录和讲课PPT | 教学查房教案和记录 | 疑难病例讨论记录 | 技能操作培训计划和带教记录 | 教学活动评估表 | 经管床位记录表 | 出科理论考试、技能考核评分标准和技能考核记录表 | 总分 |
|---|---|---|---|---|---|---|---|---|---|---|---|
| 皮肤科 | 8 | 5 | 14 | 10 | 10 | 7 | 10 | 有 | 10 | 10 | 84 |
| 麻醉科 | 6 | 7 | 15 | 10 | 5 | 10 | 8 | | 10 | 10 | 81 |
| 口腔科 | 7 | 5 | 15 | 7 | 7 | 5 | 0 | 无 | 10 | 13 | 69 |
| 耳鼻喉科 | 10 | 0 | 15 | 8 | 5 | 8 | 0 | 无 | 10 | 14 | 70 |
| 放射影像科 | 10 | 10 | 15 | 10 | 10 | 10 | 10 | | 10 | 15 | 100 |
| 超声科 | 6 | 9 | 15 | 10 | 8 | 10 | 10 | 有 | 10 | 15 | 93 |
| 检验科 | 10 | 10 | 15 | 10 | 10 | 10 | 10 | 有 | 10 | 13 | 98 |
| 消化内科 | 10 | 10 | 15 | 10 | 10 | 10 | 10 | | 10 | 14 | 99 |
| 心内科 | 10 | 10 | 15 | 10 | 10 | 10 | 10 | | 10 | 14 | 99 |
| 血液/肿瘤内科 | 8 | 10 | 10 | 8 | 6 | 10 | 0 | 无 | 0 | 10 | 62 |
| 呼吸内科 | 8 | 10 | 15 | 3 | 7 | 8 | 10 | 无 | 9 | 11 | 81 |
| 肾内科和风湿免疫科 | 10 | 10 | 14 | 8 | 7 | 7 | 10 | 无 | 9 | 10 | 85 |
| … | | | | | | | | | | | |

（三）培训基地教学督导委员会2017年四季度住院医师规范化培训台账督导结果反馈

11月23日，台账资料督导组对各科室的2017年7月～10月住院医师规范化培训台账资料进行督导，绝大部分科室已基本按照新模板准备台账，急诊科和感染内科台账质量进步明显，予以表扬。

此次检查存在的共性问题有：

（1）神经内科基地、妇产科基地、骨科基地和外科基地各科室统一进行教学活动时，各自的台账资料应包含统一的教学计划和活动列表，否则视为未进行教学活动。

（2）出科理论考试试卷应包含考试日期和阅卷老师签名。出科技能考核应包含评分标准和记录表，并且要有具体分数，而不仅是合格或优秀。出科考核要求附上现场照片佐证。

（3）技能操作培训计划和技能操作带教记录属于平时教学活动，不同于出科技能考核，应像小讲课、教学查房和疑难病例讨论一样包含在日常教学计划之中。部分科室缺少此项内容。

（4）教学活动评估表应包含在日常教学活动台账中，作为本次教学活动的评价。许多科室缺少这部分内容。

以下为本次督查中各科室存在的问题，请各科室根据检查问题及时整改及将分数标零的材料尽快备齐。

各科室具体问题如下：

（1）急诊科：① 轮转计划部分未体现年级分层。从环保角度考虑，如果内容一样做一份签字表，不要每个人都打印。② 考勤记录表内未标明年份。师资情况中个别师资国家级培训未列入。③ 部分教学查房记录缺学员回答问题记录。教学查房主持教师一般要求主治满 3 年以上职称。2017 年没有师资评价。④ 出科考试卷未注明考试时间和批改者签字。⑤ 抢救室病历记录无病历书写者签字和批改者签字。部分病历书写评分表未打分（有学员签字）。

（2）ICU：请按照评估表顺序整理资料，做好排序。① 入科教育未涉及医德医风，内容太简单。② 轮转计划表有专业分层，无年级分层。③ 部分小讲课无记录表，授课人为学员。教学查房记录模板未统一。疑难病例讨论记录中老师的引导分析略简单。④ 未见技能操作培训计划。无教学活动评估表。⑤ 出科理论考试卷格式抬头无，部分试卷无批改，仅有一个分数。

（3）儿内科：台账内容完整，但稍显凌乱，建议台账规整一下。① 排班表部分不齐。② 出科理论试卷无批阅老师签名。

（4）皮肤科：① 入科须知里模板中的“×”仍未改掉，入科教育签到表 2017 年的抬头不对。② 轮转计划未分层，无学员信息。考勤记录表未标明年份。③ 教案抬头未改（2017 年 8 月 1 日），标题还是“主动脉夹层”。疑难病例讨论规培学员发言不够多，应以学员发言为主；2016.12.30 和 2017.3.1 以医疗疑难病例讨论代替教学疑难病例讨论。④ 教学查房评分表没有专家签字，缺 7 ~ 8 月份；门诊病例评分表无评分。师资评价缺结果应用，教学评估表无评估时间。⑤ 出科理论考试卷抬头要写明“宁大附院”，试卷无考试时间，二、三年级试卷区分度不大，部分试卷无批改者签名。

（5）麻醉科：① 入科教育总表7~10月份未签字。轮转计划未体现分年级。② 未见教学查房教案。③ 技能操作培训记录学员需手工签字。④ 出科理论考试未分层，无考试时间。

（6）口腔科：① 台账目录、入科教育和轮转计划未使用新模板。② 排班表未标注年份。③ 小讲课记录后未附上讲课PPT。疑难病例讨论记录未使用新模板，无手工签名。未见2017年1~8月的疑难病例讨论记录。④ 未见技能操作培训计划和带教记录，无教学活动评估表。⑤ 出科理论考试试卷无具体日期和阅卷老师签名。部分技能考核记录表无具体日期。

（7）耳鼻咽喉科：① 未见轮转计划。② 小讲课记录未使用新模板。未见教学查房记录。疑难病例讨论记录频次不够。③ 未见技能操作培训计划和技能操作培训带教记录。无教学活

（8）放射影像科：台账整理规范，提出表扬！

（9）超声科：① 入科报到单与入科教育签到部分缺失。② 个别轮转计划表格填写不全（时间）。

（10）检验科：出科理论试卷无考试时间和批阅老师签名。

（11）消化内科：出科理论试卷无批阅老师签名。

（12）心内科：出科理论试卷无批阅老师签名。

（13）血液/肿瘤内科：① 缺入科教育手册。未见考勤记录表。② 小讲课记录未按新模板格式，8月和9月各缺一次。教学查房10月份少一次，部分记录缺学员签名，侵袭性纤维瘤重复一份。③ 未见技能操作培训计划和带教记录。无教学活动评估表。④ 未见经管床位记录表。⑤ 出科理论考试无年级分层，非标准模板，无阅卷人签名。技能考核评分标准不全，个别学员技能考核记录表不全。

（14）呼吸内科：① 缺入科教育实施日期和入科教育实施者签名。② 小讲课记录无教学主任签名，未见7月份小讲课记录。教学查房记录模板未统一，部分教学查房教案缺少。部分疑难病例讨论记录学员签字不全。③ 无教学活动评估表。经管床位记录表无带教老师签字。④ 出科理论考试分层不明显。理论成绩后无批改老师签名。缺少庄起东、璩辉、丁汪明的出科考试。技能考核记录表无具体分数。

（15）肾内科和风湿免疫科：① 部分考勤记录表无考勤人员签字。② 小讲课教案未按新模板。部分教学查房记录缺学员互动，缺手

工签名。疑难病例讨论记录缺手工签名,2017.7.20 患者姓名等缺项,10 月份少一次。③ 无教学活动评估表,经管床位记录表少具体入院时间。④ 出科理论考试卷未分层,无考试时间。技能考核评分表建议详细些,缺风湿免疫实践评分表。

**附 6-2：各督导组督查评分表**

## 宁波大学医学院附属住院医师规范化培训教学查房督导评分表

培训科室： 指导医师姓名： 专业技术职称：

患者病历号： 疾病名称：

| 考核项目 | 内容要求 | 满分 | 得分 | 扣分原因 |
|---|---|---|---|---|
| 查房准备（10 分） | 1. 查房目的明确,能充分体现对住院医师临床能力的培养,达到培训细则要求 | 5 | | |
| | 2. 选择病例适合,对患者病情熟悉;准备工作充分,程序规范 | 5 | | |
| 查房指导（50 分） | 1. 指导查房认真,有教学育人意识,注意体现医德医风教育 | 5 | | |
| | 2. 能严格要求住院医师询问病史,并结合患者认真核实 | 5 | | |
| | 3. 指导查体规范、标准,并能准确示范;认真纠正不正确手法 | 5 | | |
| | 4. 指导住院医师读片和分析各种报告单,并提出自己的见解和诊疗思路 | 5 | | |
| | 5. 指导住院医师做出正确的诊断和治疗计划 | 5 | | |
| | 6. 结合病例,联系理论基础,讲解疑难问题和介绍医学的新进展 | 5 | | |
| | 7. 修改病历,指导规范书写及总结病历特点 | 5 | | |
| | 8. 培养教学能力 | 5 | | |
| | 9. 检查护理和其他问题 | 5 | | |
| | 10. 注重医患沟通,善于交代病情 | 5 | | |

续表

| 考核项目 | 内容要求 | 满分 | 得分 | 扣分原因 |
|---|---|---|---|---|
| 查房方法（20分） | 1. 能结合病例有层次地对住院医师进行提问，培养住院医师思考问题的深度和广度，训练住院医师思维能力 | 5 | | |
| | 2. 合理使用病例资源，提高动手能力，掌握临床规范技能 | 5 | | |
| | 3. 善于启发住院医师主动提问；能耐心解答各种问题 | 5 | | |
| | 4. 用语专业、规范，合理教授专业英语词汇 | 5 | | |
| 查房效果（10分） | 1. 通过查房强化爱伤观念，学习医患沟通方法；引导住院医师学会理论联系实际、归纳总结和掌握诊治疾病的临床能力 | 5 | | |
| | 2. 查房内容和形式好，有互动；语言生动，概念清楚；逻辑性强，重点突出；时间安排合理 | 5 | | |
| 总体印象（10分） | 1. 为人师表，礼貌待人，爱护患者，着装大方、谈吐文雅、用语规范 | 5 | | |
| | 2. 查房基本模式、过程、效果能达到目的。使下级医师逐步掌握查房技巧 | 5 | | |
| 合　计 | | 100 | | |

督导专家签名：　　　　　　　　　　日期：　　　年　　　月　　　日

## 宁波大学医学院附属住院医师规范化培训教师小讲课评分表（督导评议）

科室：　　　　时间：　　教师姓名：　　　　　　　　专业技术职称：

| 授课题目 | | | |
|---|---|---|---|
| 项目 | 要　　求 | 评分标准 | 得分 |
| 教学内容 | 内容充实，层次清楚 | 30 | |
| | 教学重点突出，难点处理得当 | | |
| | 基本概念讲授清楚、准确 | | |
| | 联系临床实际，有一定深度和广度，适当反映学科进展 | | |

续表

| 项目 | 要　　　求 | 评分标准 | 得分 |
|---|---|---|---|
| 教学方法 | 脱稿讲授，教学灵活，形象生动，有创新和吸引力 | 20 | |
| | 启发学生积极思维，具有启发性和互动性 | | |
| | 多媒体运用合理，效果好，板书运用得当、规范 | | |
| | 课后布置重点复习、预习内容，想学生推荐参考书目 | | |
| 教学能力 | 表达流畅、清晰，语速适中，互动效果良好，时间控制良好 | 10 | |
| 教学态度 | 备课充分、认真，授课情绪饱满，仪态端庄 | 5 | |
| 评议总分 | /65 | | |
| 学生反馈 | /30 | | |
| 课堂管理 | /5 | | |
| 总评分 | /100 | | |
| 评语 | | | |

督导专家签名：　　　　　　　　　　　　　　　　时间：

## 宁波大学医学院附属住院医师规范化培训教师小讲课评分表（学员反馈）

科室：　　　　　　时间：　　教师姓名：　　　　　　专业技术职称：

| 授课题目： | | | |
|---|---|---|---|
| 项目 | 要　　　求 | 评分标准 | 得分 |
| 教学内容 | 层次清楚、重难点突出、联系临床有一定深度和广度 | 10 | |
| 教学方法 | 教学灵活、形象生动、具有启发性，课堂吸收率高 | 10 | |
| 语言能力 | 表达流畅清楚、与学生互动、课堂组织 | 5 | |
| 教学态度 | 备课充分、情绪饱满热情、仪态端庄、讲课熟练 | 5 | |
| 总分 | | | |
| 建议（优缺点） | | | |

## 宁波大学医学院附属住院医师规范化培训台账资料督查评分表(1)

科室：　　　　　　　　　　　　　　　　督导内容：2017 年第一季度台账

| 项目 | 督查内容 | 评分标准 | 分值 | 得分 | 扣分原因 |
|---|---|---|---|---|---|
| 1 | 入科报到单和入科教育 | 有且严格落实,得满分 | 10 | | |
| 2 | 排班表、考勤记录表和请假条 | 有且严格落实,得满分 | 10 | | |
| 3 | 规培学员轮转计划表 | 有且严格落实,得满分 | 10 | | |
| 4 | 教学查房记录 | 有且开展次数达标,得满分 | 10 | | |
| 5 | 疑难病例讨论记录 | 有且开展次数达标,得满分 | 10 | | |
| 6 | 小讲课、业务学习记录 | 有且开展次数达标,得满分 | 10 | | |
| 7 | 经管床位记录表 | 有且达要求,得满分 | 10 | | |
| 8 | 门急诊工作量 | 有且达要求,得满分 | 10 | | |
| 9 | 科主任、护士长和带教老师三方考核表 | 有,得满分 | 10 | | |
| 10 | 出科考试实践操作考试记录表 | 考核全面且规范,得满分 | 10 | | |
| | 总　分 | | 100 | | |

督导专家：　　　　　　　　督查日期：

## 宁波大学医学院附属住院医师规范化培训台账资料督查评分表(2)

科室：　　　　　　　　　　　　　　　　督导内容：2017 年第二季度台账

| 项目 | 督　查　内　容 | 分值 | 得分 | 扣分原因 |
|---|---|---|---|---|
| 1 | 2017 年第一季度门急诊量,住院人数,病例病种和技能操作数 | 8 | | |
| 2 | 2016 年度师资评价 | 8 | | |

续表

| 项目 | 督　查　内　容 | 分值 | 得分 | 扣分原因 |
|---|---|---|---|---|
| 3 | 2017 年第一季度科室教学激励（奖金发放）情况 | 8 | | |
| 4 | 2017 年第一季度轮转计划 | 10 | | |
| 5 | 入科报到单和入科教育 | 6 | | |
| 6 | 排班表、考勤记录表和请假条 | 6 | | |
| 7 | 教学查房教案和记录 | 10 | | |
| 8 | 疑难病例讨论记录 | 8 | | |
| 9 | 小讲课学习记录 | 8 | | |
| 10 | 学员经管床位记录表 | 6 | | |
| 11 | 门急诊工作量 | 6 | | |
| 12 | 科主任、护士长和带教老师三方考核表 | 6 | | |
| 13 | 出科考试记录（考试人员、成绩、试卷） | 10 | | |
| | 总　分 | 100 | | |

督导专家：　　　　　　　　督查日期：

## 培训基地教学督导委员会住院医师规范化培训病例讨论督查评分表

主持教师：　　　　职称：　　　　科室：　　　　讨论时间：

参加讨论人员：

病例诊断：　　　　　　　　住院号：

| 序号 | 内容及分值 | 评　分　要　点 | 分值 | 扣分 |
|---|---|---|---|---|
| 1 | 病例准备（15 分） | 教学目标明确，根据培训大纲选择有一定难度的常见或多发病作为教学讨论病例 | 5 分 | |
| | | 病例相关病历资料准备完善 | 5 分 | |
| | | 师生对于拟讨论病例是否熟悉 | 5 分 | |

续表

| 序号 | 内容及分值 | 评　分　要　点 | 分值 | 扣分 |
|---|---|---|---|---|
| 2 | 病史汇报<br>（15分） | 表达是否流畅 | 3分 | |
| | | 是否有条理性 | 3分 | |
| | | 是否完整、重点突出 | 3分 | |
| | | 是否有意识地围绕症状进行鉴别 | 3分 | |
| | | 上级医师是否有补充询问病史 | 3分 | |
| 3 | 病例分析<br>（20分） | 病例特点总结是否全面、重点突出 | 5分 | |
| | | 提出的诊断是否完整、全面 | 5分 | |
| | | 各项诊断依据的分析是否充分、合理 | 5分 | |
| | | 鉴别诊断是否全面、是否紧密结合病例 | 5分 | |
| 4 | 病例讨论<br>与讲解<br>（40分） | 上级医师是否全面归纳病例 | 5分 | |
| | | 上级医师是否有针对病例的相关提问 | 5分 | |
| | | 下级医师是否积极参与回答、提出见解 | 5分 | |
| | | 下级医师是否提出疑问或问题 | 5分 | |
| | | 上级医师是否对相关问题给予讲解、回答 | 5分 | |
| | | 上级医师是否对病例的诊疗提出补充意见 | 5分 | |
| | | 上级医师对病例书写是否有点评意见 | 5分 | |
| | | 是否讲解了有关疾病当前的进展等知识 | 5分 | |
| 5 | 教学秩序<br>（10分） | 是否有学生缺课 | 5分 | |
| | | 课堂纪律是否良好 | 5分 | |
| | | 合　　计 | 100分 | |

督导专家：　　　　　　　　　　　　督查时间：

## 基地教学督导委员会住院医师规范化培训
## 病历书写评分表(以内科为例)

专业基地:　　　　　　　　　　　　培训科室:

学员姓名:　　　　　　　　　　　　带教老师:

| 考核内容 | 考核内容及评分标准 | | 扣分 | 满分 | 得分 |
|---|---|---|---|---|---|
| 一、主诉(5分) | 1. 主要症状及或患病时间有错误 | 扣2分 | | 5 | |
| | 2. 主要症状及或患病时间有遗漏 | 扣1分 | | | |
| | 3. 主诉叙述不符合要求(如主诉用诊断用语,主诉过于繁琐) | 扣2分 | | | |
| 二、现病史(20分) | 1. 起病情况及患病时间叙述不清,未说明有无诱因与可能的病因 | 扣1~2分 | | 20 | |
| | 2. 发病经过顺序不清,条理性差或有遗漏 | 扣1~2分 | | | |
| | 3. 主要症状特点未加描述或描述不清 | 扣3~5分 | | | |
| | 4. 伴随症状不清 | 扣1~2分 | | | |
| | 5. 有关鉴别的症状或重要的阴性症状不清 | 扣1~3分 | | | |
| | 6. 诊疗经过叙述不全面 | 扣1~3分 | | | |
| | 7. 一般状况未叙述 | 扣1~2分 | | | |
| | 8. 现病史与主诉内容不一致 | 扣2~5分 | | | |
| 三、其他病史(5分) | 1. 项目有遗漏者 | 扣1~3分 | | 5 | |
| | 2. 有关阴性病史未提及 | 扣1分 | | | |
| | 3. 顺序错误 | 扣1分 | | | |
| 四、体格检查(15分) | 1. 项目有遗漏者 | 扣1~2分 | | 15 | |
| | 2. 重要阳性、阴性体征遗漏 | 扣2~5分 | | | |
| | 3. 顺序错误 | 扣1分 | | | |
| | 4. 结果错误 | 扣2~5分 | | | |
| | 5. 重要体征特点描述不全或不确切 | 扣2~5分 | | | |
| | 6. 专科情况描述不全或不确切 | 扣2~5分 | | | |
| 五、辅助检查(5分) | 血尿便常规、重要化验、X线、心电图、B超等相关检查遗漏或表达不正确 | 每项扣1~2分 | | 5 | |

续表

| 考核内容 | 考核内容及评分标准 | | 扣分 | 满分 | 得分 |
|---|---|---|---|---|---|
| 六、病历摘要（5分） | 1. 入院主要症状（原因）与时间/一般情况/重要的既往史/阳性体征及主要辅助检查 | 遗漏1项扣1分 | | 5 | |
| | 2. 叙述过繁、过简、语句不通顺 | 扣1~2分 | | | |
| 七、诊断（10分） | 1. 主要诊断及主要并发症有错误或有遗漏、不规范（如甲亢、风心病等） | 扣2~5分 | | 10 | |
| | 2. 次要诊断遗漏或有错误，不规范 | 扣1~3分 | | | |
| | 3. 诊断主次顺序错误 | 扣1~2分 | | | |
| 八、诊断分析（13分） | 1. 诊断依据不足 | 扣2~5分 | | 13 | |
| | 2. 未做必要的鉴别诊断及或缺少鉴别的依据或方法 | 扣2~5分 | | | |
| | 3. 仅罗列书本内容缺少对本病倒实际情况的具体分析与联系 | 扣2~5分 | | | |
| 九、诊疗计划（7分） | 1. 有错误、有遗漏分别 | 扣2~5分 | | 7 | |
| | 2. 有无实际内容空间笼统的描述 | 扣1分 | | | |
| | 3. 针对性差 | 扣1~2分 | | | |
| 十、病程记录（10分） | 1. 病程记录不及时，入院后3天无病程记录，长期住院患者超过一周无病程记录 | 扣2~5分 | | 10 | |
| | 2. 病程记录不能反映上级医师查房的意见（三级查房） | 扣2~5分 | | | |
| | 3. 病程不能反映病情变化，无病情分析、对重要化验及其他辅助检查结果无分析评价、未记录病情变化后治疗措施变更的理由 | 扣1~3分 | | | |
| | 4. 危重症病例无抢救记录或记录不及时、不准确 | 扣2~5分 | | | |
| | 5. 长期住院患者无阶段小结 | 扣2分 | | | |
| 十一、其他（5分） | 1. 无交接班记录或书写不正规 | 扣1~2分 | | | |
| | 2. 实习医生书写病历上级医师无签名 | 扣1分 | | | |

续表

| 考核内容 | 考核内容及评分标准 | | 扣分 | 满分 | 得分 |
| --- | --- | --- | --- | --- | --- |
| 十一、其他（5分） | 3. 会诊记录单及各种记录检查单填写有缺项的（如姓名、病历号、日期、诊断、签名等） | 扣0.5~1分 | | 5 | |
| | 4. 各项化验单粘贴不整齐，标记不清楚（异常用红笔标记） | 扣0.5~1分 | | | |
| | 5. 病历格式不规范，医学术语不规格，书写字迹潦草，有涂改，错别字 | 扣0.5~3分 | | | |
| 总　　分 | | | | 100 | |

# 第七章 培训基地医疗质量管理制度建设

## 第一节　制度设计思考

### 一、医疗质量安全管理的重要性

医疗质量安全管理是医院管理的核心,也是医疗管理的基本内容。住院医师作为医院临床医师队伍中一线工作的重要力量之一,为医院临床工作正常运转和医疗事业的发展发挥了重要作用。同时住院医师也是医院医疗质量安全管理的重要对象之一。因此,宁大附院住培办联合医务科、病案质控、信息科共同制定了一系列住院医师医疗质量安全管理的实施办法。

### 二、医疗质量管理制度设计与思考

1. *加强医疗权限管理*　不同住培学员的临床能力不同,可参与的医疗活动权限不同,因此,对住培学员的医疗权限授予须分层次,包括病历书写权限、手术权限、临床操作权限和诊疗活动权限。

2. *加强执业管理*　我国的《执业医师法》明确规定,未经医师资格考试取得执业证书,不得从事医师执业活动。而住培主要通过临床实践的方式进,对于没有医师资格证书或有医师资格证书而未将执业地点注册在医院的住培学员,不能授予处方权,不可独立处置患者和进行手术,无法独立执业,导致这部分学员临床能力的训练不充分,临床能力的提高受到限制。因此,宁大附院作为培训基地为符合条件的培训对象组织参加医师资格考试,取得医师资格证书者,要求其按照住培学员的身份将执业地点注册在培训基地,住培办将协助其办理执业注册和变更手续。

3. *强调病历书写规范化*　病历书写是住培学员基本临床技能之一,是重要的培训内容。病历书写也能反应住院医师的临床思维能力,体现医疗机构的医疗水平,为规避医疗纠纷提供有力证据,是医疗质量管理的重要环节。病历书写过程需要住院医师提取和总结专业理论知识和临床技能,需要融入住院医师的分析、判断能力。书写一份完整病历，是对一个患者，一次疾病的发生、发展、治疗、转归和预后的连续监测过程，对于年轻医师而言，规范书写病历就是锻炼和培养临床思维能力和诊治能力的过程。此外，当今社会医疗环境错综复杂，人民群众的法律意识逐渐增强，所有医疗纠纷最终都以书写的病历定论。住培学员作为一线临床医师，接触患者最多，病历是他们与患者沟通的文字记载，有些学员缺乏责任心且自我保护意识淡漠，尤其体现在对医患沟通环节的记载及知情同意书方面，因此，做好病历书写的质控与管理，提高学员的法律意识，在病历书写时树立防范理念也很重要。

总之，加强在培住院医师医疗质量管理，为医院整体医疗质量安全提升提供保障。后续将探索如何加强住院医师夜班管理和手术权限管理，进一步促进住院医师核心能力——岗位胜任力的提升。

## 第二节　执业医师管理探索实例

基地要求完成第一年培训的住院医师参加并通过医师资格考试，并将执业地点注册在宁大附院（培训基地）。在培训第二年结束时，具有执业资格的住院医师参加基地安排的岗位胜任力考核，通过考核者，具有独立值班和开具医嘱权限。同时，医务科将此部分住院医师纳入医院医师管理，对其进行抗生素、手术进行分级管理，His 系统采用 U 盾实名制管理。

### 一、医师资格考试

1. *考试通知与报名*　　每年 1 月，基地根据国家医学考试网及宁波市医学考试办公室通知，组织符合条件的学员报名参加当年全国执业医师资格考试。并通知学员本年度医师资格考试各个时间截点，要求学员根据时间截点安排复习备考进程。

2. *申报材料准备与审核*　　在网络报名结束后，根据市医学考试办要求，组织所有网络报名学员准备报名的各项材料，按要求与顺序排放，住培办专人对学员提交的材料进行收集与审核。最后由培训基地统一提交至市考试办现场审核。

3. *复习备考*　　每年 2 月底，住培办组织学员医师资格考试的理论摸底考试，对摸底成绩进行分析汇总，并报至各个专业基地，在理论考试之前，每月安排一次模拟考试，以督促学员强化复习。每年医师资格考试技能考试安排在每年 6 月进行，宁大附院安排在考前对学员进行考前专项技能培训，以帮助学员顺利通过考试。

## 二、执业医师注册/变更

为了保证学员在培训期间医疗行为的合法性，以便更好地进行临床实践活动，对于通过医师资格考试、取得医师资格证书的学员，根据《执业医师法》规定、浙江省卫生计生委《转发卫生部关于住院医师规范化培训期间医师执业注册有关问题的通知》(浙卫发〔2012〕79 号)要求，基地规定所有在宁大附院参加培训的住院医师在取得医师资格证书之后，将执业地点注册在培训基地，由住培办协助学员办理执业医师注册或变更手续，之后在培训基地参加医师定期考核，并将执业地点注册情况纳入学员的绩效考核。

**附 7－1：培训基地住培学员执业医师注册/变更注册流程**

(1) 在省政务平台(http://www.zjzwfw.gov.cn/)和国家电子化注册系统(http://www.nhfpc.gov.cn/)两个平台完成用户注册，并提交医务科进行审核。

(2) 打印注册材料，包括《医师执业、变更执业、多机构备案申请审核表》和《浙江省住院医师规范化培训证明表》，并仔细阅读填表说明。

(3) 根据样表填写上述表格。

(4) 进行体检(申请之日前 6 月内体检过均可)，体检后填写《体检表》并盖章。体检表在《医师执业、变更执业、多机构备案申请审核表》内。

备 注

使用说明
一、本证书是医师执业的凭证。
二、医师必须在规定的执业地点、类别、范围进行执业。
三、本证书不得出借、出租、抵押、转让、涂改、故意损毁。
四、本证书由国家卫生和计划生育委员会统一印制，任何单位或个人不得擅自印制。

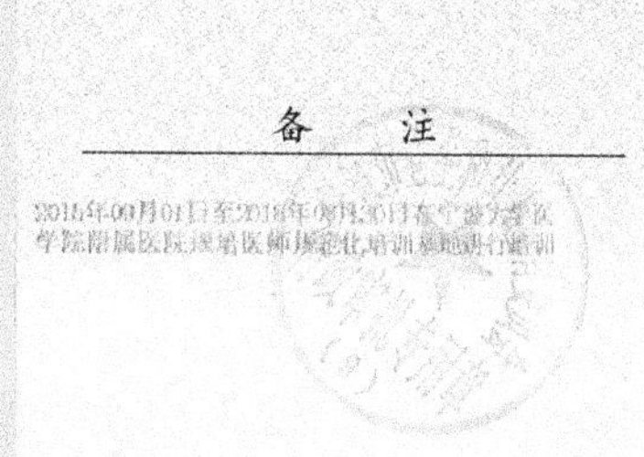

图 7－2－1 住院医师规范化培训学员执业证书扫描件

(5) 上述表格填写完毕后到住院医师规范化培训办盖章，贴上照片。

(6) 江北区卫生行政中心办理注册手续。

(7) 取得《执业证书》后，请将医师资格证书复印件和执业证书原件交至住院医师规范化培训办登记保存，培训结束后归还。

## 第三节　医疗权限分级管理探索实例

### 一、强化医疗质量与安全的理论学习

培训基地通过对住培学员开设《执业医师法》《医患沟通》《病历书写规范》等公共课，邀请医院医疗、法务等相关专家授课，强化医疗质量安全意识。通过这些课程的学习，培养住院医师的医疗质量与安全意识，为在以后的医疗实践中树立质量第一的原则打下理论基础。

### 二、岗位胜任力分层与实施

1. 考核内容

(1) 医师资格考试：通过医师资格考试者具备最基本的行医水准与能力，是合法执业的前提。

(2) 岗位胜任力考核：以岗位胜任力为核心，提升医疗质量安全意识。宁大附院对培训满2年的住院医师实施岗位胜任力考核，除了理论与技能考试以外，同时联合医务科设置“医疗质量安全知识”考试，试题包括医疗安全、核心制度、病历质控等内容，也设计了相应的案例分析题，全面考核住院医师的医疗质量安全意识。

通过上述两项考试对住培学员的临床能力进行分层，分为见习医师、低年资住院医师和高年级住院医师。

2. 考核结果应用　未通过医师资格考试者，不具备独立行医资质，所有临床操作均须在带教老师指导下协助进行，只给予初级院级绩效奖励，绩效额度最低。通过医师资格考试且将执业地点注册在宁大附院者，具备独立行医能力，可在带教老师指导下独立进行相关诊疗活动，并跟随带教老师值夜班，给予中高级绩效。执业地点注册在宁大附院的住培学员又分为低年资住院医师和高年资住院医师。一般在培训第二年结束参加并通过院级岗位胜任力考核的学员进入高年资住院医师阶段。培训基地对低年资住院医师和高年资住院医师的医疗权限进行分级管理。低年资住院医师，不具

有处方权,不具有签署各类知情谈话及首次病程记录的权限,书写大病历及病程记录签名前冠带教老师名字;手术权限设置仅为助手,不能主刀;不能独立值夜班。学员通过院级岗位胜任力考核后,经住培办审核并备案后,报至医务科、信息科和质管办,开通医院电子病历系统的U盾密钥,授予开具医嘱和签署电子病历系统内各类病历文书的权限。该权限与本院同类医师完全相同。医务科根据报备的名单,设置非限制使用级抗菌药物以及Ⅰ类手术的权限,并纳入本院同类人员的管理。学员在完成Ⅰ类手术一定的主刀和一助例数之后,方可申请考取Ⅱ类手术权限。

3. 住院医师医疗权限设置流程

(1)新入院的住培学员,在培训开始之前,由住培办将学员基本信息报至信息科、党政办、后勤保障部。由相应部门为学员开通医院工号,开放HIS系统以及医院OA办公系统相应权限。

(2)低年资住院医师参加各类医疗活动需在带教老师指导下进行,不能独立值夜班,不具备独立主刀及相应的病历文书签署资质。高年资住院医师中具有医师资格证书且执业地点注册在医院的学员,在岗位胜任力考核后次月,由住培办报至医务科、质管办和信息科,为其开通相应的医疗权限,包括U盾密钥使用、开医嘱、抗菌药物使用、手术主刀及独立值班等权限。

(3)住培办将具备高年资住院医师资质的住院医师名单报至信息科和质管办,由信息科统一为其开通HIS5.0电子病历系统的U盾密匙,持有U盾密钥的学员具备与本院同类人员相同的各类病历文书的签署能力,以及开具医嘱的权限。同时质管办将这些人员书写的病历纳入本院同类人员的管理。

(4)住培办将具备高年资住院医师资质的住院医师名单报至医务科,由医务科组织对其进行抗菌药物使用和手术权限的考核,通过考核者,授予非限制使用级抗菌药物的使用权限和Ⅰ类手术主刀的权限。同时将其纳入本院同类人员的管理。

(5)住培办将具备高年资住院医师资质的住院医师名单报至各轮转科室主任,由科室主任根据科室临床工作情况,安排其独立值一线班。要求住院医师值一线班的同时,必须同时安排二线班。

## 三、医疗纠纷防范与处理

首先,基地对学员的始业教育中加强职业道德、医患沟通、法律法规等和病历书写等相关内容的教育,使学员对规范行医有正确的认知。其次,在培训过程中,由带教老师言传身教,结合临床实践学习沟通技巧、病历书写等临床技能,巩固掌握专业知识,层层把关。再次,对住培学员根据临床能力高低实行医疗权限分级管理,尽可能保证医疗质量,降低医疗纠纷发生的可能。

学员在培训期间发生医疗纠纷者，提交至宁大附院医患关系处理中心，由中心按照《执业医师法》的相关规定，对学员和带教老师进行纠纷认定和处理。

## 四、医疗活动管理

1. 工作安排　　住培学员原则上实行24小时住院制度，临床开展医疗工作在带教老师指导下进行，以更多地深入临床。学员应在上班前半小时到达科室，巡视患者，了解所管理患者的相关信息，做好早交班和查房准备。学员在带教老师指导下按时完成各项诊疗活动，包括查房、病历书写、各种治疗，及时掌握患者病情变化，处理各种突发情况。

2. 查房管理　　每日查房不少于2次，查房时全面了解患者病情变化、思想及生活情况。对危重患者应根据病情需要，随时巡视，仔细观察病情变化。对经管患者要逐个检查，重点巡视疑难危重患者及待诊断、新入院、手术后患者；根据病情变化更改医嘱，对诊断不明、疗效不佳的患者要重点研究，提请上级医师诊查或会诊，对检验、X线检查报告和其他检查结果、要仔细分析，提出进一步检查与治疗意见。检查当日医嘱执行情况，给予必要的临时医嘱，开具次日特殊检查医嘱，认真做好病程记录及各项其他病历资料。

夜间值班的住院医师应进行夜查房，做到对全科患者及陪护的情况有基本了解。

3. 值班管理　　住培学员在通过院级岗位胜任力考核之前，跟着带教老师值班，通过考核之后，获得独立值夜班权限，并经医务科和科室审核向学员开放权限。学员承担起培训科室值一线班的任务。住院医师值班期间，必须尽职尽责，负责各项临时性医疗工作和患者的临时处理，遇到困难时应及时请上级医师处理。值班期间急诊入院患者，要及时完成首次病程记录和入院记录的书写。如遇急救或急诊手术时，应当及时书写首次病程记录，然后24小时内补写《入院记录》。在次日晨交班时将当班期间患者的病情及处理进行详细汇报。

4. 医患交流　　住培学员在临床工作中应做好与患者和(或)家属的沟通与交流工作，及时告知病情与医疗决策。患者病情变化、有创检查及有风险处理前，变更治疗方案时，贵重药品使用前，发生欠费且影响患者治疗时，术前、术中改变术式，麻醉前，输血前，以及医保患者使用医保以外的诊疗项目或药品前，均应及时与患者和/或家属沟通

5. 交接班制度　　住院医师接班时应详细了解患者的病史、相关的检查化验资料，掌握病情发展变化，有疑问及时与上级医师沟通请教。学员下班前，应将危重患者情况及处理事项记录于《医师交班簿》，并由上级医师审核签名。遇到轮转出科等需要交接班的情况，须在完成轮转期间的病历书写工作，并在病程中认真书写交、接班记录，详细与上级医师交代患者病情。

## 五、培训科室住院医师排班

培训基地要求住培学员纳入科室排班表，并根据学员岗位胜任能力进行具体安排(表7－1)。

表7－1　检验科住培学员排班表

| | 一 | 二 | 三 | 四 | 五 | 六 | 日 | 备注 |
|---|---|---|---|---|---|---|---|---|
| | | | | 1 | 2 | 3 | 4 | |
| A(内科) | | | 报到 | 生化 | 生化 | 休 | 休 | |
| B(检验) | 微生物 | 休 | 微生物 | 微生物 | 夜 | 夜休 | 休 | |
| | 5 | 6 | 7 | 8 | 9 | 10 | 11 | |
| A(内科) | 生化 | 生化 | 生化 | 生化 | 生化 | 休 | 休 | |
| B(检验) | 休 | 微生物 | 微生物 | 夜 | 夜休 | 休 | 微生物 | |
| | 12 | 13 | 14 | 15 | 16 | 17 | 18 | |
| A(内科) | 生化 | 生化 | 生化 | 生化 | 休 | 休 | 生化 | |
| B(检验) | 微生物 | 微生物 | 夜 | 夜休 | 休 | 微生物 | 休 | |
| | 19 | 20 | 21 | 22 | 23 | 24 | 25 | |
| A(内科) | 生化 | 生化 | 生化 | 生化 | 生化 | 休 | 休 | |
| B(检验) | 微生物 | 夜 | 夜休 | 休 | 微生物 | 休 | 微生物 | |
| | 26 | 27 | 28 | 29 | 30 | | | |
| A(内科) | 生化 | 生化 | 技能 | 理论 | 出科 | | | |
| B(检验) | 夜 | 夜休 | 休 | 微生物 | 休 | | | |

## 六、培训科室住培学员经管病例记录

住培学员在科室轮转期间所管理的患者应有登记和记录，一方面利于学员学习回顾，另一方面也便于对医疗行为进行追踪。(表7－2)

表7－2　宁大附院住培某某科住院医师经管病例记录表

| 姓名 | 级别 | 专业 | 轮转时间 | 带教老师 | 患者姓名 | 住院号 | 是否书写过病历 | 入院时间 | 入院诊断 |
|---|---|---|---|---|---|---|---|---|---|
| | | | | | | | | | |
| | | | | | | | | | |
| | | | | | | | | | |

## 第四节　住培学员病历书写管理探索实例

如何规范地书写好一份病历，是住院医师必须认真对待的问题。对于住培学员而言，在职业生涯的起始阶段打好病历书写的基本功，在今后的行医生涯中将受益一生。规范的病历书写是保证医疗质量安全的基础。因此，在住院医师职业开始，就养成规范书写病历的好习惯是终身受用的。为此，基地为每位住院医师印发了《病历书写手册》，每月手写 2 份完整系统病历（门诊轮转时手写 2 份完整门诊病历），并由带教老师审核批改。同时，由医院质管办对住院医师书写的电子病历进行质控，每季度反馈质控结果，并根据结果整改。

### 一、培训基地病历书写要求

为了保证学员病历书写质量，加强其病历书写基本功，宁大附院对住培学员在培训期间书写病历的要求进行如下管理。

（1）住院医师的病历书写实行带教老师—科室—质管办/住培办三级审核管理。带教老师应对所指导的住院医师进行病历批改、审阅并签名。

（2）带教老师有责任对住院医师书写的病历质量进行把控，包括及时书写、各项知情告知的签字及病历内涵等。

（3）住院医师入院培训时科教部同时编制账号。入科时，由信息科根据账号设置带教老师。住院医师根据账号登录系统书写病历。

（4）住院医师应根据卫生部《病历书写基本规范》《浙江省住院病历质量检查评分表》和《宁波大学医学院附属医院电子病历书写与管理办法》进行病历书写。

（5）在宁大附院参加住培的住院医师，执业医师注册前，不具备首次病程记录、术后首次病程记录签署的权限；执业医师注册到宁大附院后，由住培办认定其具有高年资住院医师资质，并向医务科、质管办和信息科报备，由信息科为其设置 U 盾密匙后方可书写并签署上述内容。U 盾密匙的使用与管理参照宁大附院职工。

（6）临床科室轮转的内科、外科、妇产科、儿科、急诊科、神经内科、皮肤科、康复科、麻醉科、全科和助理全科专业住院医师，每人每月至少在电子病历系统内书写 12 份病历，在《病历书写手册》中手写 1 份完整大病历和 1 份首次病程记录，并要求带教老师审批和签名。

（7）在临床科室轮转的放射科、超声科、检验科、口腔科专业住院医师，每人每月至少在系统内书写 6 份病历，在《病历书写手册》中手写 1 份完整大病历，并要求带教老师审批和签名。

（8）放射科、超声科、检验科专业的住院医师，在专业科室轮转时，每月至少书写200份报告。并要求带教老师审批和签名。

（9）医技科室轮转的内科、外科、妇产科、儿科、急诊科、神经内科、皮肤科、康复科、全科和助理全科的住院医师，每月至少书写10份报告。并要求带教老师审批和签名。

（10）口腔专业住院医师每月至少书写20份门诊病历，每月在《病历书写手册》中手写2份门诊病历（根据结业考核规程中门诊病历评分表进行书写）。

（11）住院医师在出科前自己管理书写的病历，必须完成截至出科之日所有要求完成的病历内容，包括大病历、首次病程记录、病程记录、手术记录等内容。同时要求必须书写《交班记录》，新入科住院医师接手管理该患者后必须书写《接班记录》。

（12）科室对住院医师所写的病历质控办法与本科室职工相同。

（13）住院医师每月对所写的病历进行记录，由科室汇总后报质管办进行督查。

（14）住院医师所写病历的数量与质量由医院教学督导委员会病历督导组进行日常督导与考核。

## 二、首次病程记录格式和门诊病历格式

首次病程记录和门诊病历的书写，是学员对新收治患者医疗信息的整理、归纳和总结，及时书写一份高质量的首次病程记录或门诊病历，对学员的临床思维能力提出了较高要求。住培学员在结业考核的临床实践能力考核中其中一站是现场手写一份首次病程记录或门诊病历，为此，基地结合结业考核要求与病历书写规范，整理了规范化首次病程记录和门诊病历格式模板（表7－3，表7－4），从形式和内容上规范病历书写，供学员日常练习之用。

**表7－3　宁大附院住培首次病程记录格式模板**

×年×月×日　×时×分　　　首次病程记录
患者姓名，性别，年龄，因“主诉”入院。
病例特点：1. 人口学特点，起病性质。2. 主要症状和伴随症状（注意精炼、概括），有鉴别诊断意义的阴性症状（适当写一两点）。诊治情况（概括）及效果。3. 既往史、个人史和家族史总结概述。4. 体格检查：包括生命体征、体型、步态、神志、精神、皮肤、巩膜、浅表淋巴结、两肺、心脏、腹部、脊柱四肢、神经系统（评分要点：对疾病有诊断意义的体格检查描述正确、到位）。5. 辅助检查。
初步诊断：1. ……2. ……
诊断依据：人口学特点、病程，主诉，概括症状特点，阳性体征，阳性检查结果，与疾病相关的既往史/个人史/婚育月经史等。（各项诊断均要有依据）

续表

| |
|---|
| 鉴别诊断：围绕主诉症状，作与主要诊断相关的疾病鉴别，展开写 2~3 个疾病，写清楚鉴别点，以及为何不考虑该诊断。<br>诊疗计划：（评分要点：符合基本治疗原则）1. 完善相关检查，包括……；2. 一般处理，护理、饮食及相关指标监测等；3. 对主要诊断疾病的处理；4. 对初步诊断的其他疾病的处理；4. 根据病情调整治疗。<br>签名： |

表 7－4　宁大附院门诊病历书写格式模板

| |
|---|
| 姓名：　　性别：　　出生年月：　　身份证号：　婚姻：　　民族：职业：　　药物过敏史：　　工作单位：<br>住址：<br>（儿科患者、意识障碍者、精神病患者、创伤患者就诊还需写明陪伴者姓名及与患者关系，必要时留下陪伴者工作单位、地址和联系电话）<br>×年 ×月 × 日× 医院 ×科门诊<br>主诉：主要症状及持续时间（简明扼要）<br>病史：现病史重点突出（包括本次患病起病日期、主要症状特点和伴随症状、诊治经过及疗效）。（此部分注意精炼、概括）。并简要叙述本次疾病相关的既往史、个人史、婚育史和家族史。<br>体格检查：一般情况，重点记录阳性体征和有鉴别诊断意义的阴性体征。辅助（实验室）检查：<br>诊断依据：人口学特点、病程，主诉，阳性体征，阳性检查结果，阳性既往史。初步诊断：注意诊断主次排序<br>鉴别诊断：围绕主诉症状和主要诊断，展开 2~3 个疾病鉴别，与诊断无关的鉴别诊断不要出现。<br>处理措施（诊疗计划，要有针对性，要体现个体化）：<br>1. 治疗医嘱：<br>2. 处方：药品包括药名（规范的通用中文名称）、剂量（阿拉伯数字）、规格、总量、用量和用法<br>3. 进一步检查措施及建议<br>4. 休息方式及期限<br>5. 不适随诊<br>完整签名： |

**附 7－2：培训基地病历书写手册范例**

为保证病历书写的质量，病历书写的量也要达到一定要求，为此基地制作了《住院医师规范化培训病历书写手册》，要求学员每月手写 2 份病历，并要求带教老师进行批改，以此提升病历书写质量。

1. 手册封面与封二样式

住院医师规范化培训病历书写手册

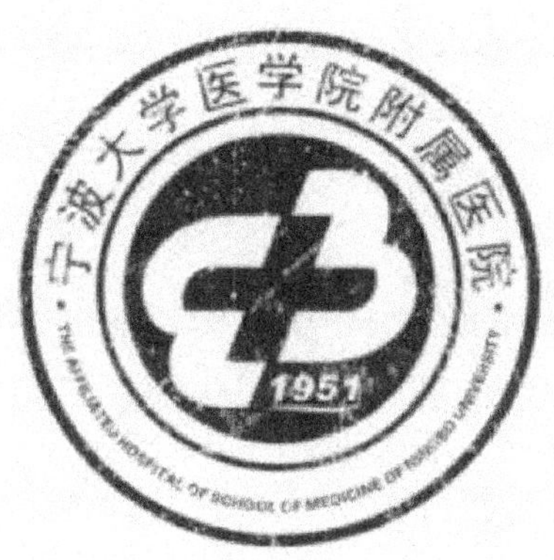


姓　　名________________

级　　别________________

培训专业________________

# 宁波大学医学院附属医院
# 住院医师规范化培训基地
# 手册使用说明

一、本手册供参加住院医师规范化培训的学员使用。是学员在宁大附院住院医师规范化培训基地培训期间记录手写大病历内容的手册。学员应妥善保管，谨防遗失。

二、使用者应认真用钢笔或签字笔填写手册内所规定的内容，书写大病历时做到认真书写、字迹清晰。

三、学员在临床科室轮转时，应按照住院病历书写的要求每月至少手写 1 份完整大病历和 1 份首次病程记录。口腔科学员每月手写 2 份门诊病历。

四、学员当月病历书写完成后，应由带教老师及时审阅批改并签名。

五、本手册在培训期间，将作为学员平时成绩的一部分，基地主管部门和病历质控部门将随时对大病历书写情况进行调阅、审查，未按时完成病历书写或书写数量未达到要求者将不能报名参加结业考核。

六、培训结束后，本手册将交回基地，由基地主管部门和基地负责人签字盖章后存档。

2. 手册正文

手册正文内容包括《病历书写基本规范》（卫医政发〔2010〕1 号）、住院期间病历书写的格式与内容①、《浙江省住院医师规范化培训临床实践能力结业考核首次病程记录评分表》、《浙江省住院医师规范化培

① 摘自人民卫生出版社《诊断学》第 7 版。

训临床实践能力结业考核门诊病历评分表(口腔科)》,以及手写病例表格。

## 病历书写基本规范
## （卫医政发〔2010〕11号）

### 第一章　基本要求

**第一条**　病历是指医务人员在医疗活动过程中形成的文字、符号、图表、影像、切片等资料的总和，包括门（急）诊病历和住院病历。

**第二条**　病历书写是指医务人员通过问诊、查体、辅助检查、诊断、治疗、护理等医疗活动获得有关资料，并进行归纳、分析、整理形成医疗活动记录的行为。

**第三条**　病历书写应当客观、真实、准确、及时、完整、规范。

**第四条**　病历书写应当使用蓝黑墨水、碳素墨水，需复写的病历资料可以使用蓝或黑色油水的圆珠笔。计算机打印的病历应当符合病历保存的要求。

**第五条**　病历书写应当使用中文，通用的外文缩写和无正式中文译名的症状、体征、疾病名称等可以使用外文。

**第六条**　病历书写应规范使用医学术语，文字工整，字迹清晰，表述准确，语句通顺，标点正确。

**第七条**　病历书写过程中出现错字时，应当用双线划在错字上，保留原记录清楚、可辨，并注明修改时间，修改人签名。不得采用刮、粘、涂等方法掩盖或去除原来的字迹。

上级医务人员有审查修改下级医务人员书写的病历的责任。

**第八条**　病历应当按照规定的内容书写，并由相应医务人员签名。

实习医务人员、试用期医务人员书写的病历，应当经过本医疗机构注册的医务人员审阅、修改并签名。

进修医务人员由医疗机构根据其胜任本专业工作实际情况认定后书写病历。

**第九条**　病历书写一律使用阿拉伯数字书写日期和时间，采用24小时制记录。

**第十条**　对需取得患者书面同意方可进行的医疗活动，应当由患者本人签署知情同意书。患者不具备完全民事行为能力时，应当由其法定代理人签字；患者因病无法签字时，应当由其授权的人员签字；为抢救患者，在法定代理人或被授权人无法及时签字的情况下，可由医疗机构负责人或者授权的负责人签字。

因实施保护性医疗措施不宜向患者说明情况的，应当将有关情况告知患者近亲属，由患者近亲属签署知情同意书，并及时记录。患者无近亲属的或者患者近亲属无法签署同意书的，由患者的法定代理人或者关系人签署同意书。

### 第二章　门（急）诊病历书写内容及要求

**第十一条**　门（急）诊病历内容包括门（急）诊病历首页（门（急）诊手册封面）、病历记录、化验单（检验报告）、医学影像检查资料等。

**第十二条**　门（急）诊病历首页内容应当包括患者姓名、性别、出生年月日、民族、婚姻状况、职业、工作单位、住址、药物过敏史等项目。

门诊手册封面内容应当包括患者姓名、性别、年龄、工作单位或住址、药物过敏史等项目。

**第十三条**　门（急）诊病历记录分为初诊病历记录和复诊病历记录。

初诊病历记录书写内容应当包括就诊时间、科别、主诉、现病史、既往史，阳性体征、必要的阴性体征和辅助检查结果，诊断及治疗意见和医师签名等。

复诊病历记录书写内容应当包括就诊时间、科别、主诉、病史、必要的体格检查和辅助检查结果、诊断、治疗处理意见和医师签名等。

急诊病历书写就诊时间应当具体到分钟。

**第十四条**　门（急）诊病历记录应当由接诊医师在患者就诊时及时完成。

1

**第十五条** 急诊留观记录是急诊患者因病情需要留院观察期间的记录，重点记录观察期间病情变化和诊疗措施，记录简明扼要，并注明患者去向。抢救危重患者时，应当书写抢救记录。门（急）诊抢救记录书写内容及要求按照住院病历抢救记录书写内容及要求执行。

## 第三章 住院病历书写内容及要求

**第十六条** 住院病历内容包括住院病案首页、入院记录、病程记录、手术同意书、麻醉同意书、输血治疗知情同意书、特殊检查（特殊治疗）同意书、病危（重）通知书、医嘱单、辅助检查报告单、体温单、医学影像检查资料、病理资料等。

**第十七条** 入院记录是指患者入院后，由经治医师通过问诊、查体、辅助检查获得有关资料，并对这些资料归纳分析书写而成的记录。可分为入院记录、再次或多次入院记录、24 小时内入出院记录、24 小时内入院死亡记录。

入院记录、再次或多次入院记录应当于患者入院后 24 小时内完成；24 小时内入出院记录应当于患者出院后 24 小时内完成，24 小时内入院死亡记录应当于患者死亡后 24 小时内完成。

**第十八条** 入院记录的要求及内容。

（一）患者一般情况包括姓名、性别、年龄、民族、婚姻状况、出生地、职业、入院时间、记录时间、病史陈述者。

（二）主诉是指促使患者就诊的主要症状（或体征）及持续时间。

（三）现病史是指患者本次疾病的发生、演变、诊疗等方面的详细情况，应当按时间顺序书写。内容包括发病情况、主要症状特点及其发展变化情况、伴随症状、发病后诊疗经过及结果、睡眠和饮食等一般情况的变化，以及与鉴别诊断有关的阳性或阴性资料等。

1.发病情况：记录发病的时间、地点、起病缓急、前驱症状、可能的原因或诱因。

2.主要症状特点及其发展变化情况：按发生的先后顺序描述主要症状的部位、性质、持续时间、程度、缓解或加剧因素，以及演变发展情况。

3.伴随症状：记录伴随症状，描述伴随症状与主要症状之间的相互关系。

4.发病以来诊治经过及结果：记录患者发病后到入院前，在院内、外接受检查与治疗的详细经过及效果。对患者提供的药名、诊断和手术名称需加引号（“”）以示区别。

5.发病以来一般情况：简要记录患者发病后的精神状态、睡眠、食欲、大小便、体重等情况。

与本次疾病虽无紧密关系、但仍需治疗的其他疾病情况，可在现病史后另起一段予以记录。

（四）既往史是指患者过去的健康和疾病情况，内容包括既往一般健康状况、疾病史、传染病史、预防接种史、手术外伤史、输血史、食物或药物过敏史等。

（五）个人史，婚育史、月经史，家族史。

1.个人史：记录出生地及长期居留地，生活习惯及有无烟、酒、药物等嗜好，职业与工作条件及有无工业毒物、粉尘、放射性物质接触史，有无冶游史。

2.婚育史、月经史：婚姻状况、结婚年龄、配偶健康状况、有无子女等。女性患者记录初潮年龄、行经期天数 、间隔天数、末次月经时间（或闭经年龄），月经量、痛经及生育等情况。

3.家族史：父母、兄弟、姐妹健康状况，有无与患者类似疾病，有无家族遗传倾向的疾病。

（六）体格检查应当按照系统循序进行书写。内容包括体温、脉搏、呼吸、血压，一般情况，皮肤、粘膜，全身浅表淋巴结，头部及其器官，颈部，胸部（胸廓、肺部、心脏、血管），腹部（肝、脾等），直肠肛门，外生殖器，脊柱，四肢，神经系统等。

（七）专科情况应当根据专科需要记录专科特殊情况。

（八）辅助检查指入院前所作的与本次疾病相关的主要检查及其结果。应分类按检查时间顺序记录检查结果，如系在其他医疗机构所作检查，应当写明该机构名称及检查号。

（九）初步诊断是指经治医师根据患者入院时情况，综合分析所作出的诊断。如初步诊断为

2

**第三十八条** 本规范自2010年3月1日起施行。我部于2002年颁布的《病历书写基本规范（试行)》(卫医发〔2002〕190号）同时废止。

## 住院期间病历书写的格式与内容[1]

病人住院期间应书写住院病历。广义的住院病历包括完整病历（即狭义的住院病历或表格式住院病历）和入院记录、病程记录、会诊记录、转科记录、出院记录、死亡记录、手术记录等。因相同的病再次住院可书写再入院病历。

### 住院病历

住院病历是最完整的病历模式，因此每个医学生、实习生、住院医师必须掌握，一般由实习生或住院医师书写，要求在病人入院后 24h 内完成。

### 住院病历格式与内容

**一般项目**（general data）

包括姓名，性别，年龄，婚姻，出生地（写明省、市、县)，民族，职业，工作单位，住址，病史叙述者（应注明与患者的关系），可靠程度，入院日期（急危重症患者应注明时、分），记录日期，需逐项填写，不可空缺。

**主诉**（chief complaints）

患者就诊最主要的原因，包括症状、体征及持续时间。主诉多于一项则按发生的先后次序列出，并记录每个症状的持续时间，主诉要简明精炼，一般在1~2句，20字左右。在一些特殊情况下，疾病已明确诊断，住院目的是为进行某项特殊治疗（手术，化疗）者可用病名，如白血病入院定期化疗，一些无症状（体征）的实验室检查异常也可直接描述，如发现血糖升高 1 个月。

**现病史**（history of present illness）

现病史是住院病历书写的重点内容，应结合问诊内容，经整理分析后，围绕主诉进行描写，主要内容应包括：

1．起病情况：患病时间、起病缓急、前驱症状、可能的病因和诱因。

2．主要症状的特点：应包括主要症状出现的部位、性质、持续时间、程度以及加重或缓解的因素。

3．病情的发展与演变：包括主要症状的变化以及新近出现的症状。

4．伴随症状：各种伴随症状出现的时间，特点及其演变过程，各伴随症状之间，特别是与主要症状之间的相互关系。

5．记载与鉴别诊断有关的阴性资料。

6．诊疗经过：何时、何处就诊，作过何种检查，诊断何病，经过何种治疗，所有药物名称、剂量及效果。

7．一般情况：目前的食欲、大小便、精神、体力、睡眠、体重改变等情况。

书写现病史时应注意：

1．凡与现病直接有关的病史，虽年代久远亦应包括在内。

2．若患者存在两个以上不相关的未愈疾病时，现病史可分段叙述或综合记录。

3．凡意外事件或可能涉及法律责任的伤害事故，应详细客观记录，不得主管臆测。

4．现病史书写应注意层次清晰，尽可能反映疾病的发展和演变。

5．现病史描写的内容要与主诉保持一致性。

**既往史**（past history）

1．预防接种及传染病史。

[1]摘自人民卫生出版社《诊断学》第7版

| 9月份住院病历（所在科室：　　　　） | | | | |
|---|---|---|---|---|
| 姓名： | 性别： | 年龄： | 婚姻： | 出生地： |
| 民族： | 职业： | 病史叙述者： | 可靠程度： | |
| 工作单位： | | 住址： | | |
| 入院科室： | | 入院日期： | 记录日期： | |

15

病历书写手册正文内容样式

## 浙江省住培临床实践能力结业考核首次病程记录评分表

| 考生姓名 | | 准考证号 | |
|---|---|---|---|
| 培训学科 | | 培训基地 | |
| 考核基地 | | 考核时间 | |
| **评分项目** | **评　分　要　素** | **标准分** | **得　分** |
| 主观简要病史(S) | 对现病史概括简练,重点突出 | 10 | |
| | 与病史采集病案的信息一致 | 10 | |
| 客观体检记录/检查结果(O) | 对疾病诊断有意义的体格检查结果描述正确、到位 | 5 | |
| | 与疾病相关的辅助检查结果描述正确、到位 | 5 | |
| 诊断评估与鉴别诊断(A) | 诊断依据概括简洁完整 | 5 | |
| | 诊断依据不堆砌,内容不空洞 | 5 | |
| | 各项诊断均有病史、体检、辅助检查的依据 | 5 | |
| | 诊断准确,主次排序合理 | 5 | |
| | 鉴别诊断结合患者主要诊断展开,分析有条理 | 10 | |
| | 未出现与诊断无关的鉴别诊断 | 5 | |
| 诊疗计划(P) | 诊疗计划符合基本治疗原则,简明扼要 | 10 | |
| | 诊疗计划与相关诊断对应 | 10 | |
| | 诊疗计划体现患者病情个体化原则 | 5 | |
| 总　　体 | 首次病程录整体书写简洁扼要,临床思路清晰 | 5 | |
| | 字迹书写整洁 | 5 | |
| 合　　计 | | 100 | |

## 浙江省住培临床实践能力结业考核门诊病历评分表

| 考生姓名 | | 准考证号 | |
|---|---|---|---|
| 培训学科 | | 培训基地 | |
| 考核基地 | | 考核时间 | |

续表

| 评分项目 | 评　分　要　素 | 标准分 | 得　分 |
|---|---|---|---|
| 病历书写(S)(20分) | 对现病史概括简练,重点突出 | 10 | |
| | 病历书写格式标准 | 10 | |
| 客观检查结果(O)(10分) | 对疾病诊断有意义的检查描述正确、到位 | 5 | |
| | 与疾病相关的辅助检查检查结果描述正确、到位 | 5 | |
| 诊断评估与鉴别诊断(A)(35分) | 诊断依据概括简洁、完整 | 5 | |
| | 诊断依据不堆砌,内容不空洞 | 5 | |
| | 各项诊断均有病史、体检、辅助检查依据 | 5 | |
| | 诊断主次排序正确 | 5 | |
| | 鉴别诊断结合患者主要诊断展开,分析有条理 | 10 | |
| | 未出现与诊断无关的鉴别诊断 | 5 | |
| 治疗情况(P)(25分) | 诊疗计划体现患者病情个体化原则 | 5 | |
| | 治疗符合基本治疗原则,与相关诊断对应 | 10 | |
| | 治疗时椅位标准、操作规范,无菌原则 | 10 | |
| 总　体(10分) | 门诊病历整体书写简洁扼要,临床思路清晰 | 5 | |
| | 字迹书写整洁,医疗术语正确,经治医生签名 | 5 | |
| 合　计 | | 100 | |

# 第八章 培训基地临床技能培训中心管理与建设

## 第一节 制度设计思考

### 一、临床技能培训中心建设的重要性

医学是一门实践科学，临床实践技能是住院医师综合能力的主要组成部分，国内外非常重视对住院医师实践技能的培养，并推动实践技能的评价方法的不断深入。临床实践技能考核是科学衡量住院医师临床实践技能水平的关键，是促进培训工作质量提高的重要保证，也是住培中最能体现“规范化”的内容之一。随着目前医疗环境的变化，医院对住院医师的医疗质量与安全的关注度提高，患者自我保护意识不断加强，导致临床教学资源相对不足。从医学伦理学角度出发，临床医师不可能也不应该在患者身上进行重复训练，尤其是隐私部分的体检和有创操作。总之，患者安全、培训人数众多、临床资源有限、临床带教质量有差异等情况导致住培学员单纯的床旁实践已经不能满足大规模同质化的需求，需要有标准化、可重复、切实有效的教学方式与场所提高住培学员的临床实践能力。

临床技能培训中心则可以弥补临床医疗的不足，通过提供高仿真模拟训练系统来模拟患者和医学场景，实现医师在仿真环境下对患者的诊疗和操作，从而提升学员的临床技能操作水平，有效缓解了临床实践教学中临床资源紧张、教学条件不足的矛盾。因此，通过临床技能中心建设，开展模拟医学教学工作，对住院医师临床实践培养具有重要意义。

临床技能培训中心建设是一项系统工程，包括场地建设、师资建设和教学课程建设等诸多环节，以满足培训需求。尤其在当前，医患矛盾仍然比较突出的背景下，住院医师的临床实践技能模拟训练对减少医患纠纷具有一定的现实意义。当前，从国家到地方卫生主管部门、医师协会等高度重视的背景下，各基地医院对住培工作重视程度前所未有，一些医院对临床技能中心加大投入，硬件设施日益晚上。但在管理方面，仍然存在一些问题，亟需

进行梳理、寻找对策，制定一套管理规范，保证临床技能培训中心建设走上正轨，发挥应有的作用。

## 二、临床技能培训工作中存在的问题

我国住培基地的临床技能培训中心多处于起步阶段。随着我国住培制度的建立，临床技能培训中心作为培训基地建设标准之一，目前培训基地临床技能培训中心的硬件设施已基本能满足培训所需，在软件建设方面，包括技能师资队伍建设、课程设计等仍存在问题，具体如下。

1. *师资力量不足*　培训基地花了大量资金建设临床技能培训中心，但在技能培训中心进行临床实践能力培训的专职和兼职的老师数量均不够，很多技能培训中心往往只有一个管理员，没有专职教师，亦没有固定的兼职教师队伍，技能培训中心教学缺乏系统性，未成体系。

2. *年轻医护人员和带教老师对技能培训重视不够*　由于临床人力资源的不足和患者对医疗服务要求不断提高，年轻医护人员忙于应付日常工作，出现了对住培学员重使用和轻培训现象。部分带教老师重视理论教学，而对技能操作示范性不够，缺乏手把手教的意识，导师对技能培训带教时间不足，质量不高。

3. *课程体系建设问题*　除去传统的教学医院，多数培训基地的临床技能培训中心尚未建立完善的技能培训中心课程体系，具体表现在以下几个方面。

（1）技能培训与临床实际脱节。随着医学科学的发展和医学模式的转变，促使现代医疗体系、工作范围、工作内容等均在不断充实和扩大，培训工作要不断与时俱进，否则与临床实际工作脱节。此外，一味地追求培训的统一、操练中“精益求精”，出现了一些不切合实际的做法。制定训练项目要求时，未充分考虑临床的可行性、适用性。培训后掌握操作规范，而在临床实际操作时又不按规范进行，导致培训和实际脱节。

（2）人文关怀和沟通能力培训欠缺，致培训缺乏真实感和应变能力。我国教育长期以来以应试教育为主，大批年轻医护人员语言表达和人际沟通能力比较薄弱、人文基础知识显得贫乏。在培训时老师经常提供一个模拟场景，而医护人员便机械地背诵操作流程，忽略了模拟人和真人间的差异，动作快而粗，语言生硬。不重视患者的人权保护，缺乏与患者真正的情感交流及人性化关怀。据统计，在我国的 326 所医院中，49.5%的医疗纠纷与医护人员的服务态度有关。

（3）培训内容和形式单一，技能培训没有体现分层次和有针对性，影响了住培学员的学习兴趣和积极性。培训形式较单一，有的依赖模拟人，有的事先设定模拟场景，离临床实际工作情景和思维方式相差甚远，让学员缺乏真实感。因此，导致学员难以将理论知识用于临床实践，应用评判性思维方法去解决问题的能力较弱。

（4）部分技能培训流于形式，缺乏一套完善的考核系统。三基知识一直是对医护人员考核的重要内容，但由于种种原因，使部分培训流于形式。部分技能培训项目没有建立完善的考核标准，部分老师考核时碍于情面，考核时得过且过。还有考核中老师和学员一样未将考核视为培训后效果监测的重点看待。

## 三、临床技能培训管理对策

（1）建立健全临床技能培训中心组织管理机构，明确外部隶属关系，宁大附院临床技能实训中心（以下简称“技能中心”）作为科教部下属机构，是相对独立的业务部门，与各个职能部门关系明确。内部组织架构清晰，设置专门的负责人，日常工作受科教部管辖。

宁大附院技能中心负责人要求与职责：有临床工作经历、教学经验与模拟教学经验；熟悉医学模拟教学的理念与进展；能协调医院各个职能部门与学科之间的工作。全面负责技能中心各项事务，包括模型管理、课程管理和师资管理等。

医务部、护理部、科教部、技能培训中心及时沟通，管理好各部门人员的培训工作。召开学员和老师的会议，让其转变思想观念，充分认识技能培训的重要意义，使学员能尽快进入临床医疗角色，取得患者和医院的信赖，提高医疗质量。让科室医护人员和主任要给予培训工作支持，及时安排年轻医护人员参加培训。

（2）培训内容选择和时间安排通过问卷调查，了解学员对培训内容和时间等方面的要求，制定分级负责制的管理体系和相关级别人员的具体分阶段的培训计划。除了心肺复苏、除颤等为公共项目外，其余均是分级按计划、有针对地培训，以提高学员的积极性和临床适用性。外科医生的培训尽量安排在下午3点以后和夜间，以免与手术安排冲突。技能中心将计划于医院内网上公布，以利学员提前做好安排。

（3）培训方法改革和手段的多样化，积极开展以问题为基础的培训模式，培养学员从不同角度观察问题的能力。通过学员合作解决真实性问题，获得隐含于问题背后的科学知识，培养学员主动解决问题的技能和自主学习的能力。成立科室和医院两级技能培训，临床科室实行老师与学员一对一的带教，实行师承制。技能中心采用学生自学和老师示范性教学相结合的方式，整个流程示范后，每个学员亲自操作练习，一个学员操作时，其余学员观摩，并客观地点评，以加深对操作流程的印象，提高自己水平。在培训过程中，老师要随时调整程序难度，临时设置“特殊情况”，如突然断电、管道脱出、污染等意外,锻炼学员应急处理能力,提高他们应对突发事件的能力。演示过程中要注意沟通和人文关怀,结合本院创建的情景模拟课程的剧本内容,以培养学员人文关怀和沟通能力。

(4) 建立健全的考核机制,奖罚分明,考核标准参照《住院医师规范化培训技能考核标准》和《护理技术操作程序与质量管理标准》。医院成立考试委员会,每一项目设一个培训小组,根据委员会成员各自特长将成员分到小组,考核成绩与培训小组老师年终两次分配的绩效相关。设立科室、医院两级考核,并分月考核和年度考核,考核成绩在医院内网公布,随时可查询。为了考核做到公正、公平及客观,设立多种考核方法,如外科的肠—肠端吻合操作,先将学员的作品进行编号,再请各外科主任来评价,实行学员和考官双盲考核。还有部分临床常见的操作项目可在临床实践中抽考,可避免检查考核时的操作和工作中不一致。建立奖惩制度,院内年度考核成绩前 3 名者予以奖励,成绩一项不合格者要扣当月绩效的 20%,以此类推,并要扣相关科室主任及带教老师的教学绩效。如果年度考核为优的学员,次年可免考。

(5) 加强老师的职业素养和带教意识。要培养高素质的医学人才,就必须有高素质的教师队伍,这是确保人才培养质量的关键。教师不仅要有高尚的医德,有诲人不倦、甘为人梯的奉献精神,更要有执着的事业心和强烈的责任感。要求技能培训教师能够承担各级各类人员(住培学员、本科生、临床医师、护士等)常规的基本技能操作的培训、考核任务。梯队建设师资,将教师分层,技能培训教师包括骨干师资和基本师资,骨干师资负责师资培训、课程设计、评估督导,基本师资负责日常的教学考核。培训基地反复强调临床医师有承担教学的义务和重要性,促使老师不断学习新知识、新技术,以胜任角色。设立老师的评价表,每次培训后学员对培训老师进行评价,培训中心进行分数统计和问题收集,以便不断改进培训方法和提高老师的培训技能。对学员评价不合格的老师进行淘汰,对优秀的老师给予适当奖励。

## 第二节　技能中心建设探索实例

### 一、技能中心场地建设

宁大附院技能中心占地 1 234.96 平方米,功能齐全,布局合理,为住院医师临床技能培训提供了良好的实践环境。拥有基础和专业训练室,包括内科、外科、妇产科、儿科、耳鼻咽喉科、眼科、急救技能培训室,心肺听诊室,模拟手术室,模拟 ICU,模拟产房,PBL 教室,虚拟内镜培训室等功能房间,野外急救模拟场景一处。同时,具备 OSCE 考站和中央控制室。多年来,技能中心一直实施一室多用的运行模式，通过场景变换布置，使有限空间发挥最大效用。

## 二、技能中心硬件设备建设

宁大附院一直非常重视技能中心的建设。早在2009年，医院就建立了“魏绍相现代医学模拟中心”，成为宁波市首家拥有技能中心的医院。该技能中心投资1 000万元，拥有实验教学设备400余件，承担了医学院学生、本院及外院临床医师的临床技能培训任务。

2016年，为适应临床医学教学改革与发展需要，提高住院医师临床技能培训质量，医院再次投入500万元对技能中心进行改扩建，在空间布局上尽可能贴近临床的教学环境，尤其是室外创伤急救场景等模拟情景设置，与实际场景非常贴近，具有特色，受到来访同行和检查专家的好评。新购置100余件教学模型和先进的模拟教学设备，包括一批高端模拟人，以保证专业技能训练和考核的质量，突出医学教育的特点和规律，注重理论与实践、模拟训练与床旁实践的紧密结合。

目前，技能中心配备国内外先进的医学模拟教学设备和软件600余件(套)，包括心肺听诊与模拟触诊模拟训练系统，急救综合模拟人、高级孕产妇模拟人露西、腔镜模拟训练器、心肺复苏与气管插管模拟人、穿刺模拟人、外科技能训练模拟人与器件、高级成人护理模拟人、儿科全套模拟人等。可以满足医学院学生、住培学员、临床医师等不同层次的培训要求。

与此同时，技能中心的信息化建设也加快步伐。购置安装了OSCE系统、技能中心管理系统、理论考试系统、临床思维训练系统，并设置标准的OSCE考站。

## 三、技能中心管理及师资团队建设

为加强技能中心的日常管理，医院配备2名专职管理人员。专职管理人员是来自临床一线的医护人员，负责技能中心管理、运行、维护和档案资料管理；根据住培要求进行临床技能训练和考核的课程设置；培训计划安排及技能考核的实施等。中心定期选派管理人员和兼职教师参加各级各类师资培训，以不断加强管理能力和教学水平。目前，技能中心运转进入常态化，每月各类人员的培训量在200人次左右，为提升住院医师临床实践技能水平发挥着积极的作用。

目前，各医院“年轻”的技能中心或多或少都存在着师资短缺、质量不高等问题，主要表现为：① 从教人员多，专门从事模拟医学教育的师资少。② 临床技能培训教师准入无标准，缺少遴选机制。③ 临床技能培训教师缺少专业培训,教学均质性差。技能中心带教不同于床边带教,床边带教往往采取经验式的教学方法,而在技能中心授课更多的是模拟医学教学,大部分教师未接受过模拟医学教学培训,一些"互动教学、情景教学"等新方法、新理念未能在培训中得到应用,不能很好地将模型模具与实践技能相结合,模型模具难以得到高效的利用,缺乏学科性、系统性、规范性指导,教学水平参差不齐,难以满足现代临床技能培训的需求。

面对这些问题,宁大附院完善技能中心师资队伍建设思路是:① 广泛动员,营造良好的临床带教氛围。一方面,在医院层面出台政策,鼓励和支持临床技能教学工作,强调技能中心带教工作的重要性,明确临床技能带教是临床教学的重要组成部分,必要时采用医院发文的形式来促进带技能教工作的有序开展。另一方面,用激励机制保障技能带教工作可持续发展。现行阶段,一些医院师资薪酬体系缺少必要的工作分析与岗位评价,没有与绩效考核、福利等挂钩,存在薪酬构成不合理、体系不健全等一系列问题。宁大附院建立带教老师工作量考核和薪酬制度,根据师资带教工作的质与量,结合学识、资历和教学水平,支付相应的报酬,并与职称晋升挂钩。② 重点培养临床技能教学导师。由于临床工作繁忙,让所有一线医师进行大量临床技能教学比较困难。因此,宁大附院在全院广泛培训的基础上,各专业基地遴选 2~3 名教学热情高、能力强的医师作为技能培训导师,进行重点培训,使每一位导师拥有技能教学专长。目前有临床经验丰富,热心带教的兼职技能培训导师 36 名。这支导师队伍在教学督导、学员技能竞赛指导等方面发挥核心作用,有力促进技能教学走向规范化。③ 采取临床技能培训教学能力竞赛、评优等激励措施。技能中心组织带教老师和住培学员进行模拟医学教学、多媒体教学等竞赛,定期或不定期安排专家对其进行听课、评课活动,对获奖人员给予一定的荣誉奖励或物质奖励,充分调动临床师资带教住院医师的积极性和主动性,也增加了各带教老师间的交流,形成善教、乐教、教学相长的良好局面。④ 加强临床技能教学师资专项培训和交流。临床技能教学师资不仅在教学方式、教学对象、培训质量上提出了更高的要求,还要具备较强专业技术水平,因此,对他们进行专业的培训是必要的,如多媒体教学技能培训、情景教学、模拟医学教学等方法的学习。技能中心定期组织师资团队课程开发和教学讨论,组织"教学技能沙龙",开展多种形式的教学活动,医疗机构间的合作中,进行教学师资交流。此外,在医联体和托管医院之间建立联盟师资队伍平台,将各医院优秀师资登记注册管理等,实行"你弱我扶、你缺我补"的互帮互助师资共享机制,扩大师资队伍的点与面,提高教师授课能力。

当然,制定制度只是技能中心师资队伍建设的基础,关键是去落实。要把一项项"接地气"的制度落实到科室,落实到每一位教师,这样才能形成良好的教学氛围,促进带教的积极性,吸引更多的人才加入师资队伍,才能教出更优秀的住院医师。

## 四、技能中心课程建设

技能中心的课程包括通用技能课程、专业技能课程和情景模拟课程三大类。详细内容见本章第三节。

## 五、技能中心基于 OSCE 考站建设

目前有各种关于住院医师技能考核评价的评分标准,但各种评估方法均有其优缺点。随着我国住培改革工作的不断推进及相关制度体系的建立健全,各医院均在积极地探索住院医师临床技能考核评价体系,宁大附院非常重视住培临床技能考核评价工作,在实践中,探索构建科学的临床技能考核方式(表 8-1),希望为形成符合我国实际情况的临床技能考核体系提供有益的借鉴。

**表 8-1 宁大附院住培实践技能 OSCE 考站安排表(5 站式考核)**

| 考 站 | 分值(分) | 考核时间 | 考核形式 | 考 核 内 容 |
|---|---|---|---|---|
| 第一站 | 20 | 10 | 口述 | 病史采集+体格检查 |
| 第二站 | 20 | 15 | 笔试 | 病历书写 |
| 第三站 | 20 | 10 | 问答+操作 | 诊断技能 |
| 第四站 | 30 | 15 | 问答+操作 | 基本技能 |
| 第五站 | 10 | 10 | 问答+操作 | 专科技能 |

1. *成立临床技能考核小组*　医院成立了由分管院长为组长的住培技能考核小组,其中管理小组成员由医务科、科教部、各专业基地有丰富临床及教学经验的骨干教师等人员组成。考核小组负责拟订临床住培临床技能考核方案和组织工作,同时负责考官培训,考务安排,实施考核方案。

2. *循证制定技能考核体系*　应用循证医学的原理和方法,系统收集来自国内大型医学数据库和医疗网站信息,参照卫生行政部门的相关文件精神,结合住培《大纲》的要求,比较国内有代表性的地区关于住培考核标准,制定宁大附院住培技能考核标准模板。对通过循证医学办法搜集到的资料进行分类、整理,建立系统的档案库,以方便提取信息,综合分析,为制定科学的技能考核办法提供依据。此外,应注重对培训项目进行质量监控,对培训前评估和培训后考核,客观评估学员临床技能掌握情况,及时发现和纠正技能考核体系中存在的问题,以保证技能考核评价的质量。

3. *综合评价考核体系的应用* 将客观结构化临床考试(OSCE)引入技能操作考核,从而避免了传统"一对一"技能考试内容不够详实、主观性较强、临床症状及体征少见等因素。临床技能考核分为五站,考核满分为100分,考核时间为60分钟,具体考核的形式和内容见表8-1。各站分别由有丰富临床技能考核和管理经验的医师负责考核指标的设计、评分标准的制定、考核教师的培训。每站考试内容都重点突出,并对考核指标进行详细的分解,使主考教师在考核过程中易于操作,减少误差,保证客观公正。实际操作中,根据不同专业的住院医师实际情况,考核内容和难度适当调整。对影像专业的住院医师来说,诊断技能是考核重点,尤其是影像检查报告判读,病例难度和要求较其他专业高。而对于急诊和麻醉专业的住院医师,急救技能要求相应提高。

## 六、技能中心信息化建设

计算机模拟病例(computer-based case simulations, CCS)考试系统目前在医院临床理论知识和实践技能考核中得到了广泛应用,宁大附院也将应用该现代化的考核系统,通过客观逼真地模拟临床环境,实现考生与模拟患者进行交互的诊断、治疗和监护过程,在病程的不断演变过程中对考生的临床技能进行评价,同时计算机记录考生管理患者的每个步骤,并对临床技能水平进行评分。

在互联网时代,信息化建设对提升整个住培工作管理水平、优化教学流程同样具有重大意义。为此,宁大附院已经着手与相关软件信息公司合作,共同开发以住院医师为中心的全流程住培管理系统软件,将住培学员的轮转计划安排、专业基地教学实施与管理及管理部门动态监管与评价全部采用信息化手段。目前软件已基本开发完成,进入试运行阶段,有望打通目前学员、教师、管理人员之间的信息"孤岛"。从试运行科室的反馈来看,该信息管理系统优化了教学管理流程,提高了教学效率,节约了人力资源,方便学员和一线教师使用,基本满足了多层次人员的需求,显示出初步的成效。

## 七、实施体会

据国家医生资格实践技能考核结果显示,医师的实践技能是最欠缺的,主要是体格检查、基本技能不扎实。2014年宁大附院急救技能考核有16%的医务人员不合格,且高分不多。通过1年的临床技能培训,学员的各项体格检查、操作技能均有明显提高。近3年,宁大附院住培生参加执业医师考试和结业考核,技能考核部分通过率均为100%,2018年的结业考核技能通过率位列宁波市第一。2018年,宁大附院指导的医学生参加浙江省临床技能大赛，取得3个二等奖、1个三等奖的好成绩。在2018年宁波市住培临床技能竞赛中，宁大附院选手全部获奖，其中一等奖、二等奖和三等奖各1项，总成绩名列前茅。

然而，与大多数基地一样，宁大附院技能中心工作也处于起步阶段，在取得成绩的同时，也面临不少问题。例如：① 缺少优秀技能带教师资。目前综合性医院带教教师都是临床专科医师，由于他们忙于临床医疗和科研工作，对技能教学的重要性认识不足，热情不高。医院层面亟需制定激励措施和培养方案，推动临床技能师资队伍建设。② 受训医生技能训练主动性不强。目前的医学生和住院医师大多是90后的独生子女，自我意识较强，爱患观念不强，对模拟技能训练认识不足。有的住院医师上临床抢着对患者进行医学操作，而到技能中心进行模拟训练的主动性不高。③ 技能中心设施和模拟人利用率不高。④ 课程体系设计还需进一步优化。课程是实现培养目标的基本单元，模拟医学教学是介于医学理论授课与临床实践之间的桥梁课程。临床型医学人才培养内容主要涉及知识、能力和素质等三个方面，临床技能培训内容要根据各个专科技能培训要求，划分为基本技能、专业技能、综合能力训练三大模块，由此构建了掌握临床基本技能操作、临床仿真模型的模拟操作及临床综合分析能力培养的三个不同层次、实训与临床相结合的综合医学模拟教学课程体系。⑤ 缺乏完整的临床技能培训教材。要充分利用临床技能中心模拟教学条件，全面提高临床实训效果与质量，编写一套符合各专业特点的多层次教材显得日益迫切。宁大附院专家正计划组织编写《住院医师规范化临床技能培训与评价》教材，根据内科、外科、妇科、儿科、重症急救科、影像科和护理等专业特点，梳理基本技能、专业技能、综合能力训练三大模块，满足各层次临床技能操作需要。

医学模拟教学已成为国际上医学教育的发展趋势，宁大附院将进一步建设技能中心的硬件和软件，改善教学环境和条件，建设教学思想先进、教学水平高的稳定合理的师资队伍。建设成具有先进教学设备、稳定师资、齐全的医学模拟教学科目、优质教学质量、优秀教学成果临床技能综合培训中心，发挥大学附属医院的教学示范作用。

总之，构建一个符合现代医学实践教学需求的技能中心，在注重扩大规模、增加设备数量的同时，更要注重师资队伍的培养和运行管理，提高应用水平和使用效率是技能中心建设中面临的重要课题。技能中心除了对学员进行基本技能培训，还应强调学员临床思维能力和综合处治能力训练，运用现代技术和设施设备加强对各级医师实践能力的培养，实施标准考核体系，充分发挥模拟教学设备和信息系统软件功能，提升住院医师的临床实践能力，更好地为患者服务。

## 第三节 技能中心培训内容与课程设计探索实例

宁大附院技能中心使用以临床需求为根本,以现代化、信息化和标准化为指南,立足医学教育实用性和综合性的特点,优化整合临床各学科实践教学内容,构建多层次、综合性和系统化的临床技能操作课程体系,坚持模拟教学与技能培训、理论与实践、内容设置与培训大纲、单项技能与综合应用能力、模型操作与情景模拟相结合的教学方法,设置培训课程。

### 一、通用课程

根据不同专业的住培学员均要求掌握的临床技能进行课程设置,包括病史采集、体格检查、病历书写、辅助检查结果判读、临床思维训练、基本急救技能、心肺复苏术、电除颤、气管插管、动静脉穿刺术、吸痰术、吸氧术、中心静脉置管术、插胃管、穿脱隔离衣和导尿术、心电图机操作。

### 二、综合情景模拟课程

结合临床工作特点及住院医师接受培训的实际情况,技能中心为学员设置了综合情景模拟课程,课程以实际临床病例为蓝本,综合运用技能中心的模拟人和仪器设备模拟临床实际工作的场景,给学员以身临其境的感受,更好地培养学员的临床实践能力、人际沟通交流能力和临床规范诊疗能力。同时,根据学员在临床工作中担任的角色,通过临床观察获得的学员临床能力缺陷部分,把上述临床实践能力细分为危机预判和早期处置能力、临床技术操作能力和团队协作能力,同时训练学员的医患沟通能力与临床思维能力。

目前,技能中心设置的课程主要有胸痛、腹痛、宫外孕、消化道大出血、昏迷等5个情景课程。随着技能中心建设不断深入,今后将设置更多的情景课程,以满足不同专业学员的需求。

### 三、专科技能课程

根据《住院医师规范化培训内容与标准(试行)》和专科培训要求,技能中心为不同专业的学员设置不同的专项技能培训课程。

1. 内科专业　心肺听诊,胸腔穿刺术,腹腔穿刺术,骨髓穿刺术,腰椎穿刺术,模拟消化内镜,成人高级生命支持。

2. 外科专业　腹腔穿刺术,胸腔穿刺术,无菌操作术,手术区术前准备,切开、缝合、打结、换药、导尿术、手术区消毒普巾、穿脱手术衣、戴无菌手套,浅表伤口清创术,体表肿物切开术,模拟腔镜训练等。

3. 妇产科　妇科检查及女性分泌物留取术，产科检查，后穹窿穿刺术，分段诊刮术，宫内节育器放置与取出术，会阴侧切缝合术，人工流产术，正常接生术，模拟腔镜训练等。

4. 儿科专业　新生儿急救，新生儿查体，儿科体格检查，儿童急救，生长发育测量，胸腔穿刺术，腹腔穿刺术，骨髓穿刺术，腰椎穿刺术，儿童高级生命支持等。

5. 急诊专业　心肺复苏术，气管插管术，电除颤，电复律，环甲膜穿刺术，中心静脉置管术，洗胃机洗胃术，呼吸机使用，胸腔穿刺术，腹腔穿刺术，骨髓穿刺术，腰椎穿刺术，高级生命支持。

6. 神经内科专业　神经系统体格检查，胸腔穿刺术，腹腔穿刺术，骨髓穿刺术，腰椎穿刺术，肌电图和脑电图报告阅读。

7. 耳鼻咽喉科专业　耳鼻咽喉内镜检查，鼻腔出血处理，耳鼻咽喉活检术，气管切开术，耳鼻咽喉术后换药，耳咽脓肿切开引流术。

8. 全科医学专业　胸腔穿刺术，腹腔穿刺术，骨髓穿刺术，腰椎穿刺术，清创缝合术，妇科检查及分泌物留取术。

### 四、分层次课程设计

为满足不同层次住培学员的技能培训需求，宁大附院技能中心设置不同难度的培训课程，分为初级课程、高级课程和综合课程。初级课程包括以上除情景模拟课程以外的其他技能操作课程，高级课程是以亚专业为主、着眼于专科技能提升的课程，如消化内镜技能培训、腹腔镜手术操作、输尿管软镜操作培训等，为住培学员选修课程。综合课程则是基于临床病例的系列操作课程，包括上述的情景模拟课程和大学生技能竞赛训练课程，是高年资住培学员的必修课程。

## 第四节　培训实施探索实例

宁大附院临床技能培训形成了培训前有计划，培训中有记录，培训后有总结和反馈的一套完整的流程，并严格实施技能培训课程，切实提升住院医师的临床实践能力。

除去培训科室的技能带教培训以外，基地的技能中心一般在每年年底列出次年的培训计划（表 8－2），计划培训的内容主要就各专业基地必须掌握的共性技能及所有学员过关的项目，然后根据计划实施技能培训。每次大型考试（如医师资格考试或结业考核）前，技能中心会专门开设面向考生的集中培训（表 8－3）。每次培训前在医院内网和微信群进行通知，培训时有签到，培训后有反馈（表 8－4）。

表 8－2　培训基地住培技能中心 2018 年上半年培训计划

| 序号 | 月份 | 课程类别 | 培训内容 | 培训对象 | 培训地点 |
|---|---|---|---|---|---|
| 1 | 1月 | 通用课程 | 病史采集 | 全体学员 | 技能中心 |
| 2 | | 通用课程 | 临床思维训练 | 2015 级学员 | 技能中心 |
| 3 | | 专业课程 | 外科无菌操作术 | 外科、妇产科、耳鼻咽喉科、急诊、麻醉、皮肤、全科、口腔学员 | 技能中心 |
| 4 | | 专业课程 | 穿脱手术衣，戴无菌手套 | 外科、妇产科、耳鼻咽喉科、急诊、麻醉、皮肤、全科、口腔学员 | 技能中心 |
| 5 | 2月 | 通用课程 | 体格检查 | 全体学员 | 技能中心 |
| 6 | | 通用课程 | 临床思维训练 | 2016 级学员 | 技能中心 |
| 7 | | 专业课程 | 腹腔穿刺术 | 全体学员 | 技能中心 |
| 8 | 3月 | 通用课程 | 辅助检查结果判读 | 全体学员 | |
| 9 | | 通用课程 | 临床思维训练 | 2017 级学员 | 技能中心 |
| 10 | | 专业课程 | 心肺听诊 | 全体内科学员 | 技能中心 |
| 11 | | 专业课程 | 四大穿刺术 | 内科，外科，儿科，急诊，神内，全科专业学员 | 技能中心 |
| 12 | 4月 | 通用课程 | 心肺复苏术和电除颤 | 全体学员 | 技能中心 |
| 13 | | 通用课程 | 气管插管 | 全体学员 | 技能中心 |
| 14 | | 专业课程 | 手术区术前准备、消毒铺巾 | 外科、妇产科、耳鼻咽喉科、急诊、麻醉、皮肤、全科、口腔学员 | 技能中心 |
| 15 | | 专业课程 | 手术基本操作 | 外科、妇产科、耳鼻咽喉科、急诊、麻醉、皮肤、全科、口腔学员 | 技能中心 |
| 16 | 5月 | 通用课程 | 动静脉穿刺术 | 全体学员 | 技能中心 |
| 17 | | 专业课程 | 体表肿物切开术 | 外科专业学员 | |
| 18 | | 专项训练 | 结业考核前集中培训 | 所有结业学员 | 技能中心 |
| 19 | 6月 | 通用课程 | 中心静脉置管术 | 全体学员 | 技能中心 |
| 20 | | 专业课程 | 新生儿急救和新生儿查体 | 儿科专业学员 | 技能中心 |
| 21 | | 专项训练 | 医师资格考试前集中培训 | 全体参加医师资格考试学员 | 技能中心 |

表 8-3　2017 年度结业考核前技能集中培训

| 日期 | 5 月 31 日 | 6 月 1 日 | 6 月 2 日 | 6 月 3 日 | 6 月 6 日 | 6 月 7 日 | 6 月 8 日 |
|---|---|---|---|---|---|---|---|
| 培训内容 | 病史采集;体格检查; | 穿脱隔离衣;四大穿刺术 | 病例分析;临床思维训练 | 无菌操作技术;妇产科体格检查;吸氧和吸痰术 | 心肺复苏;电除颤;气管插管 | 动静脉穿刺和留置胃管;中心静脉穿刺术 | 手术基本操作与换药;开放性伤口包扎止血;清创术;导尿术 |
| **指导老师** | | | | | | | |

表 8-4　宁大附院技能中心技能操作培训记录及签到

| 指导老师 | | 培训日期 | |
|---|---|---|---|
| 培训人数 | | 专业/级别 | |
| 培训地点 | | 记录人 | |
| 学员签名 | | | |
| 技能操作带教内容 | | | |
| 学员存在问题及指导 | | | |
| 操作后提问 | | | |
| 总体评价 | | | |

# 主要参考文献


陈燕,张艳萍,马进.住院医师规范化培训后胜任力模型的构建[J].上海交通大学学报(医学版),2014,34(03):374-378.

邓琳子,李玉霞.住院医师培训过程考核规范化的探讨[J].继续医学教育,2010,24(05):3-6.

范佩贞,徐宇依,李文凯,等.胜任力导向医学教育简介[J].中国毕业后医学教育,2018,2(04):264-269.

范文欢,熊林平,陶磊.我国住院医师规范化培训考核评估研究及对策[J].现代医院,2016,16(04):592-594.

方才妹,张琪峰,黄凯,等.浙江省"双提升—体系化—纠偏性"住培高级师资培训方案的探索和实践[J].中国高等医学教育,2017,(10):9-10,58.

方吕,张勘.上海市住院医师规范化培训的实践与探索[J].中华医院管理杂志,2015,31(12):894-896.

付淼,戴付敏,王雪梅,等.探索住院医师规范化培训基地教学管理人员胜任力模型构建[J].中国毕业后医学教育,2018,2(03):212-216.

葛松林,王青青,王建安.我院住院医师规范化培训绩效与运行模式的探索[J].中华医院管理杂志,2005,(01):29-30.

何玉霞,储灏,张莉,等.四川省遂宁市某三级医院住院医师规范化培训存在的问题及对策[J].医学与社会,2015,28(03):101-102,105.

黄红,许铁峰,李宏为,等.上海市建立住院医师规范化培训制度的探索与实践[J].中华医院管理杂志,2011,27(7):514-516.

黄华玲,罗扬,刘畅,等.医学院校学生管理工作面临的问题与对策研究[J].学理论,2015,(05):218-220.

李秋燕,肖龙华,刘华林,等.对当前住院医师规范化培训的问题分析与思考[J].中国卫生事业管理,2016,33(05):374-376.

刘宏伟,詹建湘,张佳,等.住院医师规范化培训与医学人才培养的实践与思考[J].现代医院,2016,16(03):429-432.

刘继海，潘慧.“亲其师，信其道”：如何成为一名受欢迎的临床教师——卓越住院医师规范化培训启发式教学师资培训课程实践的思考[J].中国毕业后医学教育，2019，3(01)：49－52.

刘萍，耿赟，吴晓莉，等.以胜任力为导向的加拿大住院医师培训框架对我国中医住院医师培训体系的启示[J].中医药管理杂志，2017，25(20)：7－9.

刘彦爽，胡金朋.住院医师规范化培训考核体系改革的实践与探索[J].中国高等医学教育，2014，(02)：36－37.

刘战培.住院医师规范化培训的改革与实践[J].中华医学教育杂志，2007，27(2)：112－113，115.

鲁明，卢书明，李春艳，等.以岗位胜任力为导向的住院医师规范化培训教学管理及质量控制体系的实践[J].医学教育研究与实践，2018，26(01)：152－155.

马肖容，马盼，刘颖，等.影响住院医师规范化培训质量的瓶颈问题和创新探索[J].西北医学教育，2016，24(02)：320－322.

彭义香，陶晓南，杨光耀，等.住院医师规范化培训招收工作模式探索[J].中国毕业后医学教育，2018，2(04)：279－281，285.

齐建光，闫辉，张欣，等.探讨住院医师规范化培训师资带教能力的提高与评价[J].中国毕业后医学教育，2018，2(03)：176－179.

钱稳吉，金嘉杰，万志强，等.上海市住院医师规范化培训成效评估——在培医师角度[J].中国卫生资源，2017，20(05)：379－383.

秦天霞，阎春霞，王玲，等.临床医学院学生会管理的思考与探索[J].卫生职业教育，2016，34(13)：9－10.

屈娟.如何提高住院医师规范化培训质量[J].中国卫生标准管理，2017，8(22)：16－18.

阮恒超，王筝扬，耿晓北，等.基于岗位胜任力的专业基地核心教学团队构建与运行[J].中国毕业后医学教育，2018，2(03)：169－172.

单炯，吴晔明，徐伟平，等.上海住院医师规范化培训的具体实践和问题[J].中国医院，2012，16(06)：58－59.

佘宛达，季国忠.以严格的考核制度保障住院医师规范化培训质量[J].江苏卫生事业管理，2014，25(06)：91－93.

石景芬，张乐莉，王星月.四川省住院医师规范化培训现状及建立长效保障机制的对策建议[J].中国卫生事业管理，2012，29(09)：697－699.

唐檬，赵列宾，厉传琳，等.“政策之窗”开启的动力分析——以上海住院医师规范化培训制度为例[J].中国卫生政策研究，2012，5(02)：30－35.

田冬杰，赵中辛，谭军，等.住院医师规范化培训考核体系改革的探索[J].中国卫生资源，2011，14(06)：372－374.

汪杨,徐钢,朱文珍,等.住院医师规范化培训管理心得[J].中国继续医学教育,2018,10(14):21-23.
王辰,齐学进,陈昕煜,等.我国住院医师规范化培训制度的正式建立与政策体系[J].中华医学杂志,2015,95(14):1041-1043.
王兴林,杨蓓,王瑞涛.天津某医院建立住院医师规范化培训学员绩效奖励制度的探索[J].继续医学教育,2017,31(04):9-10.
王莹,曹丹,黄智慧,等.中美住院医师培训制度的比较及借鉴[J].浙江医学教育,2016,15(01):1-4.
温静,叶红梅,李小艳,等.附属医院教学秘书规范化培养体系[J].解放军医院管理杂志,2017,24(10):916-918.
文雅,崔丽君.医学院校学生管理工作方法探索[J].中国医药导报,2014,11(11):149-151,155.
吴程锦,向茜,李勤,等.住院医师规范化培训入院教育初探[J].医学理论与实践,2018,31(05):777-779.
肖佶.新时代高校教学秘书队伍建设探索[J].产业与科技论坛,2018,17(23):281-282.
谢建军.师生间沟通和交流的原则[J].科学咨询(教育科研),2019,(04):63.
徐天士,方才妹,潘长旺.基于岗位胜任力的住院医师规范化培训师资课程设计[J].中国高等医学教育,2014,(05):62-63.
徐天士,吕帆,潘长旺,等.浙江省住院医师规范化培训师资培训的实践[J].中华医学杂志,2015,95(26):2051-2053.
徐通,许铁峰,杜霞,等.上海市住院医师规范化培训实施[J].解放军医院管理杂志,2011,18(08):791-793.
徐文豪.培训基地开展住院医师规范化培训的问题与对策[J].中医药管理杂志,2016,24(15):124-127.
许冬武,姜旭英.基于岗位胜任力的农村医学人才培养与课程设计[J].高等工程教育研究,2016,(03):116-120.
余情,郑玉英,王葆青,等.住院医师规范化培训中出科考核的实践与思考[J].中国卫生资源,2011,14(06):370-371.
曾庆奇,刘婧,高杰,等.360度评估系统在北京大学人民医院住培工作中的应用[J].中国毕业后医学教育,2018,2(05):326-329,346.
张爱莉,程一江,薛迪,等.上海市住院医师规范化培训十年评估[J].继续医学教育,1998,(02):13-21.
张博,汪卓赟.以胜任力为导向的住院医师规范化培训考核体系构建[J].中国医院管理,2015,35(09):48-50.

张海英，张海龙.谈规培住院医师的医疗责任[J].传播力研究，2018，2(32)：191.

张红妹.住院医师规范化培训存在问题分析与对策探索[J].中国医院管理，2013，33(11)：58－59.

张萍，于智宇，迟宝荣，等.医教协同推进临床医学硕士专业学位研究生培养改革的实践与探索[J].中华医学教育探索杂志，2015，(9)：865－867，868.

张萍，于智宇，迟宝荣，等.医教协同推进临床医学硕士专业学位研究生培养改革的实践与探索[J].中华医学教育探索杂志，2015，(9)：865－867，868.DOI：10.3760/cma.j.issn.2095－1485.2015.09.001.

郑玉英，阎作勤，余情等.上海市住院医师规范化培训师资队伍建设的研究[J].中华医学教育杂志，2011，31(3)：459－461.

朱海珊，王晓曼.广东省住院医师规范化培训实施现状、问题及对策[J].中国卫生政策研究，2014，7(08)：73－76.

邹菁，黄平，陈晓，等.临床医学(中医学)硕士专业学位研究生教育与住院医师规范化培训衔接的改革与实践[J].高校医学教学研究(电子版)，2012，2(03)：1－4.

# 后　记

浙江省早在2011年便开始作为国家住培制度试点(即本书中提到的新模式住培),宁大附院作为浙江省住培基地,2011年起开始住培新模式探索。2013年12月31日,具有里程碑意义的《关于建立住院医师规范化培训制度的指导意见》正式颁布,标志着我国的住培制度实质性启动。作为一项国家制度,时代亦赋予了住培新的理念与使命。

2014年,国家卫生计生委遴选确定第一批住培基地,住培制度在全国范围内全面铺开,因种种原因,宁大附院与第一批国家住培基地失之交臂。2016年2月起,我担任医院科教部副主任一职,主要负责住培工作。面对这项尚处于起步阶段的国家制度,面对更高的标准与要求,我和医院领导、同事们一起开始了住培工作的"拓荒者之旅"。如今,我从事住培管理工作已三年有余,这三年多的工作可以分为对标梳理、顶层设计、落地实施及实施中不断改进四条主线,四条主线是相互交织又同时推进的过程。在这个过程中,学习又是我们这三年多来贯穿始终的主题,学习政策,学习标准,学习借鉴国家示范基地、省内优秀基地、市内同行的做法。在学习中不断整理思路,提炼观点,结合医院实际,在院领导的大力支持下,在同事们的配合协助下,终使宁大附院住培工作走上正轨。2017年11月,我院获批成为第二批国家住培基地。2017年和2018年住培结业考核通过率位列宁波市内培训基地第一。2018年由我负责的专硕生住培课程获宁波大学教学成果奖。2019年本书出版,而这本书,是全院所有奋斗在住培一线的同事们辛勤努力的一个最好总结。

写这本书,起意于2017年10月。当时我在科教部负责住培工作已有一年零八个月,在医院领导的强力支持和帮助下,对于住培制度在我院的落地实施做了许多工作,包括所有住培相关文件的起草、修订,各项制度的实施,培训手册的编写制作,等等。到了2017年10月,医院的住培工作已经推进到一个新的高度,当时协助院长分管科教工作的院长助理汪建华对我说:"住培这块儿我们做了那么多工作,像培训手册、住培制度等,可以把这些资料集结成册出版了。”那时他已经着手在编《影像科住院医师规范化培训必读》(科学出版社 2018 年出版),是一本教材,他认为我们可以从住培管理角度再撰写一本书。写书? 每天还在为课题论文头疼的我似乎从来没有想过这回事,也从来没想过我会去做一本书的主编。但我喜欢做有意义的事,对于工作也热情正盛,所以一经提议,我便欣然同意。

念头既起,就立刻投入撰写。在近两年的编写过程中,一共撰写了六十余稿,其中经过编辑审核的大修五回,从最初的培训手册慢慢提升到了制度设计、体系建设的高度。撰写本书的过程,也是不断总结和反思的过程,总结问题,反思如何改进,提出整改方案,再落地实施。自身思维高度与理论水平不断得到提升,住培工作也在梳理中不断推进与升华。如今,全书 35 万余字即将出版,这种成就感是无法用任何语言描述的。

其间,面对科学出版社精益求精的要求,加上工作繁忙,撰写中思路遇到瓶颈,高度无法突破,还遇到父亲病重,曾一度想要放弃。但是,在领导们的鼓励下,在自己的坚持下,最终还是和其他几位主编一起完成了整书编写工作。这里,也要感谢我的家人对我的支持和理解。此外,不得不提一下我已故父亲戴松定先生。写书期间,正值父亲病重,为减轻父亲病痛,我曾把科学出版社发我的本书出版证明给父亲看,告诉他我主编的专著即将出版,父亲得知消息时也颇为高兴。父亲去世后,每当写作思维停滞不前、自觉难以达到出版社的要求时,我便想起当初告知父亲专著即将出版的消息时他那欣慰的笑容,这笑容成了我砥砺前行、完成书稿的最大驱动力。谨以此书纪念先父戴松定先生。

撰写过程中,有内心的迷惘与信仰相互挣扎,有痛苦与快乐相伴相随,所有的感受,在完成书稿的那一刻,统统化为平静。写书这件事,就如同我们过去的很多个平常日子一般,已是过去。更多未知的未来,还等待着我们去探索与发现。

完成本书后记时,正值中华人民共和国成立 70 周年国庆。举国上下沉浸在国家繁荣富强、人民幸福安康的巨大喜悦之中。甚幸本书的收笔与国家大庆有一场如此美好的相遇,亦相信我国的住培事业将随着国家的发展壮大而蓬勃发展。

戴 盈

2019 年 10 月 1 日